DE LA CONTEMPORANÉITÉ

DES FIÈVRES ÉRUPTIVES

ET DE LEUR COEXISTENCE AVEC

LA FIÈVRE TYPHOÏDE CHEZ LE MÊME INDIVIDU

PAR

Le Docteur J. BEZ,

Ancien interne des hôpitaux de Paris.

PARIS

V. A. DELAHAYE ET Cie, LIBRAIRES-ÉDITEURS

Place de l'École-de-Médecine.

1877

DE LA CONTEMPORANÉITÉ

DES FIÈVRES ÉRUPTIVES

ET DE LEUR COEXISTENCE AVEC

LA FIÈVRE TYPHOÏDE CHEZ LE MÊME INDIVIDU

PAR

Le Docteur J. BEZ,

Ancien interne des hôpitaux de Paris.

PARIS

V.-A. DELAHAYE ET Cie, LIBRAIRES-ÉDITEURS

Place de l'École-de-Médecine.

—

1877

DE LA CONTEMPORANÉITÉ

DES FIÈVRES ÉRUPTIVES

ET DE LEUR COEXISTENCE AVEC

LA FIÈVRE TYPHOÏDE

CHEZ LE MÊME INDIVIDU

INTRODUCTION.

§ I.

DE L'INCOMPATIBILITÉ DES FIÈVRES ÉRUPTIVES.

« Deux maladies de nature essentiellement différente ne peuvent coexister » avait dit Thomas Thompson dans ses *Recherches sur la variole*, Londres 1752.

Hunter érigea cette opinion en doctrine, sous le nom d'*Incompatibilité des actions morbides* (Introduction au *Traité de la syphilis*, Londres 1786) :

« Il est hors de toute discussion pour moi que deux actes morbides ne peuvent jamais avoir lieu dans la même constitution, ni dans la même partie, en un seul et même temps.

« Deux fièvres différentes ne peuvent exister dans la même constitution, ni deux affections locales dans la même partie, à la même époque. »

Pour être conséquent avec son principe, Hunter dut nier la

complication de la syphilis par la gale, le scorbut, et l'expliquer par des erreurs de diagnostic.

Reil (*Pyrétologie*, 1815, V. p. 219) estime controuvés les faits de fièvres éruptives simultanées, parce que chaque exanthème implique une direction particulière du travail morbide de l'économie, et que vraisemblablement ce travail ne peut s'accomplir en même temps dans des sens opposés.

Dans l'ouvrage d'Hebra (*Traité des maladies de la peau*, trad. par Doyon) on trouve, au chapitre Scarlatine (p. 195), le passage suivant.

« D'après l'idée que nous nous faisons d'un processus morbide provenant d'une altération spécifique du sang, on ne peut admettre que la scarlatine coexiste jamais avec la variole ou la rougeole chez le même malade ; aussi les cas de cette espèce rapportés par certains auteurs doivent-ils être attribués soit à la scarlatine variegata, soit à la forme de variole dans laquelle l'éruption est précédée d'un érythème. En effet, des observations montrent que lorsqu'un individu est atteint successivement par deux de ces maladies, ou bien les progrès de la première sont arrêtés, ou bien la seconde ne se développe pas. »

Grisolle, se fondant sur sa propre expérience, ajoute peu de foi à la complication des fièvres éruptives entre elles.

Trousseau fait suivre la relation d'un rash scarlatiniforme (*Gazette des hôpitaux*, 1860, n° 15) de la réflexion que voici :

« Chez les petits malades des hôpitaux, on ne voit jamais la contagion scarlatineuse s'imposer à un enfant atteint de rougeole et réciproquement ; ces affections se succèdent, mais elles ne se développent jamais simultanément. Les fièvres éruptives, comme toutes les grandes pyrexies, impriment à l'économie une sorte de résistance pour l'invasion d'une seconde affection du même genre. »

Racle (*Traité de diagnostic médical*) discutant la prétendue simultanéité des fièvres éruptives, s'exprime ainsi :

« De pareilles associations répugnent à l'esprit, car on ne conçoit pas qu'un malade puisse servir de terrain d'évolution à plusieurs maladies simultanées, ni que plusieurs maladies puissent se développer librement dans une économie dont elles doivent emprunter pour s'exprimer ensemble et les mêmes organes et les mêmes puissances fonctionnelles. »

Ici se termine la liste des adversaires de l'existence contemporaine des fièvres éruptives.

En Angleterre même, la réaction contre l'aphorisme huntérien ne se fit pas longtemps attendre.

Déjà Adams, dans ses *Observations sur les poisons morbides*, tout en proclamant que la loi méconnue avant Hunter, est aussi bien établie maintenant qu'aucune autre en pathologie; ne peut s'empêcher pourtant de citer quelques cas contradictoires.

En 1801, Ring (*Traité de la vaccine*) déclarait que la doctrine des incompatibilités pouvait peut-être passer sans opposition dans les écoles, mais non sur le terrain de l'observation. Son ouvrage contient une collection de faits destinés à réfuter cette prétendue loi.

A l'heure actuelle, Hunter ne compte plus guère de partisans parmi ses compatriotes.

En Allemagne, l'idée huntérienne n'est plus défendue que par les dermatologistes de l'école d'Hebra ; encore signale-t-on de temps en temps des défections au sein de ce groupe d'opposants.

En France, au contraire, où l'on s'est peu préoccupé de la question, la doctrine de l'incompatibilité des fièvres éruptives semble régner sans conteste par une sorte de consentement tacite.

Toutefois on peut opposer à Grisolle et à Trousseau, Monneret et les auteurs des Traités de maladies de l'enfance, tels que Berton, Barrier, Rilliet et Barthez.

On verra en parcourant la série de nos observations, qu'il

faut adjoindre à ces derniers, les noms de tous les médecins qui ont successivement passé à l'hôpital des Enfants-Malades : Baudelocque, Blache, Guersant, Roger.

Notre cher maître, M. Jules Bergeron, croit également à la possibilité de voir évoluer simultanément deux fièvres éruptives sur un même patient.

L'étude des circonstances qui ont donné naissance à la doctrine de l'incompatibilité des fièvres éruptives permet seule d'apprécier la valeur de cette opinion, et de reconnaître ce qu'il ne saurait manquer d'y avoir de juste dans une idée soutenue par d'éminents pathologistes.

Hunter étaya sa loi sur quelques cas de rougeole survenus dans le cours de varioles inoculées. « Le nombre de faits qu'il donne est, selon les expressions de J.-B. Barthez (*Traité des maladies goutteuses* 1802, livre premier § LXV et LXVI) entièrement disproportionné à l'étendue des conséquences qu'il en tire. »

Nous aurons l'occasion de préciser les limites dans lesquelles cette opinion se trouve confirmée par l'expérience.

Les premiers ou du moins les plus nombreux arguments contre Hunter furent fournis par les exemples de fièvres éruptives se développant chez des sujets qu'on venait de vacciner. Or, on ne saurait méconnaître l'analogie qui existe à première vue entre les inoculations variolique et vaccinale. La collection des *Rapports du comité central de vaccine* contient des documents précieux à cet égard.

De son côté Trousseau fut légitimement préoccupé de mettre un terme à la confusion des exanthèmes prévarioleux avec les varioles compliquées de fièvres éruptives, mais il outrepassa la mesure du vrai, en niant à l'avance toute possibilité de cas semblables.

Nos efforts, pour ne pas tomber dans l'erreur signalée par Trousseau ont été incessants.

§ II.

HISTORIQUE DU SUJET.

De Haen (*Ratio Medendi*, T. I, partie seconde, chap. VI. Paris, Didot, 1761, p. 168 à 170) se demande s'il n'existe pas quelque affinité entre les exanthèmes aigus. Il raconte avoir vu chez une jeune fille la scarlatine accompagnée de miliaire et de variole.

Ensuite, il cite les faits analogues d'Ettmuller, de Sidobre, de Diemerbroeck, de Harris. Il rapporte enfin des exemples de succession immédiate de la variole et de la rougeole et de succession inverse.

Dans une autre partie de son ouvrage, il relate encore d'autres observations de complications entre fièvres éruptives.

Joseph Frank (*Traité de pathologie interne*, trad. par Bayle, II, p. 118, 147, 174) à propos de la scarlatine, de la rougeole et de la variole rappelle qu'elles coexistent parfois chez le même individu, et mentionne à ce sujet de nombreux auteurs et des faits qui lui sont personnels.

En 1829, Rumpelt publie une remarquable observation de rougeole et de scarlatine simultanées, à la suite de laquelle il énumère les cas antérieurs semblables au sien.

En 1847, Marson, médecin de l'hôpital des varioleux de Londres, lit devant la Société royale, un intéressant mémoire sur les faits de variole et scarlatine qu'il a eu l'occasion de voir et termine sa communication par un rapide exposé des observations analogues connues avant lui.

Dans la même année Willemin, sans connaître le travail de Marson, présente à la faculté de Paris une thèse qui est la première monographie sur le sujet qui nous occupe. (*De la complication des fièvres éruptives entre elles*, Thèse inaugurale, Paris, 1847, n° 102.) Cet ouvrage renferme une quarantaine d'observations.

En dehors de la thèse de Willemin, qui, malgré tout son mérite, a faiblement excité l'attention des auteurs, il n'existe qu'un autre mémoire d'ensemble sur la question, c'est celui de Murchison. (On the simultaneous Existence in the human system of two or more Diseases, which are supposed to originate from specific morbid poisons. British medico chirurgical Review, juillet 1859.)

Monti, Steiner, Thomas et Fleischmann insèrent dans le *Jahrbuch fur Kinderheilkunde*, 1866, 1868, 1871, une série de matériaux que nous utiliserons.

Les *Archiv fur Dermatologie und Syphilis*, IV et V, 1872 et 1873, contiennent deux mémoires importants de Fleischmann et de Théod. Simon, de Hambourg.

Dans le travail de Foucault, *Mémoire sur une épidémie de rougeole* (Prix Montyon de la faculté, 1870) se rencontrent aussi quelques faits que nous avons mis à profit.

§ III.

PLAN ET DÉLIMITATION DU TRAVAIL.

L'ordre logique consisterait sans nul doute à traiter successivement des complications éruptives de la rougeole, de la scarlatine, de la variole, etc., autrement dit, à envisager chacune de ces fièvres tour à tour comme maladie primitive et comme affection intercurrente.

Ce plan, tout indiqué qu'il soit en saine pathologie, tout séduisant qu'il paraisse à l'esprit, est impraticable pour les raisons suivantes :

Un des caractères particuliers aux maladies infectieuses est justement cette phase préalable, latente, pendant laquelle virus ou miasmes couvent ou germent silencieusement dans l'économie.

Ce stade forme partie intégrante des fièvres éruptives et en constitue la première période.

Connaître l'instant précis des contagions serait le seul moyen propre à établir d'une façon certaine les rapports de préséance qui existent entre deux fièvres éruptives concomitantes.

De nombreuses recherches n'ont pas encore réussi à fixer définitivement le temps nécessaire à l'incubation de ces différentes fièvres.

On sait seulement que la période qui précède l'*éruption* scarlatineuse est la plus courte de toutes (5 à 7 jours, le plus souvent), tandis que pour la rougeole, la varicelle et la variole, il s'écoule en moyenne 14 jours entre le moment de l'infection et celui où débute l'éruption. (Panum, Girard, Grégory, Laboulbène, Besnier, Baerensprung, Ziemssen, Gerhardt, Henoch, Meigs et Pepper, etc.)

L'ordre d'apparition des prodromes ou de l'éruption ne correspond donc pas toujours à celui d'introduction des virus dans l'économie.

Enfin, lorsque la variole et la rougeole, par exemple, évoluent avec une simultanéité telle qu'on voit leurs prodromes se mêler et leurs deux éruptions se montrer presque à la même heure, il est impossible d'imaginer un droit de priorité pour l'une plutôt que pour l'autre.

Ces explications et ces réserves étaient indispensables pour justifier le plan auquel nous nous sommes arrêté.

Bien que l'ordre de début des éruptions ne corresponde pas nécessairement à celui des infections, comme c'est, de tous les phénomènes des fièvres éruptives, celui qui est le plus tangible, nous l'avons pris pour guide dans nos descriptions.

Loin de méconnaître ce qu'une telle manière de procéder a de défectueux au point de vue nosographique, dans la dernière partie de ce travail, après avoir présenté l'analyse de nos observations, nous nous sommes efforcé d'en faire, pour ainsi dire, la synthèse, en étudiant d'une façon générale les complications éruptives de la rougecle, de la scarlatine, de la variole, puis en considérant ces mêmes fièvres à titre d'affections secondaires.

Il est seulement deux catégories de faits dans l'exposition desquels on peut respecter l'ordre chronologique des contagions : ce sont ceux où la variole inoculée ou la vaccine constitue l'un des éléments de la combinaison. Ici, l'une des affections ayant été provoquée à un moment exactement connu, il est le plus souvent possible de dire si la fièvre éruptive, apparue postérieurement, est réellement une affection deutéropathique. En ce point de notre tâche, nous n'avons pas négligé l'occasion qui nous était offerte de suivre une meilleure méthode descriptive.

Mais la période d'incubation n'est pas la seule de longueur inégale dans les diverses fièvres éruptives ; il en est de même pour les stades d'invasion, d'éruption, etc.

Il en résulte que deux fièvres contemporaines, quant à leur incubation, ne le sont plus dans leurs phases ultérieures, parce que l'une a normalement une évolution plus rapide que l'autre. Prenons, pour exemple, la scarlatine et la variole : au bout d'une quinzaine, la première en est arrivée à sa période ultime de desquamation, tandis que l'éruption variolique ne fait que de commencer.

On a ainsi une *succession* des éruptions, quoiqu'en fait, les deux affections aient été contemporaines dans une portion de leur existence.

En outre, la contagion de la seconde fièvre peut avoir lieu soit à la période d'invasion, soit à celle d'état de la première, et si l'incubation en est naturellement longue, on a encore sous les yeux des éruptions qui se succèdent tout en appartenant à des maladies simultanées.

Nous ne pouvions omettre ces faits d'éruptions successives, sous peine d'être incomplet dans notre description, sous peine aussi de laisser croire que l'exanthème constitue à lui seul toute la fièvre éruptive.

A ce propos, qu'il nous soit permis de dire que nous avons cherché à faire un travail aussi complet, aussi sérieux que possible. Pour arriver à recueillir les trois cents observations qui en sont la base, durant plusieurs mois, tant à la bibliothèque de la Faculté qu'à la Bibliothèque nationale, nous avons parcouru toutes les collections périodiques françaises et étrangères qui se trouvent en la possession de ces établissements.

Autant que nous l'avons pu, nous avons eu recours aux textes originaux.

Nous nous faisons un plaisir d'exprimer des remerciments : à nos excellents maîtres, MM. J. Bergeron et Lailler qui ont mis à notre disposition, l'un les précieuses ressources de sa bibliothèque, l'autre les observations de son service ; à nos chers collègues et amis, les docteurs Rendu, Homolle et Percheron qui nous ont gracieusement concédé quelques faits inédits.

CHAPITRE PREMIER

De la coexistence dans l'organisme des virus morbilleux et scarlatineux.

§ I.

REVUE DES AUTEURS.

La coexistence de la rougeole et de la scarlatine est signalée par J. Frank (*op. cit.*, t. II, p. 147); Alibert, *Monographie des dermatoses*, 2ᵉ éd., in-4, 1835, p. 155); Rayer (*Traité des maladies de la peau*, 2ᵉ édit., 1835, t. I, p. 207); Bouillaud (*Nosographie méd.*, p. 131 et 135); Gregory (*Lectures on the eruptive fevers*, 1843, p. 112); Noirot (*Histoire de la scarlatine*, 1847, p. 204); Ringer (*Reynold's A system of medicine*, 2ᵉ édit., 1870, t. I, p. 199); Meigs et Pepper (*A practical Treatise on the children* p. 774, 5ᵉ édition. Londres, 1874).

Résulte-t-il quelques phénomènes spéciaux de cette association de la rougeole avec la scarlatine?

D'après Naumann (*Handbuch der medicinischen Klinik*, Berlin, 1831, IIIᵉ volume, 1ʳᵉ partie, p. 807), « suivant le degré d'influence réciproque, et celui de maturation de leurs contages, tantôt elles se fondent en une troisième forme morbide, tantôt elles restent complètement distinctes et actives côte à côte. »

Rilliet et Barthez (*Traité des maladies des Enfants*, 2ᵉ édition, t. III, p. 281–283), ont donné quelque développement à l'étude de cette question : Selon eux, dans ces cas, la rougeole est toujours anormale, ce qui rend le diagnostic très-difficile. Bien plus, il arrive, dans la grande majorité des cas, que l'intensité des symptômes concomitants est en raison inverse de celle des éruptions. « Ce résultat en apparence singulier s'explique aisément si l'on se rappelle que, dans bon nombre de cas, il existe une sorte de balance entre la phlegmasie de la peau et celle des muqueuses, et que, si, par une cause quelconque, la première diminue, on voit s'accroître la seconde, en sorte que si la scarlatine fait disparaître la rougeole, la bronchite doit augmenter. Il est plus rare de voir la rougeole dominer la scarlatine. »

Guersant et Blache (*Dictionnaire de médecine*, XXVIII, 1844, article *Scarlatine*), se contentent de dire : « Les deux fièvres éruptives se modifient ou suivent leur cours sans s'influencer réciproquement. »

Willemin (Thèse citée, p. 66), formule les conclusions suivantes:

« La scarlatine et la rougeole peuvent se développer simultanément sans se troubler. D'autres fois, elles se modifient réciproquement : la durée de chacune est abrégée sans qu'il nous ait été possible de trouver la raison de la marche tantôt régulière, tantôt anormale de la double éruption. Nous n'avons vu dans aucun des cas, l'une interrompre le cours de l'antre. » Suivant Valleix, au contraire (*Guide du médecin praticien*, 2ᵉ édit., 1851, V, p. 379), dans quelques cas on a vu une de ces affections s'arrêter pendant que l'autre apparaissait et reparaître après la terminaison de celle-ci.

Touzelin (*Etude sur quelques points de philosophie médicale à propos de la rougeole*, thèse inaugurale, Paris, 1859, n° 64, p. 40), rapporte qu'une scarlatine arrivant en pleine éruption morbilleuse, supprima les catarrhes morbilleux, absorba et fit disparaître la rougeole.

Enfin, selon Steiner (*Compendium der Kinderkrankheiten*, 2ᵉ édition, 1873, p. 406), l'exanthème apparu en second lieu, diminue parfois l'intensité de la rougeole.

La question de pronostic est intimement liée à la précédente.

Tous les malades de Willemin ont guéri. Il a même vu deux fois l'affection concomitante améliorer l'état de la maladie : dans un cas une scarlatine anormale fut ramenée au type régulier par une rougeole; dans l'autre, ce fut une rougeole accompagnée d'accidents gastriques, auxquels l'invasion d'une scarlatine mit un terme.

Dans les faits observés par Mauthner à l'hôpital des Enfants-Sainte-Anne à Vienne (*Journal fur Kinderkrankheiten* XVII, 1851, p. 301), la coexistence de ces deux exanthèmes était toujours très-grave. Le pronostic était moins sérieux lorsque la scarlatine ne survenait qu'après que la rougeole avait déjà pâli, ou pendant qu'elle desquamait. Le péril provenait des symptômes cérébraux ou de l'angine. Assez souvent les enfant qui eurent à supporter les deux exanthèmes, peu de temps l'un après l'autre, furent emportés par des épanchements séreux des plèvres ou des méninges.

Chez les malades de Foucault (Mémoire cité, p. 58), « la réunion de la scarlatine et de la rougeole a été également très-grave. La rougeole précédant la scarlatine semble avoir été un peu moins grave. »

Enfin, d'après Touzelin les cas où la scarlatine succède à la rougeole sont moins graves que ceux dans lesquels la rougeole succède à la scarlatine. Il a même observé un fait où la scarlatine suivant de près la rougeole a semblé avoir amélioré rapidement la broncho-pneumonie et l'entérite morbilleuses.

Cette revue rapide suffit pourtant à montrer combien les avis des auteurs sont divergents. Il serait prématuré de les discuter, avant d'avoir procédé au dépouillement de nos observations; c'est ce que nous allons faire actuellement.

§ II.

SUCCESSION DES ÉRUPTIONS MORBILLEUSE ET SCARLATINEUSE.

Dans la relation faite par Meier d'une épidémie de rougeole survenue à Carlsruhe en 1823, se trouve le passage suivant, cité par J. Frank (II, p. 147).

« Un fait singulier observé ici et dans quelques autres loca-lités, c'est qu'après que l'exanthème morbilleux avait complètement disparu, mais avant qu'il commençât à desquamer, on voyait reparaître un mouvement fébrile intense, suivi d'une éruption de scarlatine généralisée, accompagnée parfois d'angine ; puis, quelques jours plus tard, il s'opérait une desquamation par grands lambeaux d'épiderme. »

Nous avons réuni 13 cas plus ou moins détaillés de cette succession d'exanthèmes ; en voici l'indication :

STOLL. Pars secunda Rationis medendi in nosocomio practico Vindobonensi, MDCCLXXVIII, p. 243, et Médecine pratique, trad. Mahon. Paris, 1809, p. 346.
BEHM. Casper's Wochenschrift, 1834, n° 47.
VIDAL. Bulletin de la Société anatomique de Paris, 1854, p. 258.
R. C. B. Medical Times and Gazette, 3 janvier 1863, p. 23.
CURVENGEN. Medical Times and Gazette, 17 janvier 1863, p. 77.
FLEISCHMANN. Faits multiples dans Jahrbuch für Kinderheilkunde, 1870, p. 466, et 1871, p. 184.
Observation personnelle inédite.

Sur ces 13 malades, on compte 12 enfants de 2 à 8 ans et une adulte de 20 ans (Stoll).

Les *prodromes et l'éruption de rougeole* n'ont rien présenté de spécial.

Il y a eu deux fois des *complications morbilleuses* : une bronchite capillaire dans l'observation Vidal, et une poussée de scrofulides dans la nôtre.

Les renseignements sur les *prodromes de scarlatine* sont

rares : dans notre cas, il n'y a eu aucun signe prémonitoire de l'exanthème.

L'*éruption scarlatineuse* a suivi celle de rougeole, dans un laps de temps variable du 4° au 13° jour : 3 fois elle s'est montrée le 10°, 2 fois le 6° et deux fois le 8° jour.

La *contagion* de la scarlatine a donc eu lieu soit pendant l'invasion, soit pendant l'éruption morbilleuses.

Nos faits ne fournissent aucun détail sur la durée de la scarlatine ni sur la desquamation consécutive.

6 malades ont eu des *complications scarlatineuses :* diphthérie, bubons cervicaux suppurés, mal de Bright, etc.

Terminaison. — 12 guérisons. La mort dans le dernier cas, celui de Vidal, est arrivée le 56° jour de l'éruption de rougeole, 49° de la scarlatine ; elle a été causée par des phlegmons gangréneux, une carie du rocher avec phlébite des sinus.

Pronostic partant peu grave et dépendant surtout de l'affection scarlatineuse.

§ III.

COEXISTENCE DES ÉRUPTIONS DE ROUGEOLE ET DE SCARLATINE
AVEC ANTÉRIORITÉ DE L'ÉRUPTION MORBILLEUSE.

« Il y eut des cas, raconte Mauthner (loc. cit.), où au 3° jour de l'éruption, alors que la rougeole était encore en pleine floraison, la scarlatine fit explosion. Entre les macules morbilleuses, on voyait une rougeur écarlate uniforme ; le pouls était très-fréquent, la langue d'un rouge pourpre, et il existait une encéphalosymphorèse considérable. »

Meigs et Pepper (loc. cit., p. 774) ont remarqué plusieurs fois que la rougeole, apparue tout d'abord, évoluait régulièrement jusqu'à la période de déclin de l'éruption et de diminution des symptômes généraux. Mais alors, soudain la fièvre, la chaleur de la peau, l'insomnie et l'agitation reparaissaient et bientôt les enfants étaient couverts du pointillé écarlate de la scarlatine.

Les 14 faits suivants sont des exemples de cette simultanéité de rougeole et scarlatine ; malheureusement, 9 d'entre eux offrent seuls quelques détails.

On compte dans l'ensemble 13 enfants (les 8 enfants dont l'âge est indiqué ont de 2 à 8 ans) et un seul adulte.

RILLIET et BARTHEZ. III, pp. 282 et 283 (2 observ.).
ANDERSON. The Lancet, 25 mars 1854, p. 327, obs. I.
PRANCE. Medical Times and Gazette, 17 janvier 1863, p. 76.
BOUVIER. Bulletin de la Société médicale des hôpitaux de Paris, 1864,
      page 4.
STEINER. Jahrbuch für Kinderheilkunde, 1868, p. 437.
WASASTJERNA. Canstatt's Jahresbericht, 1870, II, p. 265.
FLEISCHMANN. Jahrbuch für Kinderheilk., 1870, p. 466, plusieurs faits
      sans aucun détail.
EMERSON. Boston medical and surgical Journal 25 avril, 1872, p. 267.
HOMOLLE. Observation inédite, 1873.

OBSERVATION Steiner (abrégée). — Petit garçon, âgé de 5 ans, séjournant depuis longtemps dans les salles, pour une tuberculose ganglionnaire.

Après avoir présenté de la fièvre, du coryza, un peu de conjonctivite, une toux sèche, aboyante par instants, et une élévation très-rapide de la température ainsi que du pouls, le 5° jour de ces accidents, on note, en outre, de la tuméfaction du visage et l'apparition à la face, de taches rouges, arrondies, légèrement saillantes, laissant entre elles des intervalles de peau saine. Quelques taches d'un rouge intense sur la voûte palatine. Toux fréquente et sonore, râles muqueux.

Durant la nuit, multiplication des taches de la face et apparition de macules semblables sur le tronc.

Vomissements répétés. Ascension notable de la température et du pouls. Gêne de la déglutition.

6° jour de la maladie : Douleur en avalant; rougeur foncée et gonflement considérable des parties de l'isthme; enduit jaunâtre très-mince sur les amygdales; ardeur des téguments.

Outre les taches très-nombreuses concentrées à la face et au tronc, il existe sur le cou, le dos, le côté extenseur des quatre membres le pourtour des articulations, une rougeur diffuse, uniformément répartie, finement ponctuée, évidemment scarlatineuse.

7e jour. Les deux exanthèmes sont à leur maximum de développement : le morbilleux surtout au visage, à la poitrine et ça et là sur les membres ; le scarlatineux aux endroits signalés.

Mal de gorge intense; extension de l'exsudat guttural; les ganglions sous-maxillaires ont le volume d'un œuf de pigeon; toux fréquente.

8o jour. L'éruption de rougeole pâlit, mais la scarlatine garde encore toute sa vivacité.

L'urine chauffée forme un léger trouble; le microscope y montre une abondante desquamation épithéliale.

Râles bruyants nombreux des deux côtés et respiration bronchique rude.

9e jour. A la face, on remarque une desquamation furfuracée et des macules d'une teinte rouge jaunâtre.

L'exanthème sacarlatineux a un peu pâli.

Exsudat de l'isthme éliminé partiellement.

Adénite sous-maxillaire et albuminurie stationnaires.

10e jour. Desquamation farineuse et taches pigmentaires sur le visage et le tronc.

Scarlatine disparue.

Urines rares, renfermant beaucoup plus d'albumine.

Diminution de l'angine et de la toux.

11e et 12e jours. Continuation de la desquamation furfuracée ; persistance de la fièvre; urines peu abondantes, contenant de l'albumine, du sang et des cylindres fibrineux.

13e jour. Outre la desmaquation furfuracée, exfoliation de l'épiderme par lamelles considérables à la face interne des cuisses et dans la paume des mains.

Les jours suivants, la desquamation lamelleuse devient de plus en plus étendue.

Urines toujours rares et renfermant du sang, de l'albumine et des cylindres.

Œdème au pourtour des paupières et sur le dos des pieds.

Les symptômes brightiques persistent pendant une quinzaine avec une anasarque modérée et une desquamation qui va en diminuant.

Au bout de six semaines, guérison complète.

Dans tous les faits sus indiqués, la maladie a débuté, comme on devait s'y attendre, par les *prodromes de la rougeole* qui n'ont rien offert de particulier.

L'*éruption morbilleuse* est apparue à une époque variable, en rapport avec la durée des *prodromes*.

Il est remarquable que dans les 3 observations un peu explicites de Prance, d'Anderson et de Steiner, elle soit restée limitée à une fraction plus ou moins grande du corps. Ces trois faits sont en même temps ceux où les deux exanthèmes se sont suivis le plus rapidement. Chaque fois, en effet, la scarlatine a débuté le lendemain de l'éruption morbilleuse. Il semble que la rougeole, serrée de trop près par la scarlatine, n'ait pas eu le temps de se développer complètement. Ainsi, dans le cas de Prance, l'éruption morbilleuse n'a envahi que la face et le cou; dans celui d'Anderson, elle n'occupait que la figure et la poitrine ; enfin, dans celui de Steiner, elle n'était distincte que sur le visage, le tronc et en quelques points des membres.

La durée de l'éruption paraît avoir été un peu abrégée : pâlissant dès le troisième jour, le lendemain elle était, dans la grande majorité des cas, disparue plus ou moins complètement, en laissant parfois des macules.

La desquamation morbilleuse est survenue, comme à l'ordinaire, du 5ᵉ au 8ᵉ jour de l'éruption.

Chez le malade de Bouvier, il y eut récidive de rougeole, trois semaines après la scarlatine.

Les *phénomènes de catarrhes concomitants* n'ont pas fait défaut.

Les *prodromes scarlatineux* ont été, en général, assez nets. On a noté surtout l'augmentation de fréquence du pouls, l'accroissement de la fièvre, le développement ou la recrudescence de l'angine , l'existence de nausées et de vomissements. Dans une seule observation (celle d'Anderson), ils ont commencé avant l'éruption morbilleuse. Dans le fait de Steiner, ils se sont montrés dans la nuit qui a suivi le début de l'exanthème morbilleux, à une époque où ce dernier était encore en voie d'extension. Mais le plus habituellement ils se sont manifestés du 2ᵉ au 5ᵉ jour de l'éruption de rougeole.

Cette période d'invasion de la scarlatine a présenté d'ailleurs les mêmes variétés de durée que dans les cas simples.

L'*éruption scarlatineuse* a débuté du 2ᵉ au 5ᵉ jour de l'éruption de rougeole ; 5 fois elle est apparue le deuxième jour. Elle a montré une certaine prédilection pour les régions du corps respectées par l'autre éruption, de façon à constituer avec elle un exanthème universel polymorphe.

Sur trois patients, où la double infection avait eu lieu à l'hôpital (faits de Rilliet et Barthez et d'Homolle), l'arrivée de la scarlatine s'est opérée d'une façon graduelle, presque insensible : en même temps que les taches morbilleuses devenaient moins saillantes et plus larges de manière à confluer, la rougeur de leur pourtour augmentait d'intensité et d'étendue, de sorte que pendant quelque temps, l'exanthème tenait le milieu, pour l'apparence, entre la rougeole et la scarlatine.

Dans un petit nombre de cas, la durée de l'éruption scarlatineuse a été un peu courte, ou au moins le déclin en a été rapide ; mais c'est toujours elle qui a persisté la dernière.

La desquamation scarlatineuse n'a pas offert d'anomalies.

La *contagion* de la scarlatine a eu lieu très-vraisemblablement, tout à fait à la fin de la période d'incubation ou dans la phase prodromique de la rougeole : donc, ici, la scarlatine était réellement secondaire.

Complications mentionnées dans 7 cas sur les 9 un peu détaillés. Elles sont presque uniquement de nature scarlatineuse : diphthérie, otorrhées, etc. L'anasarque albuminurique n'est signalée qu'une fois.

Terminaison. Sur 9 observations où elle est indiquée, on ne compte que 2 morts. Dans le fait d'Anderson, l'issue fatale déterminée par des accidents cérébraux et du collapsus, est survenue le dix-neuvième jour de la maladie, quinzième de l'éruption de scarlatine. Le patient de Rilliet et Barthez a succombé àune tuberculisation, au bout de cinq mois.

Le *pronostic* n'est donc pas très-grave.

Diagnostic. Il est bien évident qu'il ne faut pas regarder, comme résultant d'une association avec la scarlatine, les exemples de rougeole assez nombreux où il existe de l'angine et une certaine confluence de l'éruption.

Mais on doit songer à une complication scarlatineuse, lorsque dans le cours de l'invasion ou de l'éruption morbilleuses on voit survenir brusquement une élévation considérable de la température, une augmentation notable dans la fréquence du pouls (phénomène très-spécial à la scarlatine), de l'agitation, des nausées ou des vomissements, une amygdalite pultacée, de l'ardeur sèche des téguments.

Autant isolément ces phénomènes ont peu de valeur, autant leur réunion (qui n'a guère manqué dans nos observations) acquiert une importance véritablement pathognomonique.

Si les caractères de l'éruption scarlatineuse se trouvent quelque peu altérés par la présence des taches de rougeole, la nature particulière de la desquamation consécutive vient lever les derniers doutes,

C'est avec intention que, parmi les signes diagnostiques, nous n'avons pas fait mention de l'état de la langue. Pour être à peu près constante dans la scarlatine, l'apparence framboisée de la muqueuse linguale n'est pas aussi rare qu'on le pense dans la rougeole.

L'observation suivante rapportée par M. Derrécagaix (thèse inaugurale, Paris, 1874, n° 186, obs. V, page 44), comme un exemple d'*érythème rubéoliforme et scarlatiniforme de nature rhumatismale,* nous paraît offrir l'un des rares cas où le diagnostic peut donner lieu à de légitimes hésitations. La voici résumée :

Jeune homme de 19 ans, robuste et sans antécédent morbide.

Après avoir eu pendant une semaine de la courbature, des épistaxis, du larmoiement, une toux fréquente, des intervalles de diarrhée et de vives douleurs dans les genoux, il entre à l'hôpital Beaujon, dans le service de M. Gubler, le 9e jour de sa maladie, au moment de l'apparition d'une éruption limitée à la face et d'aspect rubéoliforme. En même temps il a, outre le larmoiement, de l'injection des conjonctives palpébrales, du coryza, une rougeur érythémateuse de l'isthme pharyngien, des râles secs et humides, une expectorafion purulente et une prostration extrême, avec 110 pulsations. Dès le lendemain, l'éruption a pris une grande extension : elle est confluente sur le tronc et les membres inférieurs, où elle est formée d'une multitude de plaques d'érythème. Aux membres supérieurs, elle est papuleuse et discrète. Sa teinte générale est d'un rouge vineux.

Bruit de souffle cardiaque à la pointe et au premier temps ; quelques frottements péricardiques. Le soir même, la fièvre est moindre et l'éruption a beaucoup pâli à la face et sur le tronc; la langue se desquame; l'érythème guttural persiste, ainsi que le larmoiement, les râles et les crachats ; balanoposthite due à la confluence de l'éruption sur la verge.

Le 11e jour de la maladie (3e de l'éruption), l'éruption s'efface partout en laissant une teinte rouge avec une apparence œdémateuse. La fièvre persiste (38°8); urines albumineuses ; pas de douleurs articulaires.

Le lendemain, 4e jour de l'éruption, il en reste à peine quelques traces; la fièvre continue un peu moindre (38°6).

Les jours suivants il y eut une desquamation furfuracée au visage et scarlatineuse sur le scrotum.

L'influence réciproque des deux affections a porté uniquement sur la durée des éruptions, qui s'est trouvée un peu amoindrie. La maladie n'a pas été beaucoup plus grave que dans les cas de succession immédiate.

L'influence de la scarlatine sur la rougeole a paru évidente lorsque les deux éruptions se sont suivies de très–près : alors la première (morbilleuse) n'a pas eu le temps de se généraliser.

§ IV.

SUCCESSION DES ÉRUPTIONS SCARLATINEUSE ET MORBILLEUSE.

Dans tous les faits que nous avons cités jusqu'ici, l'ordre des éruptions était le même que celui des infections, parce que la scarlatine a, dans ses 2 premières phases au moins, une évolution plus rapide que la rougeole. Pour la même raison, il n'en sera pas toujours ainsi dans les cas ci-dessous où l'ordre d'apparition des exanthèmes se trouve renversé :

BEHM. Casper's Wochenschrift für die gesammte Heilkunde, 1834, n° 47, p. 757.

BÉDOR. Gazette médicale de Paris, 1835, p. 685.

WEISSE. Journal für Kinderkrankheiten, t. II, 1844, p. 90 (2 faits) et t. XXVII, 1856, p. 54.

..... Medical Times and Gazette, 17 janvier 1863, p. 76.

MARROTTE. Union médicale, 26 mai 1868, n° 62.

THOMAS. Archiv der Heilkunde X (1869), p. 450 (5 obs.).

FLEISCHMANN. Jahrbuch für Kinderheilkunde, 1871, p. 184 (3 faits).

HOMOLLE. Observation inédite, 1873.

Et deux observations *personnelles* (Hôpital Sainte-Eugénie, service Bergeron).

Tous ces faits, au nombre de 18, sont relatifs exclusivement à des enfants de 2 à 11 ans (11 garçons, 4 filles, 3 de sexe non indiqué.

L'observation Behm que nous publions est intéressante en ce qu'elle offre, chez le frère et la sœur, une succession inverse des éruptions.

Une jeune fille présentait les divers symptômes de la rougeole, en particulier, du larmoiement, de la sensibilité oculaire, des éternuements, une toux sèche, etc.

Le 2° jour apparaît une éruption morbilleuse.

Le 3e jour, son frère, âgé de six ans, qui couchait dans la même chambre, est atteint d'angine tonsillaire, de gonflement des parotides et de fièvre. Puis, au bout de trois jours, il survient chez lui une éruption de scarlatine.

Le 12e jour, la desquamation morbilleuse était en pleine activité chez la jeune fille qui se trouva alors reprise de fièvre avec angine, etc., et le lendemain elle avait une belle éruption de scarlatine qui évolua favorablement.

Chez le garçon, presque en même temps, il y eut retour de la fièvre, sensibilité des yeux et toux sèche. Au bout de deux jours, il se fit une éruption de rougeole qui ne prit pas une belle forme à cause de l'état rugueux des téguments, dû à la desquamation scarlatineuse.

Les périodes ultérieures ne présentèrent rien de particulier chez le frère.

La sœur eut une inflammation des sacs lacrymaux qui se termina du côté gauche par un abcès ouvert spontanément à l'extérieur.

Prodromes scarlatineux. — Dans le petit nombre d'observations qui les signalent, ils n'ont rien offert de particulier. Toutefois, il ont fait complètement défaut chez le malade d'Homolle et chez nos deux patients. Nous aurons l'occasion de revenir sur ces 3 cas qui ont présenté d'autres anomalies, en même temps que certains caractères communs.

L'*éruption scarlatineuse* semble avoir disparu à l'approche de l'éruption morbilleuse, chez les 3 enfants dont nous venons de parler. Ce sont à la fois ceux où la durée de la scarlatine a été anormalement brève et où l'éruption morbilleuse a été le plus hâtive.

La desquamation n'a présenté aucun caractère digne d'être noté.

Prodromes morbilleux. — Leur absence n'est expressément notée que pour les 3 petits malades dont nous avons déjà fait mention à deux reprises.

L'*éruption morbilleuse* s'est montrée après celle de scarla-

tine, dans un laps de temps compris entre le troisième et le dix-
septième jour, sans prédilection marquée pour certains jours.
Dans l'immense majorité des cas, elle n'a pas présenté d'anomalies. Behm a toutefois signalé qu'elle ne prit pas une belle
apparence, à cause de la desquamation préexistante. Dans l'un
des faits qui nous sont personnels, la rougeole disparut dès le
lendemain de son apparition.

Eu égard à la desquamation scarlatineuse qui s'opère simultanément, à la fois sous forme de furfures et de lamelles, il est
difficile de fixer la part de la rougeole dans le travail d'exfoliation épidermique.

La *contagion morbilleuse* s'est effectuée à une époque variable
dans ces différents cas. Pour les 5 enfants où l'éruption de rougeole a eu lieu du troisième au septième jour de l'exanthème
scarlatineux, l'infection par la rougeole est la première en date
et la scarlatine est, en réalité, l'affection intercurrente, secondaire, bien qu'elle se soit manifestée la première au dehors.

Dans les 13 cas restants, l'infection morbilleuse a commencé
pendant l'incubation, l'invasion ou même l'éruption de la
scarlatine.

Les *catarrhes concomitants* de l'éruption morbilleuse n'ont
offert que des variétés d'intensité.

Complications. — Elles ont existé dans un peu plus de la
moitié des cas. Citons, comme les plus fréquentes en dehors des
lésions qui ont entraîné la mort, les otorrhées, les adénites cervicales, les broncho-pneumonies, les anasarques avec ou sans
albuminurie. On le voit, ce sont là des complications tenant
aussi bien à la rougeole qu'à la scarlatine.

Une observation personnelle nous a permis de noter que chez
un enfant atteint déjà de purpura, aucune des deux éruptions
surajoutées n'a eu de tendance à prendre la forme hémorrhagique.

Terminaison. — Parmi les 16 faits dont l'issue est indiquée, on compte 9 guérisons et 7 morts.

La mort est survenue tantôt peu après l'éruption de rougeole, par coma, par compression trachéale due à des bubons scarlatineux, ou par phlegmons gangréneux, tantôt à une époque plus tardive (4e septénaire de la rougeole) par eschares, diphthérie ou péritonite et néphrite.

La gravité plus ou moins grande du *pronostic*, ne paraît pas dépendre de la succession plus ou moins immédiate des deux éruptions. En revanche, l'âge des patients n'a pas été, peut-être, sans quelque influence sur le mode de terminaison de la maladie. Les 3 enfants au-dessous de 3 ans ont succombé.

§ V.

COEXISTENCE DES ÉRUPTIONS DE SCARLATINE ET DE ROUGEOLE AVEC ANTÉRIORITÉ DE L'ÉRUPTION SCARLATINEUSE.

Dans la *Revue médicale française et étrangère* de Cayol, 1843, t. I, page 530, *Godelle* déclare avoir observé, pendant l'épidémie de 1838, la complication de la scarlatine avec la rougeole. « La scarlatine commença la première ; les taches scarlatineuses et les pustules de la rougeole étaient interposées. La maladie se termina heuseusement le neuvième jour. »

En dehors de ce fait trop concis pour avoir beaucoup de valeur, nous avons trouvé les 12 observations suivantes :

RUMPELT. Heidelberger klinische Annalen, 1829, t. V, p. 16.
DENIZET. Thèse inaugurale, Paris, 1867, n° 109, obs. II, p. 12.
MONTI. Jahrbuch für Kinderheilkunde, 1868, p. 413.
BLANCKAERT. Thèse inaugurale, Paris, 1868, obs. XIII, p. 102.
ROSS. Medical Times and Gazette, 2 octobre 1869, p. 412, obs. I et II.
R. BLACHE. Gazette des hôpitaux, 1870, n°s 37 et 38, p. 145 et 149.
   (1re obs., la 2° est la même que celle de Blanckaert).
FOUCAULT. Mémoire cité, p. 42.
MEIGS et PEPPER. Op. cit., p. 774.

Rendu. Observation inédite, 1872.
Homolle. Observation inédite, 1873.
Percheron. Observation inédite, 1873.

Observation Rumpelt (abrégée). — Enfant de 7 ans. Il a d'abord de la fièvre avec intervalles de somnolence, de la céphalalgie, puis du larmoiement et un coryza profus. Le soir même, il existe de la rougeur du tronc; la nuit est agitée.

Le lendemain, la rougeur, encore plus vive, est généralisée; les téguments sont moites, le coryza accru; l'enfant ne peut fermer la bouche à cause de l'inflammation et du gonflement des amygdales, de la luette et du voile palatin; pouls à 100. Le soir, il y a recrudescence fébrile.

Le 3° jour, au matin, la fièvre a cessé; l'exanthème est encore plus foncé. Tuméfaction énorme de la face; coryza; oppression; angine ; langue et lèvres scarlatineuses et douloureuses au moindre contact; exacerbation vespérale moins forte de la fièvre.

4° jour : Gonflement et sensibilité des parotides; rougeur et larmoiement des yeux; oppression augmentée; photophobie; toux férine; coryza extrêmement intense.

Nouvelle éruption : Papules morbilleuses saillantes, au milieu de la rougeur scarlatineuse du tronc et des membres; tuméfaction de la face un peu moindre.

5° jour : Eruption morbilleuse encore plus développée, confluente sur les avant-bras, discrète sur le tronc; la face est libre; la scarlatine commence à décliner; fièvre continue; agitation considérable; dyspnée; écoulement nasal profus incessant; épistaxis répétées; quintes de toux fréquentes; angine; vive sensibilité des parotides; photophobie extrême.

6° jour : Dysphagie moindre; le soir, au milieu de la fièvre, il y a du délire par instants; scarlatine encore distincte sur l'abdomen et les cuisses; statu quo de la rougeole et des symptômes oculaires et bronchiques; cessation du coryza.

8° jour : Rémission de tous les symptômes, avec persistance des exacerbations du soir; scarlatine complètement disparue; rougeole plus visible; diminution de l'ophthalmie et de l'oppression.

9° jour : La face n'est plus tuméfiée; toux plus rare et moins quinteuse; éruption morbilleuse pâlie, et rendant les téguments rugueux au toucher.

11e jour : En disparaissant, la rougeole laisse des taches jaunâtres ; nouvelle tuméfaction des parotides ; l'enfant commence à manger.

12e jour : Dans les points qu'occupait la scarlatine, l'épiderme est soulevé en vésicules lenticulaires contenant de l'air.

14e jour : Cessation de la toux et du gonflement parotidien ; épiderme commençant à se détacher au niveau des vésicules.

16e jour : Desquamation furfuracée au niveau des taches morbilleuses ; exfoliation en grands fragments, au niveau des soulèvements vésiculeux.

19e jour : A partir d'aujourd'hui, desquamation en lambeaux encore plus volumineux. Nouvelle récidive de la tuméfaction parotidienne et anasarque qui ne disparaissent qu'au commencement de la 6e semaine.

Cette observation, la première en date, et remontant à près d'un demi-siècle est remarquable par la précision des détails. Quarante ans devaient s'écouler avant la publication d'un fait semblable, celui de Monti que voici :

OBSERVATION Monti (abrégée). — Dans une famille de cinq enfants, comprenant 3 garçons : 1 âgé de 10 ans, 1 d'un an et demi et l'autre de 2 mois ; et deux filles : l'une de 14 ans et l'autre de 6, l'aîné des garçons et l'aînée des filles fréquentaient seuls l'école ; les 3 autres, frères et sœurs, ne se sont jamais trouvés en contact avec des enfants étrangers. Dans l'école des garçons régnait une forte épidémie de rougeole : le garçon de 10 ans en fut atteint, au commencement de janvier, et fut rétabli le 12. Dans l'école des filles sévissait, à la même époque, une violente épidémie de scarlatine ; la fille de 14 ans en fut gravement malade dès le 14 janvier.

Bien que les autres frères et sœurs fussent strictement isolés, le petit garçon, d'un an et demi, eut la rougeole, puis dans le stade de desquamation de celle-ci, il gagna la scarlatine. Le plus jeune des garçons (âgé de 2 mois) succomba à un catarrhe intense des bronches et de l'intestin.

La fillette de 6 ans se trouvait exposée à l'influence des deux contages, car, depuis la maladie de ses frères et sœurs, on ne pouvait plus l'isoler. Elle tomba malade le 21 janvier : rougeur, gonflement et muco-pus des conjonctives palpébrales, larmoiement, tuméfaction du nez, toux sèche fréquente, respiration accélérée, rougeur vive et tuméfaction des amygdales, de la luette et du pharynx; râles bruyants disséminés, 120 pulsations; la nuit fut agitée.

Le lendemain, fièvre très-vive, persistance des symptômes catarrhaux; pointillé rouge uniforme sur le cou ; délire nocturne.

3e jour : Mal de gorge; fièvre et catarrhes aussi intenses; léger gonflement de la face. Sur le visage : taches rouges, arrondies, légèrement saillantes, avec intervalles de peau saine.

Sur le cou et le tronc, rougeur uniforme, formée d'innombrables points très-fins, non papuleux.

4e jour : Toute la peau du tronc et des membres est rouge écrevisse.

Les taches de la face ont un peu pâli ; mais, sur le dos et les membres supérieurs, on distingue, au milieu de la rougeur uniforme, de petites taches un peu saillantes, arrondies, d'un rouge foncé.

Rougeur et tuméfaction de la gorge plus considérables.

Rémission des catarrhes.

5e jour : Fièvre toujours aussi forte; l'éruption scarlatineuse a pâli sur le cou et le tronc : Aux membres elle garde encore toute son intensité.

Statu quo des taches morbilleuses du dos et des membres; celles de la face continuent à s'effacer.

6e jour : Fièvre moindre; la scarlatine a complètement disparu. Les taches morbilleuses de la face, des membres supérieurs et du dos ne sont plus visibles non plus, mais elles sont remplacées par des pigmentations brunâtres.

Gorge moins rouge et moins tuméfiée.

7e jour : Début à la face d'une desquamation farineuse.

8e jour : Peau du tronc raboteuse; démangeaisons.

12e jour : Début de la desquamation lamelleuse par les doigts et les orteils ; ensuite elle s'étend succesivement au corps entier, et dure jusqu'au 20e jour; guérison ; pas d'albumine dans l'urine.

Le fait précédent offre un réel intérêt, en ce qu'il détermine nettement les circonstances qui ont donné lieu à la double infection. Comme celui de Rumpelt il s est produit en dehors des hôpitaux.

Observation due à l'obligeance de notre ancien collègue, le docteur Rendu (résumé). — Petit garçon robuste de 3 ans, admis à l'hôpital des Enfants, dans les salles de M. Roger. L'affection a débuté par du malaise et de la fièvre.

Le lendemain : abattement considérable ; mal de gorge très-léger.

Le 3e jour. Apparition d'une éruption scarlatiniforme peu intense.

Le 4e jour. Entrée à l'hôpital. Eruption douteuse de la face (plaques rouges disséminées sur les joues). Scarlatine bien nette sur le corps : teinte rouge homogène de la peau, avec pointillé très-fin.

Rougeur violacée du pharynx. Fièvre modérée. Toux insignifiante. Catarrhe conjonctival très-léger. Ni coryza, ni larmoiement.

Le 5e jour. L'éruption a beaucoup pâli ; elle n'est plus guère visible que sur es jambes. Très-peu de fièvre. Angine persistance avec adénite sous-maxillaire.

Le soir, le pouls est remonté à 130 pulsations, la peau est très-chaude, l'enfant a du délire. De plus, tout en ayant une éruption scarlatineuse aux jambes, il semble qu'il se fasse, sur le reste de la peau, des petites marbrures. L'idée de rougeole ne se présente pas à l'esprit, à cause de l'existence de la scarlatine ; cependant, on observe de la conjonctivite, du coryza et du larmoiement fort prononcés.

Le lendemain, il n'y a plus de doute possible, l'enfant a manifestement la rougeole. L'éruption est aussi nette que possible : ce sont de grandes plaques d'un rouge vif, disséminées sur tout le corps en laissant des intervalles de peau où se voit le pointillé plus fin e déjà pâli de la scarlatine. La face présente plusieurs de ces marbrures rubéoliques : sur les cuisses, l'éruption est presque confluente et sur quelques points boutonneuse.

Fièvre intense, chaleur. L'enfant est absorbé. Angine forte sans exsudat pultacé. Langue rouge, non dépouillée. Dyspnée faible : peu de catarrhe pulmonaire.

Le soir, l'éruption de rougeole est plus confluente et plus intense.

Le 7e jour. L'éruption, de discrète qu'elle était hier, est devenue uniforme : tout l'abdomen est recouvert d'une éruption homogène scarlatiniforme. Si l'on ne savait pas qu'il a passé par une éruption morbilleuse, on n'hésiterait pas à faire de cet exanthème une scarlatine. Etat général bon, du reste. Peu de fièvre. Pas d'engorgement ganglionnaire.

Le soir, la nouvelle éruption scarlatineuse atteint son maximum : rougeur uniforme foncée ; éruption pointillée, framboisée. Pouls dur et fort.

Le 8° jour. L'éruption a un peu pâli. Le soir, la fièvre est tombée et l'angine bien moindre.

Le 10° jour. Pouls à 80. L'éruption a presque disparu et il ne reste pas de catarrhe. Convalescence régulière. La desquamation, contrairement à ce qu'on aurait pu croire, ne se fait pas bien nettement par grandes plaques.

Les 12 observations que nous avons réunies, concernent toutes des enfants de 2 à 7 ans et se répartissent assez également entre les deux sexes.

Le mode d'*invasion* a été variable. Tantôt on a noté, dès le début, la réunion des symptômes avant-coureurs de la scarlatine et de la rougeole, tantôt les prodromes scarlatineux existaient seuls.

Cette différence tient à une double cause : en premier lieu, et surtout, à la distance qui sépare l'époque d'apparition de l'exanthème morbilleux du début de la maladie ; en second lieu à la longueur variable de la période prodromique de la rougeole.

Les prodromes ont été morbillo-scarlatineux, quand l'éruption morbilleuse s'est montrée avant le 5° jour de la maladie ; exclusivement scarlatineux, lorsqu'elle s'est manifestée postérieurement à ce jour ; enfin tantôt mixtes, tantôt simplement scarlatineux, lorsque l'exanthème morbilleux a commencé le 5° jour des accidents initiaux.

Quand les symptômes de la rougeole et ceux de la scarlatine sont mélangés dès la période d'invasion, les premiers beaucoup plus variés, plus saillants, plus faciles à reconnaître (chez les jeunes enfants particulièrement), que l'angine scarlatineuse prédominent toujours.

L'angine, d'ailleurs, peut être insignifiante ou simplement catarrhale, inflammatoire, sans exsudat caractéristique.

L'*éruption scarlatineuse* a débuté 4 fois le troisième jour de la maladie, 3 fois le 2°, 1 fois chacun des jours suivants : le premier, le cinquième et le sixième. Elle a exigé, tantôt deux, tantôt trois jours pour se généraliser. Son aspect n'a rien présenté de particulier.

Le déclin et la disparition en ont été rapides dans les cas où l'éruption de rougeole est apparue dès le deuxième ou le troisième jour de cet exanthème : la scarlatine commençait à pâlir dès le troisième ou le quatrième jour et s'était totalement évanouie le sixième jour au plus tard.

Au moment où la rougeole disparaissait, il y a eu dans les faits de Rendu et d'Homolle une sorte de retour de l'éruption scarlatineuse.

Parmi les *symptômes concomitants,* il suffit de mentionner l'angine qui s'exagère ou devient pathognomonique et s'accompagne d'une adénite sous-maxillaire plus ou moins considérable.

L'existence de miliaire n'est signalée que dans l'observation de Blanckaert où elle survint le même jour que la rougeole.

Prodromes morbilleux. — Outre les 5 faits où les symptômes catarrhaux précédèrent l'éruption scarlatineuse elle-même, dans 2 autres ils se sont développés consécutivement. Leur durée la plus longue a été de quatre jours, la plus fréquente de trois jours. Dans les 5 cas restants, tout catarrhe prodromique a fait défaut, et l'éruption morbilleuse n'a été annoncée que par une recrudescence des symptômes fébriles.

L'*éruption morbilleuse* s'est montrée du deuxième au sixième jour de l'exanthème scarlatineux, sans prédominance marquée pour l'un de ces jours. Parfois peu caractéristique le premier jour, vu la préexistence de la scarlatine, elle devint tout à fait nette en se développant les jours suivants.

Dans un tiers des cas, elle a respecté une portion plus ou moins étendue des téguments, par exemple, la face ou les membres inférieurs. Il est bon d'ajouter que la scarlatine a pu la masquer sur certains points plus que sur d'autres.

Deux fois (obs. Monti et Blache) l'éruption de rougeole a commencé à une époque où le développement de la scarlatine n'était pas encore achevé, et les deux exanthèmes se sont étendus simultanément, mais en des lieux différents.

La durée de l'éruption morbilleuse ne paraît pas avoir été abrégée : les macules pigmentaires habituelles lui ont succédé.

Comme la rougeole est moins persistante que la scarlatine, 2 fois ces deux exanthèmes ont disparu simultanément. Dans toutes les autres observations, l'éruption morbilleuse, après avoir coexisté au plus cinq jours avec la scarlatine, lui a survécu pendant un temps plus ou moins long.

On comprend aisément que la présence simultanée des deux exanthèmes s'est d'autant plus prolongée que l'apparition de la rougeole a été plus précoce et la disparition de la scarlatine plus tardive.

Les *symptômes concomitants catarrhaux* n'ont fait défaut que chez 3 malades. Jamais la fièvre n'a manqué. Quelques observateurs ont noté du délire.

Période de desquamation : La desquamation de la rougeole a parfois débuté en même temps que celle de la scarlatine, ou même auparavant, grâce à ce qu'elle est en général plus précoce.

Deux fois seulement, l'exfoliation épidermique scarlatineuse n'a pas eu lieu nettement en grands lambeaux (obs. Blanckaert et Rendu). Elle ne semble, dans aucun cas, s'être anormalement prolongée.

La contagion de la rougeole, malgré l'apparition secondaire de son éruption, remonte, très-probablement chez tous les malades, à une époque plus ancienne que celle de la scarlatine.

Complications mentionnées dans 9 cas sur 12. En dehors de celles qui ont entraîné la mort, les principales sont la diphthérie, les abcès ganglionnaires du cou, l'anasarque avec ou sans albuminurie. Ce sont là, surtout des accidents d'origine scarlatineuse.

Terminaison mortelle dans un tiers des faits; trois fois par des pneumonies (avec addition de diphthérie chez un patient), une fois par gangrène envahissante de la face. Deux des enfants ont succombé dès le troisième jour de la rougeole, les deux autres beaucoup plus tardivement, le seizième et le vingt-troisième jour de cette éruption.

La nature des lésions montre évidemment que c'est la rougeole qui a été la principale cause de cette funeste issue.

Pronostic. — Sa gravité ne dépend ni de l'époque d'apparition de la rougeole, ni de l'âge des petits malades.

Diagnostic. — Deux alternatives peuvent s'offrir : ou bien les prodromes morbilleux ne débutent que postérieurement à l'éruption scarlatineuse, ou bien ils lui sont antérieurs.

Le dernier cas présente seul de sérieuses difficultés sur lesquelles nous devons insister.

Une simple scarlatine peut, jusqu'à un certain point, simuler une rougeole, par le mode d'invasion. Il n'est pas très-rare de la voir s'annoncer par de la toux et de l'injection oculaire. Mais cette toux, à moins de coïncidence de bronchite est, soit brève, gutturale parce qu'elle tient à l'angine, soit croupale lorsqu'elle est due à une laryngite. Les yeux sont brillants, humides, mais il n'y a pas de sécrétion mucopurulente, ni de larmoiement.

En revanche si, à côté des catarrhes oculaire, nasal, et bronchique, il existe des épistaxis, des éternuements, de la tuméfaction de la face et de la somnolence on n'hésitera guère à attendre une éruption morbilleuse, et il y aura au contraire bien des chances pour qu'on néglige les prodromes scarlatineux concomitants.

Nous regrettons vivement de ne posséder, dans nos observations, aucune courbe thermométrique. Il est très-vraisemblable que dans les faits de prodromes mixtes, l'ascension rapide et continue de la température dans la scarlatine doit être troublée par la fièvre rémittente qui annonce l'exanthème morbilleux.

Il ne faut pas oublier non plus que la scarlatine la plus simple peut dans certaines régions affecter une fausse apparence d'éruption morbilleuse.

L'examen attentif de la face présente quelque utilité pour le diagnostic. Si dans le cours d'un exanthème scarlatineux, le visage jusque là libre d'éruption ou n'offrant qu'une éruption mal caractérisée sous forme de plaques rouges diffuses, devient tout à coup le siége de petites taches isolées légèrement saillantes, déchiquetées, laissant entre elles des intervalles de peau saine, selon toute probabilité on assiste au début d'une éruption de rougeole.

Aucune de nos observations ne révèle une *influence réciproque des deux exanthèmes*.

L'influence de la rougeole sur la scarlatine n'est visible que dans les cas où les deux éruptions se sont suivies de très près : alors, la dernière arrivée semble avoir abrégé la durée de l'autre.

Les faits de seconde poussée scarlatineuse au moment du déclin de la rougeole, sont curieux à signaler, mais trop peu nombreux pour être bien significatifs.

En faveur d'une *influence de la scarlatine sur la rougeole*, on ne peut citer que les observations où l'éruption morbilleuse ne s'est pas complètement généralisée, mais comme elles sont en minorité et qu'elles ne sont point susceptibles d'une explication rationnelle, il est permis de se demander si l'anomalie est réelle ou si l'exanthème scarlatineux n'a pas simplement masqué, en certains lieux, l'éruption de rougeole.

Quoi qu'il en soit, il ressort de nos observations, que le développement des deux exanthèmes peut s'opérer parallèlement sans aucune difficulté.

Enfin la réunion des deux éruptions est loin d'avoir été plus grave que leur succession.

§ VI.

APPARITION SIMULTANÉE DES ÉRUPTIONS DE ROUGEOLE ET DE SCARLATINE.

RILLIET et BARTHEZ. Traité, t. III, p. 281.
RENÉ BLACHE. Gazette des Hôpitaux, 1858, p. 149.
H. GINTRAC. Journal de médecine de Bordeaux, 1862, p. 545.
COZE. In thèse Danis : De la Rubeole, obs. I. Strasbourg, 1864, n° 771.
BLANCKAERT. Des complications de la rougeole chez les enfants. Thèse
    inaug. Paris, 1868, obs. XI et XII, pp. 95 et 99.
KAURIN. Canstatt's Jahresbericht, 1868, II, p. 252, obs. II et III.
ROSS. Medical Times and Gazette, 2 octobre 1869, p. 412.
PRUNAC. Gazette des hôpitaux, 18 mars 1875, n° 32, p. 250.
LEWINSKI. Berliner klinische Wochenschrift, 6 septembre 1875, n° 36,
    p. 493.

OBSERVATION H. Gintrac (abrégée). — Jeune homme de 17 ans, ayant eu la rougeole et la scarlatine dans son enfance. Il a d'abord des frissons suivis d'une fièvre intense.

Le lendemain, mal de gorge avec gêne de la déglutition, coryza et toux.

Le 4e jour: Le corps se couvre de taches rouges. Il entre à l'hôpital le deuxième jour de cette éruption, et dans l'état suivant :

120 pulsations. Céphalalgie. Sur la partie antérieure de la poitrine et du ventre, sur les lombes et entre les épaules, on distingue des points rouges très-multipliés et uniformément distribués.

Sur le visage et sur les quatre membres, ce sont des papules assez rapprochées.

Douleur de gorge avec dysphagie. Gonflement des amygdales Nausées. Larmoiement. Coryza. Toux fréquente. Rien à la percussion ni à l'auscultation.

Le lendemain (6ᵉ jour de la maladie, 3ᵉ de l'éruption), l'éruption de la poitrine et du ventre augmente : les points deviennent con-fluents et forment de larges plaques rouges.

L'angine est plus intense, la gêne de la déglutition plus prononcée, les amygdales sont plus volumineuses.

Le 8ᵉ jour (5° de l'éruption). 120 pulsations. Céphalalgie intense ; un peu de prostration.

Larmoiement, photophobie, coryza avec écoulement d'un mucus âcre ; toux fréquente, expectoration muqueuse ; point de dyspnée ; voix un peu nasonnée ; percussion sonore ; râles sibilants. Langue d'un rouge vif, hérissée de petites saillies ; exsudation d'une matière pultacée sur les deux amygdales. Vive rougeur de l'intérieur de la bouche, du voile du palais et de la luette. Nul engorgement des ganglions sous-maxillaires. Vomissements verdâtres.

L'éruption de la paroi antérieure de la poitrine et du ventre es plus nettement caractérisée : elle offre une rougeur diffuse uniforme, intense, qui rappelle celle de l'écrevisse cuite ou du jus de framboise, et de plus un aspect pointillé très-évident.

Sur le visage et sur les membres, les taches sont rouges, irrégulières, non symétriques ; elles ne produisent aucune saillie apparente, et circonscrivent des espaces dans lesquels la peau reste blanche.

Le 10ᵉ jour. 100 pulsations. La rougeur des membres a diminué ; celle du tronc persiste avec les caractères déjà décrits. Gêne de déglutition moindre. Les concrétions blanchâtres des amygdales sont moins épaisses et moins adhérentes. La toux diminue, ainsi que le coryza et le larmoiement.

Le 12ᵉ jour (9ᵉ de l'éruption). L'éruption des membres a disparu et fait place à une desquamation furfuracée, farineuse.

Sur le ventre et la poitrine, les plaques conservent une certaine rougeur.

Il n'existe plus de coryza ni de larmoiement. Toux encore fréquente. Les concrétions blanchâtres des amygdales ont disparu.

Le 13ᵉ jour. Desquamation par larges plaques sur la poitrine et le ventre.

Le 17ᵉ jour (14° de l'éruption). Toute trace d'exanthème a disparu.

Observation Blanckaert, n° 11 (abrégée). — Fillette de 2 ans, entrée à l'hôpital des Enfants-Malades, dans le service Roger, pour une coqueluche encore très-peu marquée, quoique datant d'une huitaine.

Le 6ᵉ jour de son entrée, elle est prise de rougeur des conjonctives, de larmoiement et de bouffissure de la face. Les mêmes symptômes persistent les jours suivants.

Le 3ᵉ jour de ces accidents, on remarque une éruption framboisée à la poitrine et aux aînes, de larges plaques qui présentent les mêmes caractères aux fesses et au membre inférieur gauche ; de petites taches serrées et irrégulières, rubéoliques, en un mot, au ventre et à la cuisse droite ; enfin, aux bras, des taches semblables à ces dernières, sur un fond d'un rose framboisé, uniforme.

La voix est éteinte, la toux un peu rauque. Rougeur vive et tuméfaction des amygdales, des piliers et de la luette. Un peu de diarrhée. Rien dans la poitrine. Pouls, 144. 44 respirations

Le lendemain, l'éruption a beaucoup pâli, surtout à la face. Il reste sur tout le corps, une teinte uniforme, d'un rouge pâle, parsemée de taches plus foncées dans les endroits indiqués précédemment. 144 pulsations. 44 respirations.

Le surlendemain, les ganglions cervicaux des deux côtés sont un peu tuméfiés. 156 puls.

Le 4ᵉ jour de l'éruption, la teinte uniforme due à la scarlatine ayant presque disparu, les taches de rougeole paraissent beaucoup mieux sur le ventre, la cuisse gauche et les bras ; elles sont semblables aux macules cuivrées d'une rougeole au déclin.

Toux très-rauque, comme dans le croup. Rien à l'auscultation. Un peu de diarrhée. 140 pouls. 38° dans le rectum.

Le 5ᵉ jour, on voit encore mieux les restes de l'éruption rubéolique. Pouls à 124.

Le surlendemain, toute trace d'éruption a disparu. Pouls à 112. Les caractères de la voix et de la toux continuent de s'amender, quoique, depuis hier, elle vomisse tout ce qu'elle prend.

Jusqu'au 18ᵉ jour de la maladie, l'amélioration persiste en apparence, mais les vomissements alimentaires et la fièvre ne cèdent pas.

Ce soir là, surviennent quelques légers mouvements convulsifs des bras et de la figure.

Le lendemain, œdème de la face et des poignets. Pas d'albumine dans l'urine.

Piliers, luette et amygdales toujours très-tuméfiés et devenus rouges violacés. Engorgement des ganglions cervicaux un peu augmenté.

Râles sous-crépitants assez nombreux en arrière et aux bases. Respiration pénible, brusque et haute avec dilatation des narines. Pouls presque insensible à 144. Respiration 84. La coqueluche qui avait presque disparu au début des deux fièvres éruptives a un peu repris depuis le déclin de l'éruption.

Desquamation à la fois lamelleuse et furfuracée sur la poitrine et le ventre.

Le 20e jour. Nouvelle éruption de rougeole un peu pâle, très-confluente au ventre et à la poitrine, discrète ailleurs.

L'œdème très-rénitent s'est généralisé, mais est plus marqué aux membres qui sont durs, violacés et froids. Prostration. Dyspnée considérable. 72 respirations abdominales. Pouls insensible. Râles souscrépitants plus nombreux à droite.

Dès le lendemain, l'éruption n'est bien visible qu'au cou. 95 respirations, un peu irrégulières. Pouls à peine perceptible, à 136. Liquides toujours rejetés.

Du 22° au 24° jour, disparition de l'éruption. L'anasarque diminue beaucoup. Les râles deviennent à la fois, plus gros et moins nombreux, mais l'oppression ne cesse d'augmenter. Pouls à 160, 192 et 200. Respirations 72, 84 et 88. Température rectale, 40.2.

Le 25e jour de la maladie : œdème presque disparu. Amaigrissement considérable. Depuis hier, diarrhée verte, très-abondante, sans coliques.

Râles fins assez nombreux, avec souffle et un peu de submatité en arrière, à droite et vers la base.

Mort le 27° jour, au matin.

A l'autopsie: noyaux de broncho-pneumonie disséminés dans les lobes inférieurs des deux poumons, mais généralisés à la base du droit. Hydropéricarde assez abondant.

OBSERVATION Lewinski (abrégée). — Enfant de 10 mois, dont deux sœurs et un frère sont atteints actuellement de rougeole. L'enfant toussait depuis une quinzaine, lorsqu'il fut pris de vomissements et de fièvre.

Le 3ᵉ jour de ces symptômes, vers midi, apparut, à la face, une éruption qui s'était généralisée le soir même.

Le 3ᵉ jour de l'éruption, on constate l'état suivant :

Au visage, sur les joues particulièrement, taches rouge pâle avec intervalles de peau saine : on perçoit, à leur niveau, des papules miliaires.

Le cou et le thorax sont uniformément rouges ; sur le dos et les membres supérieurs, se retrouve aussi une rougeur diffuse, intense.

Enfin, sur le ventre et sur les membres inférieurs, sont des taches, rouge pâle, avec intervalles de peau saine.

Pas traces de papules ni sur le tronc, ni sur les membres.

Cuir chevelu rouge par transparence, à travers les cheveux.

Paupières agglutinées. Conjonctivite assez forte. Enchifrènement. Toux. 72 inspirations par minute avec dilatation des narines et retrait des côtes inférieures.

Rien à la percussion : pas de râles. 140 pulsations. Température axillaire, 40,5.

Langue légèrement framboisée avec papilles un peu tuméfiées. Un peu de rougeur du pharynx. Pas de ganglions engorgés. Selles verdâtres, diarrhéiques.

Le lendemain, début de la desquamation : elle est furfuracée à la face, en grandes lamelles sur le thorax.

Langue redevenue normale. Aggravation du catarrhe bronchique.

Le 9ᵉ jour de la maladie, 39,3.

Dès le 10ᵉ, apyrexie et diminution des catarrhes.

La desquamation du tronc se fait déjà en écailles fines et moins abondantes, elle continue jusqu'au 19ᵉ jour où l'on baigne l'enfant.

Les urines (examinées une seule fois, pendant la desquamation) ne contenaient pas d'albumine.

L'auteur de cette observation n'y voit qu'un exemple de rougeole confluente, en se fondant surtout sur l'âge tendre de l'enfant, qui est peu favorable à la scarlatine et sur l'existence de rougeoles simultanées chez ses frères et sœurs. Pour nous, au contraire, qui envisageons l'exanthème uniforme du tronc et

des membres suivi de desquamation lamelleuse ; l'existence
d'une fièvre considérable à une époque où l'éruption est achevée
et où il n'existe aucune complication, nous n'hésitons pas à
rapprocher ce fait des précédents.

Les onze faits de combinaison des deux exanthèmes que nous
avons cités plus haut, comprenent huit enfants âgés de 10 mois
à 7 ans et 1r2 (trois de 4 ans, et trois de 7 ans) ; parmi eux, les
filles sont en majorité, mais il s'agit là, très-probablement
d'une circonstance purement accidentelle. Le malade de Coze
avait déjà eu la roséole, la rougeole et la scarlatine ; celui de
Gintrac, ces deux dernières.

La *période d'invasion* est caractérisée par de la fièvre et par
la présence simultanée des prodromes morbilleux (catarrhes
variés) et scarlatineux (angine, vomissements). La durée ordinaire de cette période est de deux à trois jours.

L'*éruption* qui débute, le plus souvent, le troisième ou le
quatrième jour de la maladie est toujours à la fois scarlatineuse
et morbilleuse dès son apparition. Mais les deux exanthèmes
forment entr'eux des combinaisons fort variées.

Dans la majorité de nos observations, la rougeole et la scarlatine existaient côte à côte, mais non mélangées, car elles s'é-
taient cantonnées, l'une et l'autre, dans certaines régions des
téguments. Alors, la scarlatine prend volontiers possession du
tronc et des membres supérieurs, tandis que la rougeole se réserve la face et les membres inférieurs. Ce mode de répartition
assez fréquent, est loin toutefois d'être constant.

Chez d'autres malades, au lieu d'être juxtaposées, les deux
éruptions sont superposées, en sorte que partout on distingue
au sein d'une rougeur pointillée générale, des taches plus foncées arrondies, saillantes, réunies en croissant, et laissant entre
elles des intervalles relativement clairs.

Enfin, s'il faut en croire une observation de Blanckaert, on
pourrait retrouver sur un même patient, les deux modes d'ar-

Bez.   4

rangement que nous venons de signaler. L'exanthème serait alors uniquement scarlatineux ou morbilleux sur certains points et mixte sur d'autres.

Quoi qu'il en soit, l'éruption scarlatineuse prédomine presque toujours, grâce à sa plus grande extension, à sa continuité et à sa persistance plus longue.

L'exanthème composé complète rapidement son développement. Les poussées ultérieures sont rares. Nous n'en pouvons citer que deux exemples.

Dans l'observation Gintrac relatée ci-dessus, l'éruption de scarlatine, bornée d'abord à un pointillé, s'est mieux caractérisée à la suite de deux poussées nouvelles qui ont eu lieu le troisième et le cinquième jours de l'éruption première. Dans l'un des faits de Blanckaert, c'est au contraire la rougeole qui est devenue plus manifeste, à la suite d'une poussée secondaire, au troisième jour.

La durée de chaque éruption, envisagée isolément, a été normale dans la presque totalité des cas. A titre d'exceptions, il faut citer le malade de Rilliet et Barthez chez lequel la rougeole pâlissait déjà dès le second jour et l'un des patients de Blanckaert, où le déclin de la scarlatine commençait le lendemain de son apparition.

C'est ordinairement dans le cours du second septénaire que disparurent les dernières traces (presque toujours scarlatineuses) d'exanthème.

Le plus souvent, la desquamation furfuracée et la desquamation lamelleuse ont débuté simultanément, mais à une époque variable chez les différents sujets : deux fois elles ont été remarquablement précoces (faits de Rilliet et Barthez et de Lewinski).

Dans celle des observations de Blanckaert que nous avons publiée, il y eut le dix-huitième jour de l'éruption première, réapparition d'un exanthème morbilleux un peu pâle et assez fugitif.

Les *symptômes concomitants* réunis de la rougeole et de la

scarlatine n'ont jamais fait défaut et ont, en général, été très-marqués. L'énumération en serait oiseuse.

L'existence de *complications* est mentionnée dans 7 cas. Il y a eu, chez quelques sujets, à la fois des accidents morbilleux et des accidents scarlatineux. Par ordre de fréquence décroissante, ces complications sont: l'anasarque simple et la broncho-pneumonie, l'angine et le coryza diphthéritiques, les adénites suppurées du cou, l'anasarque albuminurique (1 cas seulement) et la gangrène de la bouche avec nécrose d'une portion du maxillaire.

Terminaison. — Huit fois il y a eu guérison. Les trois malades qui ont succombé sont des enfants. La mort a toujours été assez tardive, arrivant du vingt-unième au vingt-cinquième jour de l'affection. Dans un des faits de Blanckaert, elle a été causée par une broncho-pneumonie accompagnant la reproduction de l'exanthème morbilleux. Dans l'autre fait du même observateur, le petit patient a péri épuisé par des complications multiples. Enfin le troisième malade, appartenant à Kaurin, n'a pu résister à un phlegmon gangréneux du cou.

Pronostic plus grave chez les enfants que chez les adultes, sans que l'âge des premiers paraisse avoir de l'importance.

La *contagion de la scarlatine* a dans tous les cas été postérieure à celle de la rougeole. Elle a dû avoir lieu vers la fin de la phase latente de celle-ci.

Aucune de nos observations ne témoigne nettement d'une *influence exercée par l'un des exanthèmes sur l'autre.*

Diagnostic. — La scarlatine peut affecter, sur des points restreints, un faux air de rougeole, de même que cette dernière, lorsqu'elle est confluente, revêt, surtout dans les régions postérieures du corps, une apparence de scarlatine. Mais ce sont là des causes grossières d'erreur qu'il suffit de signaler.

Tout autres seront les difficultés de diagnostic si l'on a affaire soit à une scarlatine accompagnée de phénomènes généraux morbilleux, soit à une rougeole confluente, prése ntant une angine intense et une desquamation scarlatineuse.

Les deux observations suivantes en font foi :

Observation Foss (Edinburgh medical Journal, mai 1872, t. XVII, 2ᵉ partie, p. 980). Résumé. — Homme de 27 ans, habitant une maison dans laquelle plusieurs enfants ont été, depuis un mois, atteints de scarlatine.

Après quatre jours de prodromes caractérisés par un malaise général, des frissons, de l'inaptitude au travail, de la pesanteur de tête, un sommeil agité et un mal de gorge peu intense, le patient présente une éruption pointillée, écarlate, non papuleuse, non disposée en croissants, occupaut uniformément tout le devant de la poitrine, la moitié supérieure de l'abdomen, les lombes, les plis des coudes et des genoux. Partout ailleurs, les téguments sont normaux.

Mal de gorge intense. Rougeur du pharynx, du voile palatin, du palais et des amygdales. Langue sèche, chargée à la base et au centre, rouge sur les bords avec papilles légèrement saillantes. Pas d'adénite sous-maxillaire. Prostration marquée. Pouls à 120. Sueurs abondantes. Violente céphalalgie frontale. Hébétude et congestion de la face.

Epiphora continu. Photophobie. Injection des conjonctives surtout palpébrales. Coryza. Toux revenant par moments, avec expectoration muqueuse. Râles disséminés dans les grosses bronches.

Le lendemain (2ᵉ jour d'éruption). Fièvre moindre. Pouls à 84. L'éruption semble plus foncée; le pointillé a disparu, mais les limites de l'exanthème sont les mêmes. *Statu quo* de tous les autres symptômes.

3ᵉ jour de l'éruption. Disparition de la céphalalgie et de l'angine. Fièvre à peu près tombée. Pouls 76. Etat stationnaire de l'éruption.

Sensibilité des lèvres et de la langue qui n'a pas changé d'aspect.

Larmoiement moindre. Expectoration plus abondante

Douleurs, sans tuméfaction, dans les coudes, les genoux, les malléoles.

4ᵉ jour. L'éruption encore très-foncée présente, par ci par là sur la poitrine, quelques espaces relativement clairs, au niveau desquels elle semble avoir pâli. Température et pouls normaux. Disparition du coryza. Larmoiement presque terminé. Mucus spumeux expectoré toujours en abondance, sans changement dans les signes physiques du thorax.

Langue rouge, humide, nettoyée. Douleurs moindres dans les jointures.

5e jour. Desquamation en grands lambeaux sur le thorax. Faiblesse assez marquée. Guérison rapide.

L'auteur relate ce fait sous le nom de *Rœtheln*. Pour nous, il s'agit d'une scarlatine anormale par son éruption localisée et par l'intensité et la variété des phénomènes catarrhaux concomitants, à moins que la description de l'exanthème soit incomplète, et qu'il y ait eu coexistence de rougeole.

L'observation suivante est aussi intitulée *Roetheln* : on verra pourtant qu'elle diffère quelque peu de celle de Foss.

Observation Uffelmann (Allgemeine Wiener medizinische Zeitung, 4 mars 1873). — Garçon de 7 ans ; après deux ou trois jours de malaise, de douleurs vagues dans les membres, de lassitude, d'éternuements, de conjonctivite légère et surtout d'une angine violente, il est subitement pris d'un accès d'éclampsie tout à fait caractéristique, qui dure un quart d'heure. Pendant les quarante-huit heures suivantes, frissonnements par intervalles, céphalalgie et prostration très-considérable. Alors apparaît un exanthème qui débute par le front, gagne le reste de la face, et s'étend, par poussées, sur le tronc et sur les membres, en atteignant dans l'espace de trois jours son maximum de développement. Il y eut recrudescence fébrile, délire et agitation nocturnes tant que l'éruption ne fut pas achevée.

Elle se composait de taches, de dimensions variées, d'un rouge intense à la face, sur le thorax, le dos et le cou. Dans son ensemble, elle offrait une apparence marbrée, parce que, malgré la tendance des taches à confluer, il restait entre elles ces petits interstices relativement clairs qui sont caractéristiques de la rougeole.

Photophobie intense, coryza, angine violente, toux dure, caractéristique ; état général presque typhoïde.

Après la disparition de l'exanthème qui persista très-longtemps, il y eut, pendant quatre semaines encore, une pigmentation brune des téguments, le mieux visible à la nuque.

La desquamation furfuracée, propre à la rougeole, atteignit dans maints endroits, presque les proportions de la desquamation lamelleuse ou membraneuse de la scarlatine. C'est ainsi que la paume de la main se dépouilla tout entière et longtemps encore dans la convalescence, on put reconnaître sur la pulpe des doigts les traces de cette exfoliation sous forme de portions annulaires privées de leur épiderme.

Il n'y eut aucune complication thoracique. Vers le 7⁰ jour de l'éruption , les selles devinrent dysentériformes et sanguinolentes.

Le petit malade avait été notoirement contaminé par des camarades morbilleux ; lui-même transmit la rougeole à d'autres enfants de la maison. Il n'existait aucun cas de scarlatine aux alentours.

Ce sont ces dernières circonstances qui ont décidé du diagnostic de l'auteur bien qu'il avoue lui-même que les symptômes et la marche de l'affection correspondent plutôt à une scarlatine qu'à une rougeole même confluente.

Nous n'avons pas qualité pour réformer le diagnostic d'Uffelmann, cependant nous ne pouvons nous empêcher de relever l'étrangeté de cette desquamation morbilleuse en doigts de gant. La description de l'exanthème laisse beaucoup à désirer ; les caractères des taches sont passés sous silence ; enfin l'on est en droit de se demander si les « interstices relativement clairs » sont bien les équivalents des intervalles de peau saine qu'on rencontre dans les rougeoles les plus confluentes. L'argument unique du médecin autrichien est tiré des commémoratifs ; or il ne nous paraît pas irréfutable, si on lui oppose le tableau même de la maladie.

En résumé, nous ne serions pas loin d'admettre ce fait parmi ceux d'exanthème composé morbillo-scarlatineux.

§ VII.

RŒTHELN.

Synonymie. — Rubeolæ, Rubeola notha, German measles, Rubéole, Roséole épidémique, etc.

Bon nombre des observations que nous avons citées dans l'article précédent, sont intitulées *Rötheln* ou *Rubéole*; il faut donc examiner s'il existe réellement une affection spéciale, méritant ce nom-là.

On peut répondre hardiment oui ou non, suivant le sens qu'on attache aux Rœtheln.

Pour justifier notre opinion qui doit paraître trop éclectique sinon paradoxale, il est nécessaire de passer en revue et de discuter les travaux des principaux auteurs qui se sont occupés de la question.

Certains articles didactiques sont très-propres à montrer les idées régnantes à chaque époque; ainsi :

NAUMANN. Handbuch der medicinischen Klinik, Berlin, 1831, 3° vol. 1ʳᵒ partie, p. 818.

E. GINTRAC. Cours théorique et clinique de pathologie interne et de thérapie médicale, 1859, t. IV, p. 476.

AITKEN. The science and practice of medicine, London, 3ᶜ édit., 1864, p. 345.

DANIS. De la Rubéole, thèse inaug. Strasbourg, 1864, n° 771.

THOMAS. In Ziemssen's Pathologie, II, 2ᶜ partie, 1874.

Dans notre étude critique, nous nous sommes attaché de préférence aux épidémiologistes et aux auteurs d'observations. Le problème est encore assez complexe, car une partie de la confusion naît déjà des termes employés.

L'expression *morbilli* qui représentait universellement la rougeole fut changée par Sauvages en celle de *rubeola*. Cullen et après lui la presque unanimité des médecins anglais, imitèrent l'exemple du nosologiste français. Cette simple substitu-

tion de noms a été la cause d'erreurs multiples qu'il nous se
rait facile de signaler même dans des ouvrages récents.

En Allemagne, les premiers écrivains qui se servirent des
dénominations de Rœthel oude Rœthen, tels que Pechlin (Ob-
servationum physico-medicarum, libri tres, Hamburg, 1691.
Lib. II, obs. XIX, p. 251) et Storch (Theoretische und practische Abhandlung von Kinderkrankheiten, Eisenach, 1750,
t. III, p. 117), l'appliquèrent manifestement à la roséole épidémique.

Les auteurs allemands postérieurs, modifièrent de plus en
pius le sens des Rœtheln et les firent bientôt synonymes de Ru-
beolae.

C'est alors que commença la controverse entre les partisans
et les adversaires de l'essentialité de cette affection.

Un fait général frappant à la lecture de tous les écrivains qui
soutiennent l'existence des Rœtheln, c'est que leurs descriptions
dogmatiques et leurs conclusions qui ont l'air formées sur un
moule commun, sont peu d'accord avec leurs observations qui
sont très-peu précises ou même contradictoires.

Ces observations elles-mêmes présentent la plus grande diversité, reflétant en cela les caractères des différentes épidémies
qui leur ont donné naissance.

Il n'y a d'ailleurs pas uniformité complète d'opinions parmi
les partisans de l'individualité des Rœtheln.

Reil (Memorabilium clinicorum medico-practicorum Fasc II,
Halae, 1791, p. 12) qui les observa à la fin d'une épidémie de
rougeole, en fait une maladie intermédiaire entre la rougeole
et la scarlatine, mais plus voisine de la première. La description qu'en donne Reil est tout à fait insuffisante.

Sprengel (Handbuch der Pathologie, 3ᵉ et dernière partie,
Leipzig, 1797, p. 43), qui opéra une partie de ses recherches
dans les mêmes localités, rapproche également les Rœtheln de
la rougeole, mais, à lire le tableau qu'il en trace, on est persuadé
qu'il s'agit presque toujours de scarlatine miliaire.

C'est aussi l'impression qu'on remporte de la lecture de Selle (Rudimenta pyrelologiae methodicæ, éditio tertia. Berolini, 1789, p. 170) de Fielitz (Hufeland's Journal der practischen Heilkunde, 1797, p. 36) de Wagner (Hecker's Litterarische Annalen der gesammten Heilkunde, XIII, 1829, p. 420) de Wildberg (Hufeland's Journal... juin, 1834, p. 110) et de Tott (Journal für Kinderkrankheiten, 1855, t. XXIV, p. 72).

La seule différence à signaler entre ces divers observateurs, c'est que quelques-uns relatent sous le nom de Rœtheln des scarlatines graves, tandis que pour les autres, il s'agit de formes bénignes de la même fièvre.

Dans l'esquisse fort incomplète de Kroenenberg (Journal für Kinderkh., t. IV, 1845, p. 244) la confusion est probablement double, car un certain nombre de faits peuvent se rapporter à la rougeole.

C'est à une espèce atténuée, bénigne, de cette dernière maladie qu'il faut sans doute rattacher l'épidémie décrite par Mettenheimer. (Journal f. Kdkh., 1869, p. 273.)

A côté des médecins ci-dessus tous partisans de l'essentialité des Rœtheln, mais qui les rapprochent, les uns (les moins nombreux) de la rougeole, les autres de la scarlatine, il en est encore d'autres qui en font, tels que Heim (Hufeland's Journal... 1812, XXXIV, 3e partie, p. 76) une variété indépendante de la scarlatine.

En Angleterre, bien que l'on se soit tardivement occupé des Rœtheln, on retrouve cependant les principales opinions déjà signalées.

Paterson (The Edinburgh medical and surgical journal, 1840, p. 31) y voit une affection distincte, intermédiaire à la rougeole et à la scarlatine, présentant certains caractères appartenant à l'une ou à l'autre, mais possédant en outre quelques traits qui lui sont propres. Malheureusement, les cinq observations qu'il rapporte succinctement, offrent trop de ressemblance avec la rougeole pour en être bien différentes.

˜ Balfour (même journal, 1857, II, p. 717) est du même avis que Paterson. Mais, en l'absence d'histoires détaillées de la maladie, nous sommes fort enclin à n'admettre encore ici qu'une rougeole accompagnée d'angine et d'une apparence scarlatineuse de la langue.

Tripe (The Medical Times and Gazette, 6 novembre 1852, p. 417) décrit sous le nom de rubeola ou de scarlatine morbilleuse, une variété de scarlatine caractérisée à la fois par les symptômes de la scarlatine et par ceux de la rougeole, et formant le chaînon reliant ces deux affections. Il incline à en faire une maladie distincte, mais ses trois observations sont peu décisives.

Stœber (l'Esculape, 1840, n° 4, p. 14) est le premier auteur français qui mentionne les Rœtheln, sous le nom de scarlatine rubéoleuse. Pour lui c'est une variété de scarlatine; ce qui ressort évidemment des 4 faits concis qu'il rapporte.

E. Gintrac (Pathologie interne loc. cit.) consacre à la rubéole un article fort détaillé. Il conclut à un exanthème hybride, résultant de la combinaison, de la fusion de la scarlatine et de la rougeole. Nous avons dû cependant renoncer à utiliser les cinq observations qui lui sont personnelles, parce que la description de l'éruption laisse fort à désirer.

La thèse de Danis (De la Rubéole, Strasbourg, 1864, n° 771) qui est aussi un exposé des travaux antérieurs, renferme entre autres quelques observations de Coze. Nous lui avons emprunté celle qui nous a paru la plus concluante.

M. Jaccoud (Traité de pathologie interne, 1re édit., II, p. 700) défend une opinion que nous n'avons pas encore eu l'occasion d'exposer, bien qu'elle ait été émise par Schœnlein et reproduite par Niemeyer.

Le pathologiste français, à la fin de son chapitre Rougeole, décrit ainsi la rubéole :

« Une éruption semblable à celle de la rougeole, présentant la fièvre intense, l'angine, et parfois les suites de la scarlatine; ou bien une éruption analogue à celle de la scarlatine, c'est-à-dire en grandes plaques rouges, précédée et accompagnée des phénomènes de catarrhe propres à la rougeole, et il n'y a pas d'angine. Il résulte de là que la rubéole est une forme bâtarde, à double face, constituant tantôt une rougeole à exanthème scarlatiniforme (rubeola morbillosa) tantôt une scarlatine à exanhème m orbilliforme (rubeola scarlatinosa).

M. Jaccoud n'a pas encore vu la rubéole scarlatineuse, mais croit avoir observé un cas de rubéole morbilleuse :

L'éruption n'était pas partout semblable à celle de la scarlatine ; elle n'avait ce caractère que sur le tronc et à la partie supérieure des cuisses ; sur les membres supérieurs, sur les inférieurs à partir des genoux, l'exanthème était rubéolique. L'angine manquait, les phénomènes de catarrhe étaient bien accusés, mais la fièvre a présenté une durée tout à fait exceptionnelle. La convalescence a été rapide. »

Il est temps maintenant de mentionner les auteurs qui contestent aux Rœtheln toute individualité, en tant du moins qu'affection participant à la fois des caractères de la rougeole et des caractères de la scarlatine.

Les adversaires des Rœtheln sont nombreux et déjà anciens pour la plupart.

D'après D. Schæffer, (Hufeland's Journal... VIII, 2$_e$ partie, 1798, p. 65) on a décrit sous ce nom tantôt des scarlatines, tantôt des rougeoles. Beaucoup plus tard, Stiebel (Journal f. Kinderkrankh. 1857, XXVIII, p. 63) et Koestlin (Archiv f. wissenschaft. Heilkunde, 1866, p. 338) n'ont fait que soutenir la même opinion.

Trojanowsky (Jahrbuch für Kinderheilkunde, 1873, p. 417)

professe que ce ne sont que des récidives de scarlatine et de rougeole.

- Pour Hufeland (Hufeland's Journal..., juin 1811, p. 15), on a désigné sous le titre de Rœtheln, la scarlatine miliaire. Le même Reil que nous avons vu dans un ouvrage antérieur, partisan de l'essentialité de la rubéole, émet ensuite le même avis que Hufeland (Besondere Fieberlehre, Halle 1815, p. 109), avis qui est aussi celui de J. Frank (trad. Goudareau, t. I, p. 303).

J. Schæffer (Hufelands Journal..., août 1811 et déc. 1822) n'a toujours vu là qu'une forme bénigne de rougeole.

Jahn (Hufelands Journal..., décembre 1829, p. 41) affirmait que les Rœtheln, la Rubeola, renfermaient des miliaires, des urticaires, des rougeoles, mais surtout des scarlatines.

Suivant Fleischmann (Canstatt's Jahresbericht, 1871, II, p. 25) es observations de Rœtheln ne sont que des cas de fièvres éruptives simultanées (rougeole et scarlatine), que la doctrine des incompatibilités morbides empêchait d'admettre.

R. Blache (Gazette des hôpitaux, 1858, p. 149) avait déjà soutenu contre Gintrac la même manière de voir, en contestant la nécessité de créer une nouvelle dénomination.

Le chaos des opinions était tel que, parmi les auteurs de Traités de pathologie les uns se contentaient de copier leurs devanciers, les autres passaient complètement sous silence les Rœtheln.

C'est à des médecins anglais que sont dues les premières tentatives pour rendre aux Rœtheln leur ancienne signification. Nous citerons Babington (The Lancet, 1864, 7 mai, p. 52) Veale (Edinburgh medical journal, novembre 1866, p. 404) qui observa une épidémie dans la présidence de Bombay, et Dunlop (The Lancet, 30 septembre 1871, p. 464) qui décrivit la même maladie à Jersey.

En Allemagne, c'est surtout aux efforts répétés de Thomas

(Jahrbuch für Kinderheilkunde, 1869 et 1872. Thèse d'un de ses élèves Oesterreich, Leipzig, 1868) qu'on doit d'être revenu à la tradition de Pechlin et de Storch qui désignaient par Rœtheln une fièvre éruptive bénigne qui vu son insignifiance se trouve placée à l'égard de la rougeolc, comme la varicelle à l'égard de la variole.

A la suite des travaux de Thomas, on doit mentionner encore ceux de Steiner (Archiv. für Dermat. u. Syphilis, 1869, p. 237), d'Emminghaus (Jahrbuch für Kinderheilkunde, 1871, p. 47), de Roth (Deutsches Archiv für klinische Medicin, 1874, p. 532) et les articles de Gerhardt (Lehrbuch der Kinderkrankh. 2ᵉ édit., 1871. Tubingue, p. 74) et de Vogel (Traité élémentaire des maladies de l'enfance, trad. par Culmann et Sengel. Paris, 1872, p. 503).

Kassowitz (Oesterreichisches Jahrbuch für Pædiatrik, 1874, t. Iᵉʳ, p. 83) est un des rares observateurs actuels qui refusent encore le droit d'existence aux Rœtheln compris à la façon de Pechlin, de Storch, de Babington, de Veale et de Thomas. Kassowitz plus frappé des légères différences présentées par les diverses épidémies que de leurs nombreuses analogies, croit à des rougeoles atténuées ou récidivantes.

Nous ne saurions être de cet avis et, comme les Rœtheln, la roséole épidémique paraît rare dans nos hôpitaux d'enfants, nous appuyant sur le récit des épidémies de Bombay, de Jersey, de Leipzig (Thomas) de Saint-Pétersbourg (Nymann, Oesterreichisches Jahrbuch für Paediatrik, 1873, II) et d'Erlangen (Roth) nous allons en donner une courte description :

Période d'*infection* durant 2 septénaires au moins :

Contagiosité moindre que celle de la rougeole et de la scarlatine.

Prodromes nuls ou ne durant que deux jours au plus, et en tout cas toujours très-légers : abattement, mouvement fébrile peu intense ; parfois quelques phénomènes catarrhaux (coryza et angine) fort atténués. On a noté dans diverses épidémies, une tuméfaction des ganglions sous-maxillaires.

_ L'*éruption* qui est souvent le premier signe de la maladie, s'opère en général d'un seul coup sur toute la surface du corps. Elle est formée de taches, de volume très-variable, de configuration irrégulière, non ou peu saillantes et souvent réunies par des prolongements linéaires. Quelquefois on a signalé l'existence de vésicules miliaires passagères.

Après une durée très-variable (en général 4 à 5 jours mais souvent moins) l'éruption disparaît sans laisser de pigmentations cutanées. La desquamation qui manque le plus fréquemment, est insignifiante dans les autres cas.

Les *complications* et les *suites* sont nulles.

Le *pronostic* sans gravité. C'est même cette insignifiance de la maladie qui explique comment elle est si peu connue. Trousseau est presque le seul auteur français qui lui ait consacré quelques pages.

En général les jeunes malades ne réclament pas les soins médicaux. Bon nombre de ces roséoles sont baptisées par les parents du nom de rougeoles et cette confusion explique beaucoup de prétendues récidives de cette dernière affection. D'autre part, la rougeole sans catarrhe renferme sans doute quelques roséoles.

Maintenant que conclure de l'étude à laquelle nous nous sommes livré. C'est que les Rœtheln, tels que nous les ont légués les médecins allemands de la fin du siècle dernier, sont un véritable capharnaüm pathologique dans lequel tous les observateurs embarrassés sont venus entasser pêle-mêle, qui des scarlatines, qui des rougeoles, qui des fièvres éruptives composées et probablement bien d'autres affections encore.

Les faits d'exanthème hybride avec phénomènes généraux morbillo-scarlatineux nommés à tort rubéole doivent rentrer parmi les exemples de fièvres éruptives contemporaines.

Enfin la dénomination de Rœtheln ne doit être conservée que pour désigner l'exanthème fébrile tout à fait bénin qui correspond à notre roséole épidémique.

§ VIII.

CARACTÈRES GÉNÉRAUX RÉSULTANT DE LA PRÉSENCE SIMULTANÉE DANS L'ÉCONOMIE DES VIRUS MORBILLEUX ET SCARLATINEUX.

A. *Symptomes et Marche*. Contrairement à l'opinion de Valleix, dans aucune des observations que nous avons consultées, il n'y a eu suspension momentanée de la première affection, sous l'influence de la maladie incidente.

D'une façon générale, les deux fièvres ont évolué côte à côte sans se troubler.

Les exceptions à cette règle ne concernent que des points de détail ou des circonstances spéciales. Ainsi :

Dans les cas de *coexistence des deux éruptions avec priorité de la rougeole*, la persistance de l'exanthème morbilleux a été un peu moindre qu'à l'état normal, c'est là le seul fait constant.

Mais lorsque la scarlatine s'est montrée dès le lendemain, la rougeole n'a pas eu le temps de se généraliser et la seconde éruption a occupé de préférence les régions laissées libres par la première.

Dans les cas inverses, de *coexistence des deux éruptions avec priorité de la scarlatine*, l'exanthème scarlatineux fut toujours universel et la durée n'en fut abrégée que lorsque la rougeole envahit les téguments le lendemain ou le surlendemain au plus tard.

La disparition de la rougeole ne fut jamais précoce; mais, chez un certain nombre de malades, sans raison manifeste, l'éruption morbilleuse est demeurée partielle.

Les prodrômes catarrhaux de la rougeole ont manqué le plus

souvent lorsqu'ils n'existaient pas dès l'invasion de la double maladie.

- Ainsi, la rougeole, sans être toujours anormale, comme le disent Rilliet et Barthez, présente des irrégularités plus fréquentes et plus variées que la scarlatine.

Quant à un balancement, à une sorte de contraste, entre les éruptions et les phénomènes concomitants, opposition qui se traduirait par une intensité des symptômes généraux en raison inverse de celle de l'exanthème correspondant, aucune de nos observations n'en témoigne. Lorsqu'il y a existence simultanée de rougeole et de scarlatine, si l'on observe habituellement la prédominance des catarrhes morbilleux et de l'éruption scarlatineuse, cette double circonstance nous paraît dépendre uniquement de la diversité, de l'importance et de l'accessibilité des organes intéressés par la rougeole, et d'autre part, de la continuité et de la persistance de l'éruption scarlatineuse.

Même, lorsqu'il y a *apparition simultanée des deux éruptions*, il n'y a pas fusion de la rougeole et de la scarlatine, dans une troisième forme morbide; il y a réunion des symptômes généraux et des éruptions des deux fièvres, mais non production d'une nouvelle maladie, les Rœtheln ou la Rubéole.

B. *Pronostic*. Envisagés sous ce point de vue, les différents modes d'association de la rougeole et de la scarlatine se trouvent rangés dans l'ordre suivant de mortalité croissante : 1° succession des éruptions de rougeole et de scarlatine; 2° coexistence de ces éruptions avec antériorité de la rougeole; 3° coexistence des éruptions de scarlatine et de rougeole, avec antériorité de celle-là ; 4° apparition simultanée des deux exanthèmes; et 5° succession des éruptions de scarlatine et de rougeole.

Il est certainement étrange de voir que les éruptions successives soient dans ce dernier cas plus graves que tous les autres modes de combinaison.

Les exemples de succession des éruptions scarlatineuse et morbilleuse, sont ceux qui sont le plus souvent d'origine nosocomiale ; cependant nous n'oserions soutenir que cette circonstance suffise seule à rendre compte de leur mortalité si considérable.

Pour être difficilement explicable, ce fait n'en est pas moins bien établi. Aux observations que nous avons citées, nous aurions pu en ajouter six autres dans lesquelles l'exanthème morbilleux s'est montré pendant la desquamation scarlatineuse, à une époque comprise entre le vingt et unième et le quarante-cinquième jour de l'éruption de scarlatine. De ces 6 patients, enfants de 4 à 13 ans, 1 seul a guéri.

En somme, c'est lorsque la rougeole est secondaire que sa coïncidence avec la scarlatine est le plus grave.

CHAPITRE II

De la coexistence dans l'organisme des virus morbilleux et varioleux.

§ I.

SIMULTANÉITÉ DE ROUGEOLE ET DE VARIOLE INOCULÉE.

Au siècle dernier, où l'on pratiquait, dans un but préventif, l'inoculation de la variole, l'on eut, chez quelques sujets, l'occasion de voir évoluer en même temps la rougeole. Malgré tout eur intérêt historique, nous n'aurions pas songé à réunir ces faits, s'ils ne nous avaient offert la possibilité d'étudier, dans des conditions particulièrement favorables, les phénomènes résultant de la rencontre de deux virus au sein de l'économie. Ces observations constituent de véritables expériences faites sans parti-pris, qui nous serviront d'autant mieux à comprendre ce qui se passe lorsque les contages morbilleux et varioleux pénètrent simultanément et spontanément dans le corps humain.

Van Swieten (Commentaria in Hermanni Bœrhaave Aphorismos de cognoscendis et curandis morbis, Lugduni Batavorum, 1772, t. V, p. 32), à l'aphorisme 1382, après avoir rappelé certains exemples de rougeole survenus en Angleterre (Philosophical Transactions pour 1732, nº 429), dans le cours d'inoculations varioliques, remarque que la rougeole a retardé, il est vrai, le développement de la variole, mais n'a ni détruit le virus varioleux ni aggravé la maladie.

Un mémoire de Bergius (Collection académique, t. XI, de la

partie étrangère, contenant les Mémoires abrégés de l'Académie des sciences de Stockholm, Paris, 1772, Panckoucke, p. 281) renferme le passage suivant :

« Sept enfants, dont un seul garçon, qui furent inoculés en même temps et dans une seule maison de Stockholm, alors que la rougeole régnait dans cette ville, contractèrent tous cette maladie presque simultanément.

« L'éruption de rougeole se fit dans les uns auparavant, dans les autres en même temps, et dans quelques-uns, après celle de la petite vérole, sans accidents fâcheux.

..... A ces deux maladies, se joignit le pourpre dans une des filles et elle eut le bonheur d'en guérir.

« On a observé que lorsque le virus de la rougeole se développe le premier et donne la fièvre qui lui est propre , il suspend l'effet du virus de la petite vérole, jusqu'à ce qu'il ait eu son plein effet, et dessèche même l'incision.

« Il n'en est pas de même du virus de la petite vérole. Son action et sa fièvre n'empêchent pas le développement et la fièvre de la rougeole. »

« Dans l'année 1769, dit Rainey (Medical and philosophical Commentaries by a Society of physicians in Edinburgh, 2· édit. 1775, t. III, p. 443), M. Samuel Croker *King* , alors chirurgien de l'hôpital des Enfants-Trouvés de Dublin, inocula, dans cet hôpital, 43 enfants.

« Le quatrième ou cinquième jour après l'inoculation, 16 des enfants tombèrent malades de la rougeole, dont ils guérirent aisément dans le temps ordinaire.

« Cet accident bien qu'alarmant, ne retarda, ni n'altéra les progrès de la variole ; car la fièvre éruptive survint régulièrement, et à l'époque attendue, il eut le plaisir de voir les pustules apparaître d'une façon aussi bénigne chez ceux qui venaient d'avoir la rougeole que chez ceux qui ne l'avaient pas eue.

« Deux des jeunes filles eurent en un seul et même temps, à la fois, la rougeole et la variole, et les éruptions pouvaient être très-aisément distinguées l'une de l'autre.

« Une de ces demoiselles, lorsque la rougeole disparut, avait une telle gêne respiratoire, qu'il fut obligé de recourir à des saignées et à des vésicatoires. Cette médication eut l'effet désiré, mais elle ne parut avoir aucune influence sur la variole qui se montra très-bénigne. »

L'année suivante, sur 88 enfants qui furent inoculés par le même chirurgien, un garçon, au troisième jour de l'inoculation, fut pris de la rougeole dont il guérit dans le temps ordinaire, et le onzième jour, une variole bénigne apparut. Le quinzième jour après l'opération, il était parfaitement bien.

C'est vraisemblablement aux malades de King que Mac-Bride fait allusion. (Introduction méthodique à la théorie et à la pratique de la médecine, traduite par Petit-Radel, 1787, t. II, p. 127).

Nous arrivons aux faits sur lesquels Hunter (Œuvres complètes, trad. par Richelot, t. Ier, p. 359), a édifié sa théorie de l'incompatibilité des fièvres éruptives :

« Deux enfants furent inoculés de la variole : leurs bras s'enflammèrent.

« Vers le troisième ou le quatrième jour de l'inoculation, il se manifesta des phénomènes fébriles qui furent suivis de l'apparition de la rougeole. Cette dernière maladie suivit ses phases ordinaires.

« Pendant tout ce temps, l'inflammation du bras fut suspendue; mais, quand la rougeole fut complètement guérie, la variole se developpa et suivit sa marche accoutumée.

» Dans ces deux cas, la disposition pour la rougeole s'était emparée de l'économie; cependant elle n'était pas assez avancée pour arrêter les progrès de la variole. La matière variolique put produire l'infection et détermina de l'inflammation qui marcha jusqu'à un certain degré ; mais, dès que la disposition pour la rougeole se transforma en action, les deux actions ne pouvant pas exister ensemble, l'action de la petite vérole fut suspendue jusqu'à ce que la rougeole eut accompli toute la sienne. »

On lit dans Desessartz (Rapport sur une observation du citoyen Brewer relative à la suspension des effets de l'inoculation, par la coqueluche. *Recueil périodique de la Société de médecine de Paris*, t. IV (an VI, 1798, p. 460):

« A l'appui de la suspension des effets de l'inoculation par diverses maladies, j'en rapporterai une autre qui m'a été communiquée verbalement par notre collègue Auvity :

« La rougeole était survenue à une jeune personne qu'il avait inoculée.

« La petite vérole se tint cachée pendant les quinze jours que dura le traitement de cette maladie, pour reparaître ensuite et suivre sa marche avec régularité.

« Notre collègue Dezoteux m'a dit avoir eu, dans sa longue pratique, diverses occasions de faire la même remarque qui n'a point échappé à Fouquet et à plusieurs autres observateurs, qui nous ont transmis des exemples de pareille suspension du virus variolique, à l'occasion de maladies coïncidentes. »

Jenner exprime la même opinion :

« La rougeole et la petite vérole s'excluent mutuellement. Lorsqu'on inocule la petite vérole à un enfant déjà atteint, sans qu'on s'en doute, par la contagion de la rougeole, celle-ci au moment de son développement suspend toujours le développement de la petite vérole qui ne se manifeste jamais qu'après la dessication de la rougeole. »

Dans leur Traité historique et pratique de l'inoculation (Paris, an VIII, p. 250), à propos de la complication avec la rougeole, Dezoteux et Valentin donnent les détails suivants :

« Il n'a pas été prouvé jusqu'à présent que ces deux venins

contagieux sévissant épidémiquement, se soient alliés dans la même constitution, de manière à faire cause commune, à réunir leurs effets et à déployer leurs forces virulentes absolument en même temps, sans aucune déviation.

« On a observé cependant que la fièvre avait été commune, mais que l'éruption de la variole avait toujours été suspendue jusqu'après celle de la rougeole.

« Dans tous les cas, ces deux maladies se sont maintenues fort distinctes l'une de l'autre. »

Dezoteux et Valentin, à la suite d'une observation personnelle, ajoutent les réflexions que voici :

« Le venin variolique est resté dans un état d'inertie et de nullité, jusqu'à ce que le premier, ou celui de la rougeole, eut cessé d'exercer son action. La nature n'a eu qu'un ennemi à combattre à la fois, cependant il est très-évident que les deux virus avaient infecté les humeurs, mais celui qui y avait été introduit *a posteriori*, interrompu dans ses effets, reprit ses droits immédiatement après le cours de l'autre.»

Enfin, Willemin conclut (p. 66 de sa thèse) des faits qu'il a rapportés :

« Lorsque dans les premiers jours qui suivent l'inoculation de la variole, la rougeole vient à se déclarer: en général, l'éruption variolique s'arrête dans sa marche, si elle a déjà commencé; sinon, l'époque de son apparition est retardée.

« Cependant nous avons cité quelques faits contraires à cette proposition, et où l'on voit les deux éruptions marcher simultanément.

« Il ne paraît pas que ce soit dans l'époque de l'invasion de la rougeole, qu'il faille chercher la raison de ces différents modes d'évolution ; puisque dans ces derniers faits, la rougeole s'est déclarée tantôt avant l'éruption de la variole, tantôt en même temps qu'elle, tantôt après elle.

« Mais, sauf l'interruption ou le retard de l'éruption variolique, aucun des deux exanthèmes n'a présenté d'irrégularité.

« Dans tous ces cas, la double maladie a été d'une extrême bénignité. »

Il est facile de résumer les avis des anciens auteurs, car, sauf un, ils sont unanimes.

La rougeole retarde, suspend la variole inoculée (Van Swieten, Bergius, Hunter, Desessartz, Jenner, Dezoteux et Valentin), mais elle ne l'aggrave pas.

La rougeole agit à cet égard comme d'autres maladies, telles que la coqueluche (Desessartz).

La variole inoculée n'exerce aucune influence sur la rougeole concomitante.

Entre les deux virus morbilleux et variolique, c'est le droit d'ancienneté dans l'organisme qui fixe l'ordre de leurs manifestations extérieures (Dezoteux et Valentin).

Outre les faits plus ou moins détaillés relatés ci-dessus, nous avons trouvé dans les auteurs les observations suivantes :

MEYLER, WRIGHT. Philosophical Transactions of the royal Society of London, volume VII (1724-1734), n° 429. London, 1809 (2 observations).

HOSTY. Mercure de France, août 1755, p. 174.

DE BAUX. Journal de médecine, chirurgie, pharmacie, etc., par Roux, XXXII (1770), pp. 314 et 317 (2 obs.).

MANGET. Medical and philosophical Commentaries by a Society of physicians in Edinburgh, 2e édit., t. I, 1774, London.

CRUIKSHANK. Cité par G. Roux. Traité sur la rougeole, obs. XXVII, page 45.

HUNTER. A Treatise on the Venereal Disease. London, 1786, p. 3.

DEZOTEUX et VALENTIN. Traité historique et pratique de l'inoculation Paris, an VIII, p. 250.

TRACY. The medical Repository of New-York, III, 1800, p. 105.

LEESE. Medical and physical Journal, IV, 1800, p. 29.

OBSERVATION I. de Baux. — Le 20 septembre 1768, M. de Grasse, âgé de 16 ans, brun, d'une forte constitution, fut inoculé par incision, avec des mèches garnies de pus variolique, conservé depuis six mois. L'opération fut faite à Marseille, où régnait une forte épidémie de rougeole.

Le 21. Malaise, légère céphalalgie.

Le 22. Céphalalgie plus intense.

Le 23, premier jour de la maladie. Mal de tête violent, dégoût, accablement ; nausées, pyrexie violente pendant trois jours ; au déclin de la fièvre, éruption très-confluente de rougeole, accompagnée de mal de gorge, larmoiement, diarrhée, toux vive et fréquente.

Les incisions varioleuses se flétrirent le jour que la fièvre morbilleuse commença, et le 26, elles parurent intérieurement fermées et sèches.

Le 28. Cessation de la diarrhée ; augmentation de l'enrouement.

Le 29. Diminution sensible des symptômes de rougeole ; commencement de desquamation.

Le 30. L'incision du bras droit paraît revivre et montre un commencement d'eschare à deux endroits, séparés l'un de l'autre de trois ou quatre lignes.

1er octobre. L'eschare s'agrandit.

Le 2. Légère rougeur autour de l'eschare ; l'incision du bras gauche paraît également se ranimer.

Le 3 et le 4. Tout augmente considerablement.

Le 5. Fièvre très-intense qui dura soixante heures ; à son déclin, l'éruption reparaît.

Le 15. L'éruption a été nénigne. Il eut environs 600 boutons dont 100 à la face. Aujourd'hui, ceux de la face sont secs. Réapparition de la toux et de la diarrhée.

Le 20. Cessation des deux derniers symptômes. Convalescence.

OBSERVATION II, de Baux. Mlle de Grasse, âgée de 10 ans, sœur du précédent, est inoculée à Marseille le 20 septembre 1768, avec le même pus que son frère.

Le 9e jour (28 septembre) de l'inoculation : Fièvre.

Le 11e (30 septembre). L'éruption apparaît, discrète : une trentaine de boutons.

5 octobre. L'eschare des incisions commence à tomber, et es plaies commencent alors à couler.

Le 19e jour (8 octobre), les pustules sont sèches. Le soir du même jour, la fièvre morbilleuse commence et est accompagnée de ses symptômes ordinaires. Après trois jours de durée, l'éruption de la rougeole se fait assez abondamment. L'écoulement des piqûres se tarit presque entièrement, mais il se rétablit et continue encore quelques jours après l'exsiccation de la rougeole.

Le 30ᵉ jour (19 octobre). La guérison est achevée.

Les 11 observations indiquées ci-dessus se divisent en deux séries, suivant que l'éruption de rougeole a précédé ou suivi celle de variole : 7 d'entre elles appartiennent à la première catégorie et 4 (Manget, Tracy, Leese, de Baux, n° 2) à la seconde.

Mais dans tous les cas, sauf le dernier, l'infection morbilleuse a devancé l'inoculation d'un temps variable de deux à dix jours environ ; autrement dit, l'insertion variolique a été pratiquée pendant l'incubation de la rougeole.

Dans le seul fait de de Baux (obs. 2ᵉ), la contagion morbilleuse n'a débuté qu'environ un septénaire après l'opération.

Les *prodromes morbilleux*, normaux, ont duré le plus souvent deux ou trois jours, parfois seulement un jour. Dans un quart des observations, ils ont été très-intenses.

L'*éruption morbilleuse* est apparue du cinquième ou sixième our d'inoculation au vingt-deuxième jour ; chez quelques sujets, elle fut très-abondante. Les observations, en général assez concises, ne mentionnent aucune anomalie.

Les *catarrhes concomitants* n'ont jamais manqué.

Complications. Nul auteur n'en mentionne. La rougeole, plus ou moins sérieuse, paraît avoir toujours marché régulièrement et favorablement.

Terminaison constante par la guérison.

L'*Influence de l'inoculation variolique sur la rougeole* a été nulle.

Influence de la rougeole sur la variole inoculée :

L'évolution de la variole inoculée peut se décomposer en

deux principaux stades : la période d'infection et d'éruption locales, qui comprend un septénaire, et la période d'infection et d'éruption générales, qui débute le huitième jour par la fièvre d'invasion et les autres prodromes varioleux, pour être suivie le onzième jour d'une éruption universelle.

Suivant l'époque de développement de la rougeole, l'une ou l'autre des phases de la variole se trouvera influencée de préférence.

Chez les sept malades, où l'invasion de la rougeole a eu lieu pendant la première période de la variole, constamment on a remarqué un arrêt temporaire dans le travail d'inflammation locale et un retard correspondant dans le début de la période d'infection générale.

Ce temps d'arrêt dans l'évolution des plaies d'inoculation a varié de trois jours à trois semaines.

L'importance de ce retard dépend, d'une part, de l'invasion plus ou moins précoce des symptômes morbilleux ; et, d'autre part, de la durée plus ou moins longue du stade fébrile de la rougeole ; la phase d'arrêt commence avec le début de la fièvre prodromique et se termine avec la disparition du mouvement fébrile de la rougeole. La suspension de travail dans les piqûres est d'autant plus prolongée que la rougeole est plus grave.

Chez nos quatre autres patients, l'invasion de la rougeole est postérieure à l'apparition de l'éruption variolique.

L'observation de Tracy nous montre que la présence de l'exanthème morbilleux, même à sa période fébrile, ne gêne en rien les poussées nouvelles de boutons varioleux.

Mais sur le même malade et sur celui de Manget, la fièvre morbilleuse a ralenti le travail de suppuration des pustules.

Dans l'observation de Leese, où la rougeole est apparue le surlendemain de la variole, après un jour de prodromes, il est établi par l'auteur que l'éruption variolique ne fut nullement influencée.

Cette exception n'est qu'apparente : en effet, en étudiant ce fait d'un peu près, on reconnaît bien vite qu'il s'agit d'une variole abortive, arrivée à dessiccation sans suppuration véritable.

Enfin, chez la patiente de de Baux, dont nous avons publié l'histoire, le développement encore plus tardif de la rougeole a cependant agi en tarissant momentanément la sécrétion des pustules d'inoculation.

Ni l'*âge* des sujets, ni la *saison* dans laquelle a été pratiquée l'inoculation, n'ont exercé aucune influence sur les résultats.

La variole, parfois abondante, plus souvent discrète, s'est toujours montrée bénigne, malgré la rougeole coexistante.

L'étude de nos observations confirme donc, en les précisant, les conclusions auxquelles étaient arrivés Van Swieten, Bergius, Hunter, Desessartz, Jenner, Dezoteux et Valentin, etc.

Seuls, les faits mentionnés par Rainey se trouvent en opposition avec les précédents, mais ils sont rapportés in globo, sans aucun détail qui permette de les contrôler et de les discuter. Aussi, ne croyons-nous pas qu'ils suffisent pour vicier les résultats qui ressortent nettement de l'analyse de toutes les autres observations plus explicites.

Nous n'avons trouvé aucun exemple *d'inoculation variolique pratiquée durant le cours d'une rougeole.*

Diagnostic. Il ne faudrait pas prendre pour une fièvre éruptive, le rash qui se montre quelquefois dans la variole

Voici la description qu'en tracent Dezoteux et Valentin (Traité, p. 238). « L'éruption anormale rosacée se manifeste vers la fin de la fièvre d'invasion ou dans les premiers moments de l'éruption générale, couvrant quelquefois toute la surface du corps, mais le plus souvent, seulement quelques parties. Tantôt elle se répand par placards couleur de rose, autour du tronc, aux fesses, aux bras et aux cuisses ; tantôt toute l'habitude du corps est parsemée de petites taches semblables à des morsures de puces, qui s'élèvent au-dessus du niveau de la peau, que l'on sent plus au moins au toucher et parmi lesquelles on distingue, çà et là, d'autres petites élévations pustuleuses qui sont de véritables boutons de petite vérole.

Les Anglais nomment cette éruption rash. On l'appelle vulgairement fièvre rouge, ce qui la fait confondre avec la scarlatine simple.

L'épiderme se dessèche et tombe dans l'une et dans l'autre maladie.

La peau n'est pas d'un rouge si fleuri, ni si éclatant que dans la scarlatine.

Il y a des pays et des années où on l'observe très-rarement.

Cette éruption diffère de la rougeole par ses symptômes, par la nature de l'éruption et par la brièveté de sa durée.

Le malaise, l'abattement, l'éternuement, le mal de gorge, la toux sèche, la difficulté de respirer et l'assoupissement qui sont propres à la rougeole, n'ont pas lieu ordinairement dans notre éruption rosacée.

L'éruption de la rougeole commence par le visage et se continue successivement sur les autres parties du corps pendant trois jours. Les paupières et la face sont légèrement gonflées ; il y a de très-petits boutons, principalement au visage, où ils sont plus rudes sous les doigts ; toute la peau est d'un rouge vif, devient ensuite d'un rouge brunâtre ou plus obscur, et l'épiderme desséché tombe en écailles farineuses.

L'éruption rose ne commence pas au visage sans paraître en même temps dans quelques autres parties. Souvent, il en est exempt, et il n'est point enflé. En examinant attentivement les taches, on découvre une petite quantité de vraies pustules varioleuses, lesquelles augmentent de volume le second jour, à mesure que la couleur de la peau s'éteint. »

Les deux observations suivantes, citées par leurs auteurs comme des faits de variole inoculée et de rougeole simultanées, nous paraissent susceptibles d'une autre interprétation.

« Le Dr Vignier, raconte Odier dans la *Quatrième lettre à de Haen* sur la mortalité de la rougeole (Journal de médecine, de chirurgie et de pharmacie, XLVII (1777) p. 309) avait inoculé un enfant avec un fil imprégné de matière variolique, prise sur un sujet que lui-même avait inoculé quelques jours auparavant, qui était son parent, et dont il était parfaitement sûr.

Au bout de sept à huit jours, la fièvre éruptive se déclara ; mais au moment où l'éruption de petite variole commençait, l'enfant se trouva couvert d'une éruption complète de rougeole bien caractérisée, dont les boutons se terminèrent, comme à l'ordinaire, au bout de trois ou quatre jours, par des écailles farineuses ; et alors, l'éruption de petite vérole qui avait été suspendue pendant ce temps-là, s'acheva et elle fut fort heureuse : il n'y avait alors aucune épidémie de rougeole à Genève, et le sujet auquel on avait pris la petite vérole pour inoculer cet enfant, n'avait aucun autre symptôme de rougeole.»

Ici, l'existence de la rougeole peut être légitimement révoquée en doute. D'abord, Vignier ne mentionne aucun des prodromes ni des phénomènes concomitants. Puis les deux éruptions s'étant opérées conjointement, la rougeole aurait empêché l'achèvement de l'exanthème varioleux.

Or nul observateur n'a constaté d'événement semblable, et même Tracy a cité le phénomène contraire. Nous pensons donc qu'il s'agissait d'un rash morbilliforme, apparu à l'époque signalée par Dezoteux et Valentin.

Il doit en être de même dans le fait que voici, qui donna lieu à une vive controverse entre les deux médecins traitants.

Observation Brillouet (Journal de médecine, de chirurgie et de pharmacie, par Roux, t. LX (1783), p. 120 et 420). — (Abrégée) :

Le 6 avril 1783, j'inoculai les deux fils du vicomte de Virieu et le fils de son domestique ; je leur fis à chacun 8 piqûres, 4 à chaque bras ; j'employai de l'humeur variolique fraîche.

Le 3e jour de l'insertion, les piqûres annonçaient la petite vérole dans les trois enfants.

Le 7e et le 8e, ils éprouvèrent également les symptômes de l'invasion ; enfin le 9e jour, la fièvre éruptive survint, chez tous les trois, de la manière la plus favorable.

Le 10° au soir, l'éruption se manifesta chez le fils cadet du vicomte, âgé de 4 ans, ainsi que chez le fils du domestique, âgé de 5 ans. La maladie parcourut avec ordre les différentes périodes dans les deux sujets, et ils éprouvèrent la petite vérole la plus bénigne et la plus abondante par inoculation.

Dès le 10e jour au matin. Joseph l'aîné, âgé de 5 ans, n'avait déjà plus de fièvre ; les symptômes locaux ne font plus de progrès, et le malade est gai.

Le 11e il devient triste, accablé ; la fièvre se manifeste de nouveau avec force ; vers le soir, il est plongé dans une affection comateuse profonde ; on remarque des mouvements convulsifs dans les yeux et dans les mâchoires ; la nuit est très-mauvaise.

Le 12e, les symptômes sont les mêmes ; à midi, je découvre trois boutons varioleux, un à la lèvre supérieure, un sur le sternum, le troisième au bras gauche.

Il y avait aussi une douzaine d'autres boutons au bras droit, autour des piqûres, et celles-ci étaient peu enflammées.

La journée et la nuit sont également orageuses ; une toux importune, une grande sensibilité de la vue se joignent aux autres accidents ; les boutons varioleux ne font aucun progrès, les symptômes locaux ne se manifestent pas davantage.

Le 13e jour, à 5 heures du matin, le malade est complètement affecté de la rougeole qui régnait alors ; je la reconnais aux taches rouges, plates, lenticulaires, hérissées de petits boutons ; vers le soir, cette nouvelle éruption est complète, les symptômes fâcheux diminuent, la nuit est passablement bonne ; les boutons varioleux et les symptômes locaux restent dans le même état, ce qui me confirme positivement dans le diagnostic de cette maladie imprévue.

La nature fit promptement la crise de la nouvelle maladie ; car le 15e jour au soir, au bout de trois jours, la peau était presque de couleur naturelle.

Le 16e La nuit précédente avait été mauvaise. Le malade avait une fièvre violente, la peau était sèche, la langue aride, l'haleine puante ; il était tourmenté d'anxiétés horribles ; les boutons varioleux s'étaient élevés et les symptômes locaux s'étaient enflammés de nouveau ; dans la journée la petite vérole parut ; le soir, je la jugeai extrêmement confluente.

Le lendemain, la fièvre se soutient.

Le 18e jour, la bouffissure est extrême, on ne peut plus sentir le pouls, les yeux se ferment à la lumière. Dans la nuit, la fièvre se rallume, le malade est agité.

Le 20e jour au matin, la suppuration est complète. Les mains, les genoux et les pieds ne formaient qu'une pustule, tant la petite vérole était confluente dans ces parties.

Le 22e jour. Prostration de forces considérable, frissons.

Le 51e jour. Guérison.

Encore ici, l'éruption variolique aurait été coupée en deux par une attaque de rougeole. Mais l'éruption incidente s'est généralisée dans la journée même et elle avait presque complétement disparu dès le troisième jour : ce sont là deux circonstances déjà suspectes. En outre les taches étaient hérissées de petits boutons. La toux incommode et la photophobie qui sont les seuls symptômes généraux de cet exanthème, s'expliquent très-bien par la confluence de l'éruption variolique qui rend compte aussi du retard dans le développement des boutons. Sutton fait enfin remarquer que les deux autres enfants inoculés dans le même temps, traités dans le même appartement, et mangeant à côté du malade n'ont point contracté cette « extra-éruption », quoiqu'ils n'eussent jamais eu la rougeole.

§ II.

OPINIONS DES AUTEURS SUR LA COEXISTENCE DE LA ROUGEOLE AVEC
LA VARIOLE NATURELLE.

Des auteurs déjà fort anciens ont rapporté des faits de cet ordre, malheureusement leurs descriptions sont trop incomplètes pour qu'on puisse y attacher quelque valeur.

Diemerbroeck (Opera omnia anatomica et medica...Ultrajecti, 1685, t. II. Tractatus de variolis et morbillis historia XIX, p. 302). a vu, chez un jeune homme atteint de variole confluente grave avec fièvre survivant à l'achèvement de l'éruption, apparaître le septième jour, entre les boutons varioleux, une éruption de rougeole à la suite de laquelle il y eut rémission de la fièvre et des autres symptômes. Le patient guérit.

Sidobre (Tractatus de variolis et morbillis, Lyon, 1699, p. 242), donne sans détails l'indication d'un cas de variole et de rougeole simultanées, suivi de guérison chez un petit garçon qu'il soignait.

Pechlin (Op. cit. lib. II, obs. 15·, p. 239), raconte qu'un praticien distingué lui a déclaré avoir vu la variole mêlée à la rougeole, de telle façon que l'une occupait la moitié gauche et l'autre la moitié droite, comme si l'on avait divisé le corps par une ligne en deux parties.

Enfin Michel *Ettmuller* (Opera, édit. Francfort, 1708, t. II, première partie, chap. X, p. 347), rapporte qun Michaël a traité une femme qui avait la variole sur l'un des côtés du corps et la rougeole sur l'autre, nettement séparées par la ligne médiane. La malade guérit.

P. *Russel* (Transactions of a Society for the improvement of medical and chirurgical Knowledge, t. II, Londres, 1800, p. 69) fait le récit d'une double épidémie de rougeole et de variole qu'il eut l'occasion d'observer en 1765, à Alep :

« Beaucoup d'enfants eurent successivement les deux affec-
« tions régnantes.

« Rarement la rougeole survint avant le vingtième jour de
« l'éruption variolique. Habituellement la variole suivit d'un
« peu plus près la rougeole, car elle arrivait vers le troisième
« septénaire.

« Mais il y eut plusieurs faits où les pustules varioliques

» étaient déjà visibles à la face, avant la disparition totale de
» la rougeole des membres, c'est-à-dire vers le onzième ou
» douzième jour.

» A partir du mois de mars, la mortalité de la variole devint
» considérable. Presque tous ceux qui venaient d'essuyer la
» rougeole et se trouvaient affaiblis par la diarrhée, succom-
» bèrent à la variole à moins que celle-ci ne fut d'espèce béni-
» gne.

» Le péril sembla un peu moins grand, lorsque c'était la
» rougeole, même grave, qui succédait à la variole.

« La nature de la première affection n'eut aucune influence
sur la maladie consécutive, c'est ce qu'on vit bien nettement
dans plus de 300 cas : une variole discrète, bénigne, suivit
souvent la rougeole la plus grave, et *vice versa*.

Rilliet et Barthez (2ᵉ édit., t. III, page 60 et page 281) donnent la récapitulation des cas qu'ils ont vus :

« Chez 8 malades, la rougeole a précédé l'éruption variolique
de six à vingt jours. 2 fois seulement la variole coïncida avec
la fin de l'éruption rubéolique.

« Chez 7 autres malades, la rougeole succéda à la variole dans
un intervalle de deux à seize jours ; 6 de ces enfants présentèrent les deux éruptions simultanément. Chez le septième, les
croûtes de la variole étaient déjà tombées.

« A l'hôpital, nous avons vu 12 fois les éruptions varioliques
se réunir à la rougeole. En ville, nous n'en avons pas observé
un seul exemple. »

L'existence contemporaine, sur le même individu, de la rougeole et de la variole a été également admise par Tissot (Avis
au peuple sur sa santé, 7ᵉ édit., Lausanne, 1777, chap. XIV,
§ 221), S.-G. Vogel (Manuale praxeos medicae, 1792, t. III,
page 198), J. Frank (ouvr. cité, t. II, page 174), Rayer (Traité
des maladies de la peau, 2ᵉ édit., 1835, t. I, page 179), Gregory (op. cit., page 112) et Gintrac (ouvr. cité, t. IV, page 434).

En revanche, Copland (A dictionary of practical medicine, London, 1858, t. II, page 617) l'a niée.

Quelles sont, au dire des auteurs, les conséquences de cette réunion des deux fièvres éruptives?

Les premiers écrivains qui se sont occupés de la question, pour la résoudre, se sont évidemment inspirés de ce qui se passe quand la variole inoculée se rencontre avec la rougeole chez un même sujet.

C'est ainsi que pour Odier (*loc. cit.*), G. Roux (Traité sur la rougeole, page 82), Pinel (Nosographie philosophique, 6e édit., 1818, t. II, page 60) et Montfalcon (Dictionnaire des sciences médicales, t. XLIX, 1820, page 134), la marche de la variole est suspendue pendant le cours de la rougeole.

Leroux (Cours sur les généralités de la médecine pratique et sur la philosophie de la médecine, Paris, 1825, t. I, page 146) reprend une doctrine déjà émise par Dezoteux et Valentin : « C'est celle des deux qui a l'antériorité d'inoculation qui se développe la première. Si c'est la rougeole, ce n'est que quand l'épiderme est tombé en écailles furfuracées que la variole paraît et parcourt toutes ses périodes. Si c'est la variole qui passe la première, la rougeole attend de même que la dessiccation ait lieu pour se développer immédiatement après.

Suivant Rilliet et Barthez, la rougeole est toujours anormale dans ces cas.

Guersant et Blache (Dictionnaire de médecine, XXVII, 1843, page 666) disent : « Nous avons vu l'éruption rubéolique marcher en même temps que la variole. Le plus souvent, néanmoins, ces deux éruptions ne se développent que successivement. D'autres fois, c'est la variole qui suspend la marche de la rougeole. »

Willemin (page 66) formule ainsi ses conclusions :

« Lorsque la variole est naturelle, plusieurs circonstances peuvent se présenter.

« Lorsque la variole et la rougeole se déclarent en même temps les deux éruptions se développent simultanément et d'une manière régulière.

« Si la variole se déclare la première, elle est arrêtée dans sa marche lors de l'invasion de la rougeole ; la durée de l'éruption morbilleuse est en général abrégée.

« Est-ce la rougeole qui apparaît la première, les deux éruptions suivent leur cours sans se modifier, c'est là, du moins la règle générale. »

D'après Valleix (ouvr. cité, t. I, page 198) il est rare que les deux affections marchent ensemble sans se modifier. Presque constamment la rougeole est modifiée seule, ou, dans quelques cas, l'action modifiante est réciproque.

Steiner (Jahrbuch für Kinderheilkunde , 1868) a cru remarquer, lorsqu'il y a coexistence de deux exanthèmes aigus, que le second mitige en général notablement le premier, qui se trouve ainsi d'une bénignité relative.

Berton (Traité des maladies des enfants, 2ᵉ édit., 1842, page 686) déclare que la coïncidence de la rougeole avec la variole est souvent funeste, surtout en hiver.

Dans tous les cas de Willemin, au contraire, la maladie a été remarquable par sa bénignité.

Pour Foucault (mém. cité, page 58), la rougeole précédant la varioloïde est d'un pronostic fâcheux.

§ III.

SUCCESSION DES ÉRUPTIONS MORBILLEUSE ET VARIOLIQUE.

Voici l'indication des faits que nous avons pu rassembler :

DE HAEN. Ratio medendi, Tractatus de febrium divisionibus, § 6. Edition, Didot, Paris 1764, t. IV, p. 88.

DUBOSCQ DE LA ROBERDIÈRE. Recherches sur la rougeole. Paris, 1776, page 6.

DE LAGARDE. Cité par Murchison (Mémoire, obs. XXI, p. 187).

Guersant. Gazette des hôpitaux, 6 août 1833, p. 372.

Rilliet et Barthez. I, p. 611.

Bamberger. Oesterreichische Zeitschrift für praktische Heilkunde 1858, n° 10, p. 163.

Körber. St-Petersburger medicinische Zeitschrift, 1867, observ. XV, page 315.

Roger. Bulletin de la Société médicale des hôpitaux, 1869, p. 61.

Obermeier. Virchow's Archiv, 1872, obs. VIII et IX, p. 548.

Traube. Charité-Annalen. Berlin, 1876, p. 283.

Observation Bamberger. Résumée. — Domestique, âgée de 31 ans, admise à l'hôpital le 31 décembre 1857 pour des douleurs rhumatoïdes des genoux et pour une bronchite chronique peu intense.

Le 17 janvier. Apparition de fièvre, de céphalalgie, de lombalgie avec un peu de conjonctivite et beaucoup d'excitation psychique.

Le jour suivant se montra à la face une éruption maculo-papuleuse.

A cause de l'épidémie variolique régnante, Bamberger crut qu'il s'agissait de cette affection et, sans plus ample examen, fit transporter la malade dans le service des varioleux.

Le lendemain, pourtant, il s'aperçut de son erreur : on avait évidemment affaire à une rougeole : il existait une conjonctivite intense, du catarrhe bronchique et du coryza.

La patiente fut ramenée à la clinique, après avoir séjourné une vingtaine d'heures parmi les varioleux.

La rougeole ne présenta d'autre anomalie que de disparaître dès le 5° jour sans être suivie de desquamation.

Le 1er février. Retour de la fièvre, avec douleurs diffuses, mais plus marquées au sacrum ; agitation très-grande.

Le lendemain au soir, on voyait déjà quelques petites papules au visage.

Le surlendemain, l'éruption variolique s'était étendue.

Nos 11 faits concernent 7 enfants (âgés de 7 mois à 7 ans) et 4 adultes (3 femmes et 1 homme) dont le plus vieux a 31 ans.

Les *prodromes morbilleux* ont eu une durée variable de un à cinq jours.

Chez la malade de Bamberger et chez un de ceux d'Obermeier, ils ont présenté une physionomie quelque peu étrange et préparé une erreur de diagnostic : les symptômes catarrhaux étaient nuls ou insignifiants, et en revanche, il y avait de la rachialgie.

L'*éruption morbilleuse* ne semble pas avoir présenté d'anomalie.

Les *catarrhes concomitants* ont été plus ou moins marqués.

Les *prodromes varioleux* sont mentionnés expressément dans presque toutes les observations. Leur durée a varié de quelques heures à cinq jours : 3 fois ils ont précédé de trente-six heures l'éruption.

L'*éruption varioleuse* a débuté. du huitième au dix-septième jour de l'éruption morbilleuse : 3 fois le huitième jour (de Haën, Rilliet et Barthez, Kœrber) et 6 fois les quinzième, seizième ou dix-septième jours.

Chez les patients de de Haen et de Traube, la période éruptive s'est prolongée pendant plusieurs jours.

Sur le nombre de cas où la nature de l'éruption est indiquée, on compte 4 varioloïdes dont 3 discrètes, une variole hémorrhagique vraie et une variole pétéchiale.

La *contagion variolique* s'est opérée, soit vers la fin de l'incubation, soit au début de l'éruption morbilleuses.

Pour les 4 adultes (Bamberger, Obermeier, Traube) une circonstance particulière permit de préciser le moment de l'infection et la durée exacte de l'incubation variolique. L'exanthème morbilleux ayant été pris d'abord pour une variole, ces malades furent placés dans les salles de varioleux, où l'erreur ne tarda pas à être reconnue, de sorte qu'ils n'y firent qu'un séjour peu prolongé. Chez ces morbilleux, l'éruption de variole est apparue, 1 fois le douzième jour et 3 fois le quinzième, après l'instant probable de la contagion.

L'observation de Traube, où la température fut prise chaque jour, nous montre en outre que la période d'incubation variolique est complètement apyrétique.

Complications. — 3 de nos observations sont incomplètes ; parmi les 8 autres, il y a eu, du fait de la rougeole, kératomalacie chez le malade de Guersant et pneumonie tuberculeuse chez celui de Kœrber ; en outre dans les cas de de Haën et de Rilliet et Barthez, elle a laissé à sa suite des lésions thoraciques. La variole (outre sa tendance aux hémorrhagies chez 2 malades) a entraîné une affection oculaire chez celui de de Haën.

Terminaison. —Sur les 7 faits où l'issue est indiquée, on compte 4 morts (le malade de Kœrber a probablement succombé aussi). Chez les malades de Duboscq et de Roger, c'est la variole qui a été la cause de la terminaison funeste. Les enfants de Guersant et de Rilliet et Barthez sont morts de lésions pulmonaires qu'on peut imputer à la rougeole, dès le deuxième ou le troisième jour de l'exanthème varioleux.

Le *pronostic* est donc très-sérieux. Il ne paraît influencé ni par l'âge des enfants, ni par l'époque plus ou moins précoce à laquelle est apparue la variole. Enfin, deux enfants vaccinés antérieurement se trouvent parmi les victimes.

Le *diagnostic* ne mérite pas de nous arrêter.

§ IV.

COEXISTENCE DES ÉRUPTIONS DE ROUGEOLE ET DE VARIOLE AVEC ANTÉRIORITÉ DE L'ÉRUPTION MORBILLEUSE.

Voici l'indication des faits contenus dans la littérature médicale :

J. THOMSON. An account of the varioloïd epidemic which has lately prevailed in Edinburgh. London et Edinb., 1820, p. 152 et 154, obs. II et III.

KÖRBER. St-Petersburger medicinische Zeitschrift, 1867, p. 303, obs. XIII et XIV.

FOUCAULT. Mémoire sur la rougeole, 1870, p. 21.

AUCHENTHALER. Jahrbuch für Kinderheilkunde, 1871, p. 220.

FREER. British medical Journal, 13 avril 1872, p. 393, première observation.

Observation Kœrber, n° XIII (résumée). — Petit garçon bien portant, non vacciné, entré avec sa mère dans le quartier des femmes de l'hôpital de la marine, à Cronstadt, le 20 avril 1866.

A défaut d'emplacement plus convenable, on est obligé de mettre l'enfant dans un lit situé en face du service des varioleux.

Dans les derniers jours d'avril, apparition de quelques phénomènes catarrhaux insignifiants.

Comme Kœrber craignait une explosion de variole, dès son admission la température de l'enfant avait été soigneusement explorée matin et soir. Les 12ᵉ et 13ᵉ jours de l'entrée, le thermomètre placé dans l'aisselle commença à dépasser légèrement 38°, mais le soir seulement ; le 14ᵉ, la température qui était de 38°,1 le matin, n'était plus dans la soirée que de 37°,9. Le 15ᵉ jour, il y avait 38,3 le matin et 39° le soir. Le lendemain il y avait rémission (38,1 et 38,6). Enfin le 17ᵉ jour on notait dans la matinée 39,3 et le soir 40,2, en même temps que l'exanthème morbilleux débutait à la face et que les symptômes catarrhaux préexistants avaient pris un accroissement notable. Ce jour-là l'enfant fut somnolent ; la diarrhée s'établit, il y eut de la photophobie, du larmoiement ; le coryza était intense. Les râles en devenant plus nombreux étaient aussi plus fins.

Dans le cours de la nuit suivante et du lendemain, l'éruption se généralisa.

Le 20ᵉ jour au soir apparaissaient sur le front quelques macules pâles dont la signification fut d'abord méconnue. Mais le jour suivant, l'éruption variolique était disséminée sur tout le corps et commençait çà et là à se transformer en vésicules. En même temps il y avait une gêne respiratoire intense qui alla croissant jusqu'à la fin. Les boutons restèrent très-pâles. Le petit malade succomba dans la nuit du 12 au 13 mai.

Les 7 faits que nous avons réunis, comprennent exclusivement des enfants, depuis l'âge de 4 mois jusqu'à celui de 13 ans ; la majorité d'entre eux appartient à la première enfance.

Les *prodromes morbilleux* n'ont jamais manqué. La fièvre, la toux férine, les catarrhes oculaire et nasal, sont les plus fréquemment notés. Chez le patient de Freer pourtant, il n'y eut d'autres prodromes qu'une attaque de convulsions, et les symptômes catarrhaux ne se développèrent qu'ultérieurement. C'est dans ce cas-là que la phase prodromique a été aussi la plus courte (un jour); dans les autres, elle a varié de deux à cinq ours.

L'éruption morbilleuse s'est montrée normale à tous égards, (début, généralisation, mode de disparition, durée jamais inférieure à 5 jours, desquamation) sauf dans l'observation d'Auchenthaler où la variole est survenue dès le second jour de l'éruption morbilleuse qui disparut un peu prématurément; le quatrième jour en effet, elle n'était plus distincte qu'aux pieds, ailleurs elle se reconnaissait seulement à des pigmentations.

Les *symptômes catarrhaux concomitants* n'ont pas fait défaut.

Prodrômes varioleux. — Toutes les observations se taisent à cet endroit, sauf celle n° 14 de Kœrber où il est dit qu'avant l'éruption variolique, il existait de l'opisthotonos qui disparut après le début des boutons.

Rappelons toutefois que les phénomènes d'invasion de la variole peuvent être facilement méconnus chez les enfants en bas-âge.

L'éruption variolique est apparue du deuxième au huitième jour de l'exanthème morbilleux: 4 fois elle s'est montrée le 4e jour, une fois, chacun des jours suivants : 2e, 6e et 8e.

Sauf dans ce dernier cas (Foucault) où il n'existait plus que que des marbrures ecchymotiques, bleuâtres, l'éruption de rougeole était encore en pleine floraison, sinon toujours à la face, du moins sur le reste du corps. Les deux exanthèmes ont donc coexisté côte à côte durant un nombre de jours variable suivant la persistance de l'éruption morbilleuse, et la sortie plus ou moins précoce des boutons varioleux.

L'éruption s'est faite régulièrement en commençant par la face et s'est répandue sur tous les téguments.

La coloration des efflorescences était normale excepté dans le fait de Kœrber que nous avons publié, où elle est restée pâle jusqu'à la fin ; mais cet enfant avait une complication thoracique.

Au point de vue des caractères de l'éruption, on compte 2 varioles abortives (Thomson n° 3 et Auchenthaler) ; 1 varioloïde suppurée (Thomson n° 2) 3 varioles plus ou moins abondantes, (Kœrber, 2 faits, et Freer) 1 variole pétéchiale (Foucault).

La contagion variolique remonte chez tous les patients, à la période d'incubation de la rougeole.

Marche de la température. — Nous pouvons l'étudier dans trois observations : La plus intéressante de toutes, parce qu'elle est la plus complète, est celle de Kœrber n° 13. Le jeune enfant, entré à l'hôpital, parfaitement apyrétique, a été l'objet de mensurations régulières, biquotidiennes, quant à la température. L'éruption de rougeole est apparue le 17e jour de son admission, dans la soirée ; c'était le 6° jour d'une fièvre rémittente, irrégulière, peu intense. Donc les prodromes ont eu leur longueur normale, et le stade d'incubation s'est passé sans fièvre, bien que la période d'incubation de la variole s'accomplît en même temps. La température morbilleuse la plus élevée coïncida avec l'apogée de l'éruption, le soir du deuxième jour (40,4). Dans la nuit suivante, rémission ; la chute s'accentua encore pendant la 3e journée, de sorte que le thermomètre marqua ce soir-là 38° 9.

Mais dans la nuit suivante, le thermomètre remonte pour atteindre au matin 40° 5, température maximum précédant de quelques heures les premières macules varioliques. Cette courbe est donc typique.

Le malade n° 14 de Kœrber a été reçu au 2e jour de l'éruption morbilleuse. Le maximum de température et celui d'éruption ont lieu le 4ᵉ jour au soir (40, 1).

Durant les deux jours suivants, la fièvre ne tombe quotidiennement que de 2/10 sans la moindre rémission matinière. Le début de l'exanthème varioleux se fait dans la nuit qui précède le 6ᵉ jour de l'éruption morbilleuse.

Dans les deux courbes précédentes, la fièvre d'invasion variolique a dû se confondre avec celle de la période éruptive de la rougeole,

Enfin dans le cas d'Auchenthaler, le patient admis le deuxième jour de l'éruption de rougeole, qui est en même temps le premier de l'exanthème varioleux, présente ce soir-là une température de 41°1. Dans la nuit, il se fait une chute critique telle que le lendemain matin, le thermomètre marque 37°2, mais dans la journée même, la fièvre reprend.

Complications signalées seulement dans les cas mortels. Elles paraissent dépendre de la rougeole.

Terminaison favorable chez 3 sujets, fatale chez les 4 autres. Chez le malade de Foucault qui eut. coup sur coup, en moins d'un mois, la scarlatine, la rougeole et la variole, la seconde de ces affections s'était déjà compliquée de diphthérie nasopharyngo-laryngée, la variole était pétéchiale et, après la mort qui arriva dans la nuit du second au troisième jour de l'éruption, on constata en outre l'existence d'une pneumonie lobulaire double presque totale.

Deux fois la mort a eu lieu le 5ᵉ jour de l'éruption variolique: l'enfant de Kœrber n° 13 a succombé à une complication thoracique existant déja depuis plusieurs jours ; celui de Freer, atteint d'une variole cohérente, est mort subitement d'épuisement. Enfin, l'autre patient de Kœrber, âgé de 10 mois seulement et ayant une variole très-cohérente, résista jusqu'au 8ᵉ jour, à une date où la dessiccation commençait à la face : Dès l'avant-veille de la mort, les pustules avaient pris soudain un caractère hémorrhagique et comme la fréquence et la gêne respiratoires étaient très-grandes, l'auteur soupçonna une pneumonie.

Le *Pronostic* est donc assez fâcheux. Le jeune âge des enfants ne fournit pas une explication satisfaisante de cette gravité, car si un enfant de 10 mois a succombé, le malade de Thomson encore plus jeune (4 mois) a parfaitement guéri.

L'absence de vaccination antérieure ne semble pas non plus avoir eu beaucoup d'influence ; des 3 sujets indiqués comme non vaccinés, deux ont guéri.

La lecture de nos observations montre que l'apparition plus ou moins précoce de la variole n'a pas davantage d'importance.

En revanche, deux circonstances paraissent, à un degré inégal, influer sur le pronostic :

1° la nature de l'affection morbilleuse, simple ou compliquée.

2° l'intensité de la variole, variole abortive ou au contraire variole cohérente vraie.

C'est en cela que les sujets vaccinés ont quelques chances favorables de plus que les autres ; mais les caractères de la rougeole sont de beaucoup les plus importants.

Diagnostic.—Nous abordons ici une question assez délicate. Rien n'est plus facile dans certains cas, que de confondre une éruption prodromique de variole avec la rougeole. C'est ce qui nous semble être arrivé aux auteurs des observations suivantes qui ont été publiées comme des exemples de simultanéité de rougeole et de variole.

Edinburgh medical and surgical Journal, 1819, p. 314.

SCHULTZE. Casper's Wochenschrift für die gesammte Heilkunde, 1833, t. II, p. 864.

BÉHIER. In thèse Fargeaud. Paris, 1837, n° 16, p. 17

MORET. Gazette des hôpitaux, 6 mars 1847, p. 116.

BROKE-GALLWEY. The Lancet, 28 août 1858, p. 229.

RAGON. Thèse inaugurale. Paris, 1859, n° 134, p. 33.

BRUNTON. Medical Times and Gazette, 3 juin 1871, p. 648, obs. I.

Robinson. The Dublin Journal of medical sciences, 1er mai 1872, page 365.

Il est utile d'étudier d'un peu près ces 8 faits.

L'époque d'apparition du rash est indiquée dans 6 cas : 3 fois il s'est montré le quatrième jour des prodromes ; 2 fois, le troisième ; 1 fois le cinquième.

Le lieu de début n'est malheureusement pas du tout signalé.

Chez deux malades, l'érythème resta partiel, limité chez l'un à la face et au-devant du tronc, chez l'autre aux quatre membres, mais plus développé aux inférieurs.

Le rash universel, seul vraiment important à différencier d'avec la rougeole, est aussi le plus commun puisqu'il s'est rencontré sur les 6 autres patients.

Tantôt il s'est étendu d'un seul coup à tous les téguments, tantôt il lui a fallu deux jours pour se généraliser.

Six fois sur huit, il était purement morbilliforme : chez un septième patient, où ce rash occupait seulement les membres, un érythème scarlatiniforme se voyait sur le tronc, au niveau de l'abdomen surtout ; en outre, dès le lendemain, apparaissaient des pétéchies. Chez le dernier sujet atteint aussi de variole hémorrhagique, il survint du purpura le 6e jour du rash morbilliforme, après l'éruption de variole ,

Sa durée a été rarement moindre de 4 ou même de 5 jours.

Tantôt le rash pâlit graduellement, c'est le cas le plus fréquent ; tantôt il disparaît presque subitement le jour d'apparition de la variole.

Aucune de nos observations ne fait mention d'une desquamation.

Trois fois il a précédé l'éruption variolique de 3 jours ; deux fois de 4 jours ; une fois de 2 jours et une autre fois d'un seul jour.

Quand le rash demeure localisé il confère parfois aux régions qu'il occupe (obs. Schultze) une sorte d'immunité à l'égard de la variole.

Chez deux malades, la variole a été hémorrhagique et chez deux autres, elle fut confluente : tous les quatre ont succombé.

Les faits de guérison concernent une variole discrète et trois varioloïdes.

Les symptômes antérieurs au rash ou même contemporains de lui ne laissent pas quelquefois de contribuer à l'erreur diagnostique.

Cinq fois sur sept, il existait avant le rash des prodromes ressemblant plus ou moins à ceux de la rougeole, particulièrement du côté des yeux (injection, cuisson, larmoiement). En revanche le catarrhe bronchique est exceptionnel. Toutefois, chez le malade de Broke-Gallwey qui était phthisique les phénomènes thoraciques furent très-intenses. Dans le cas de Ragon, les catarrhes oculaire et nasal ne se sont montrés qu'après l'éruption variolique.

Le diagnostic devient des plus embarrassants, lorsque les avant-coureurs caractéristiques de variole ne débutent que très-tardivement et restent alors à l'état d'ébauche (observ. Robinson).

C'est maintenant le moment d'examiner les caractères auxquels on pourra reconnaître un rash morbilliforme d'avec une variole.

En cas de rash partiel, cette localisation même de l'éruption et l'espèce d'immunité qu'elle procure aux points qu'elle recouvre, feront rejeter l'idée d'une rougeole qui ne se comporte jamais de la sorte.

Mais ces faits sont à la fois les plus rares et ceux où il est le moins permis d'hésiter.

Pour les rash généralisés, l'étude de l'éruption elle-même ne nous a guère fourni de moyens diagnostiques. Ces rash beaucoup moins fréquents que les scarlatiniformes sont moins bien décrits, moins bien connus dans tous leurs détails. Il est possible qu'on arrive à trouver dans leur mode d'apparition et d'extension, dans la configuration même des taches qui les composent, quelques signes servant à les caractériser ; nous n'avons rien rencontré de semblable dans les observations que nous avons dépouillées.

En l'état actuel des choses, c'est à d'autres sources qu'il faut puiser pour le diagnostic.

On examinera scrupuleusement la qualité des phénomènes précurseurs et concomitants : on n'attachera qu'une médiocre importance à la présence isolée des symptômes oculaires, de l'enchifrènement ou de la toux, qui peuvent se rencontrer également dans la variole. On notera soigneusement l'existence ou l'absence des prodromes varioleux caractéristiques : vomissements, courbature, lombalgie, constipation. Malheureusement la constatation de ces symptômes est un événement peu ordinaire dans l'enfance.

Enfin, toutes les fois qu'on le pourra, c'est l'étude de la température qui servira le plus efficacement au diagnostic :

L'éruption du rash se trouve confondue au sein de la fièvre d'invasion, ou bien elle ne détermine par elle même aucune élévation du thermomètre, ou bien enfin, l'exacerbation qu'elle a provoquée se calme peu après son apparition. L'éruption de rougeole est annoncée, durant quelques jours, par une fièvre à rémissions matinales assez marquées pour simuler parfois un accès intermittent ou une fièvre éphémère. Puis survient l'éruption ; la température continue néanmoins à s'élever, de façon à atteindre son maximum en même temps que l'éruption, c'est-à-dire presque jamais le premier jour de l'exanthème.

Ensuite, la fièvre dure encore un jour ou deux et la rémission est assez brusque dans les cas simples.

La fièvre prodromique de la variole se comporte différemment. Elle a une marche ascendante beaucoup moins entrecoupée par les rémissions du matin ; aussi atteint-elle un sommet beaucoup plus vite. Ordinairement le maximum thermométrique précède de quelques heures le début de l'éruption. Immédiatement après l'apparition des premières papules, la température se comporte diversement, suivant qu'on a affaire à une variole abortive ou à une variole vraie. Dans le premier cas, la chute thermométrique est complète, soudaine, le retour à la normale absolu, au moins pour quelque temps. Dans le second cas, la rémission est moins entière et elle ne tarde pas à être remplacée par une nouvelle ascension de température.

— Le Journal de médecine et de chirurgie pratiques de Lucas-Championnière, de juin 1875 contient (art. 10,000, p. 254) la relation d'un fait observé à la clinique de la Charité et publié par le Dr Sevestre, chef de clinique. Il résume assez bien les difficultés et les hésitations de diagnostic qu'on peut éprouver dans certains cas.

« Il s'agissait d'une femme au neuvième mois de la grossesse qui pendant son séjour dans les salles, fut prise sourdement de quelques phénomènes généraux assez mal définis : frissons irréguliers, fièvre modérée, malaise, céphalalgie, douleur lombaire ; un peu de toux et légère rougeur des conjonctives. Cet état durait depuis quatre ou cinq jours, lorsque parut une éruption qui débuta par la face et le tronc, fut surtout intense sur le ventre (au milieu de la région ombilicale) et se généralisa dès le lendemain.

« Cette éruption était un véritable type d'éruption rubéolique ; mais deux jours après paraissaient quelques pustules, et l'on put constater une varioloïde très-discrète, mais non douteuse.

« Quant à l'éruption rubéoliforme, elle pâlit un peu, mais elle avait duré cinq jours.

La température, loin de tomber brusquement après l'éruption, comme c'est le fait constant dans la variole, resta encore élevée pendant plusieurs jours, et diminua ensuite progressivement. Aussi l'hypothèse d'un rash rubéolique ne fut-elle acceptée qu'avec une certaine réserve.»

L'*Influence de la rougeole sur la variole* ne nous paraît démontrée par aucune de nos observations. L'absence de prodromes et la tendance à prendre la forme hémorrhagique sont en
effet deux caractères fréquents des varioles secondaires, quelle
que soit d'ailleurs l'affection à la suite de laquelle elles se développent.

En faveur d'une *influence de la variole sur la rougeole* on
ne peut invoquer qu'un fait, celui d'Auchenthaler, où il semble
que l'évolution de l'exanthème morbilleux ait été hâtée par la
prompte arrivée de l'éruption variolique. Bien que cette observation soit unique, nous sommes disposé à accepter la réalité
de cette influence, parce qu'elle a agi dans le même sens que la
scarlatine subintrante à la rougeole ou la rougeole subintrante
à la scarlatine.

§ V.

— Nous n'avons rencontré dans nos lectures presque aucune
observation de *succession des éruptions variolique et morbilleuse*, apte à rentrer dans notre cadre.

On trouve cependant, dans de *Haen* (Ratio medendi, tome
1er, 2e partie), chap. VI, p. 170) le fait suivant : « En 1738,
une jeune fille a la variole confluente ; aussitôt après la défervescence de la fièvre secondaire, elle est prise de la rougeole, qui était alors épidémique au plus haut point et à laquelle elle succomba.

Le fait de *Gebel* que nous publierons plus loin, se range aussi
selon nous, dans cette catégorie, bien que l'auteur l'interprète
différemment.

§ VI.

COEXISTENCE DES ÉRUPTIONS DE VARIOLE ET DE ROUGEOLE
AVEC ANTÉRIORITÉ DE L'ÉRUPTION VARIOLIQUE.

TRACY. The medical Repository of New-York, 1800, n° 2, p. 106,
observation II.
Edinburgh medical and surgical Journal, 1819, p. 314.

THOMSON. An account of the varioloïd Epidemic which has lately prevailed in Edinburgh and other parts of Scotland ; with observations on the identity of chicken-pox with modified Small-
pox. London et Edinburgh, 1820, obs. I, p. 151.

GUERSANT. Gazette des hôpitaux, 21 janvier 1834, n° 9, pp. 34 et 35.
(Deux observations).

FOUQUIER. Gazette des hôpitaux, 24 juin 1845, p. 291.

CURVENGEN. Medical Times and Gazette, 17 janvier 1863, page 77.
Observation II.

KÖRBER. St-Petersburger medicinische Zeitschrift, 1867, p. 316, observation LX.

STEINER. Jahrbuch für Kinderheilkunde, 1868, p. 434, obs. I.

DESHAYES. Thèse inaugurale, Paris, 1871, n° 30, p. 18.

OPPENHEIM. Oesterreichisches Jahrbuch für Paediatrik, 1874, t. I, p. 93
Deux faits (dont un seul détaillé) rapportés sous le titre de
varicelle et rougeole simultanées.

OBSERVATION Steiner (abrégée).— Fillette de 6 ans, vaccinée. Début
par fièvre, céphalalgie, vomissements et prostration.

Ces symptômes vont en augmentant pendant trois jours.

Le 4ᵉ jour de la maladie : Papules rouges, acuminées, variables
d'une tête d'épingle à un grain de mil, sur la face, le cuir chevelu,
le thorax, le dos et les membres.

5ᵉ jour. T. 38°, 128 P. Commencement de vésiculation à la face.
Constipation. Eternuements fréquents. Photophobie.

6e jour. T. 38°,8. 139 P. Nuit très-agitée. Prostration très-grande.
Le plus grand nombre des papules est transformé en vésicules à contenu trouble, dont beaucoup sont déjà ombiliquées et entourées
d'une aréole rouge.

Rougeur vive des conjonctives palpébrales. Photophobie. Eternuements répétés. Toux sèche, quinteuse.

7ᵉ jour. Catarrhes oculaire et nasal augmentés ; sécrétion muqueuse de la conjonctive. Tuméfaction manifeste du visage. Toux
plus intense. T. 39°. P. 132,

Les vésicules et les pustules sont plus nombreuses. Çà et là se trouvent de nouvelles papules. Petites taches rouge foncé de la voûte palatine.

8ᵉ jour. Insomnie presque complète la nuit dernière, à cause de la
toux. Tuméfaction considérable de la face. Vésicules et pustules distendues par un liquide trouble, purulent. Sur la figure, nombreuses
taches rouges, les unes arrondies, les autres irrégulières, légèrement

Bez.   7

saillantes, entre lesquelles restent partout des portions de peau saine. Ces taches sont le plus marquées dans les points où il n'y a pas de pustules.

Dans la journée, cet exanthème maculeux se développe aussi sur le tronc, de préférence au côté postérieur.

Vers le soir, taches semblables, mais d'un rouge moins vif, sur les membres inférieurs.

9e jour. T. 38º. P. 127. Toux encore assez forte; râles muqueux. Gonflement de la face un peu moindre. Persistance du catarrhe conjonctival. Légère diarrhée.

L'exanthème maculeux est, sur toute l'étendue des téguments, à son apogée de développement.

Les pustules et les vésicules se rident; quelques-unes sur le visage sont déjà rompues et commencent à se dessécher.

Le 10e. T. 37º,5. P. 100. L'exanthème maculeux pâlit à la face; il est encore très-net au tronc et sur les membres.

La plupart des pustules sont rompues et la formation des croûtes a commencé.

Catarrhe bronchique encore intense. Diminution des catarrhes oculaire et nasal.

Le 11e. P. 96. Taches du visage très-pâlies; sur la face il y a une desquamation furfuracée, abondante surtout aux lèvres et au menton.

Sur le tronc et les membres, macules rouges remplacées par des taches pigmentaires. Formation de croûtes en train sur toutes les pustules.

12e jour. Desquamation furfuracée sur tout le corps. Diminution de la toux.

13e jour. Desquamation abondante au cou, au dos et aux membres.

14º jour. Quelques croûtes se sont détachées en laissant des cicatrices plus ou moins superficielles, rouge rosé, revêtues d'un épiderme tendre.

Desquamation moindre; çà et là, encore des pigmentations.

16e jour. Il ne reste plus que des traces des deux exanthèmes.

23e jour. Renvoyée guérie.

OBSERVATION Deshayes. Militaire, âgé de 23 ans, entré à l'hôpital Cochin le 1er octobre, après deux ou trois jours de fièvre et des symptômes habituels de la variole dont l'éruption parut bientôt, discrète;

une vingtaine de boutons sur la figure, autant sur les mains, sans variolous rash d'ailleurs.

Malgré cette éruption facile et dénotant évidemment une variole des plus bénignes, la fièvre, le malaise persistèrent.

4 octobre. Les boutons restaient affaissés, indolents et nous concevions, ainsi que M. Bucquoy, les plus vives inquiétudes sur le sort du malade.

Le 5. Une éruption ou plutôt une rougeur diffuse sans grand caractère n'était guère capable de rassurer ; la fièvre durait toujours, plutôt plus intense ; le soir, enfin, la peau était couverte d'une éruption morbilleuse très-abondante, très-généralisée, aux bras, aux cuisses, à la face, au dos, à la poitrine.

Un examen plus attentif montra que le malade avait des râles sous-crépitants dans la poitrine, de la rougeur des yeux, une rougeur diffuse de la gorge et du voile du palais, de la toux quinteuse, enfin tous les signes d'une rougeole dont on ne tenait pas compte avant, préoccupé de l'idée bien naturelle d'une variole maligne ; et le lendemain matin M. Bucquoy n'hésita nullement à poser le diagnostic morbilli, heureux de trouver dans une bronchite rubéolique l'explication de la dyspnée, qui était un des signes le plus en faveur de l'idée d'une variole maligne.

Quant aux pustules de variole, elles restaient dans le même état, malgré la loi de suppuration toujours rapide des varioles bénignes, ou de leur dessication quand il s'agit de varioles abortives. Elles restaient blanches, ombiliquées, vésiculeuses, misérables, affaissées ; mais l'éruption de la rougeole effectuée, la fièvre tombe et les pustules se réveillent, si bien que le 9 octobre, tandis qu'une desquamation furfuracée à la face confirmait la rougeole, que le dos présentait les petites macules ecchymotiques, si fréquentes à la suite de la disparition de cette maladie, les pustules de variole étaient pleines de pus crémeux, et celles des mains surtout présentaient de larges boutons ecthymateux enflammés et douloureux. Le malade, d'ailleurs, avait recouvré tout son appétit, et il ne lui resta que de la toux et du catarrhe bronchique qui persista encore longtemps et retarda son exeat.

Observation Oppenheim (abrégée). — Le 10 avril dernier, époque où la rougeole était épidémique à Saint-Pétersbourg, j'étais en visite dans une famille dont les quatre enfants étaient atteints de la maladie.

Madame K.., qui demeurait à quelque distance, me fit chercher, réclamant mes soins pour sa petite [fille, qui avait aussi une éruption.

Pensant que cette enfant devait être atteinte de rougeole, je n'hésitai pas à me transporter immédiatement auprès d'elle, en quittant mes petits morbilleux.

Je trouvai la jeune Antonie K... âgée de neuf ans, encore parfaitement bien quatre jours auparavant, en proie à une fièvre intense (39.8 P. 120), et à une céphalalgie très-forte. A la face et sur les membres supérieurs, étaient quelques petites pustules très-clairsemées ; elles étaient en plus grand nombre sur le dos et le thorax. L'éruption était apparue le matin même, après que l'enfant avait eu la veille au soir une fièvre considérable, et que depuis trois jours elle se plaignait d'un malaise général et de douleurs dans les membres et dans les lombes. Il n'existait d'ailleurs pas la plus légère affection des muqueuses.

Le diagnostic fut « varicelle. »

Le 14 avril au matin, 37.8 P. 90. Marche des pustules normale. L'aréole rouge qui les entourait etait rouge pâle et peu étendue. Le contenu des vésicules était trouble et analogue à du petit lait ; quelques-unes des pustules étaient ombiliquées.

Mais ce jour-là, la petite malade me parut moins affable et un peu grognon ; de plus, elle se plaignait de nouveau de la tête. Les paupières étaient un peu rouges ; les ganglions lymphatiques superficiels légèrement tuméfiés. Le soir, 40.8.

Le 15 avril, au matin, 39.4. P. 100. Muqueuse bucco-pharyngée, couverte d'une rougeur tachetée.

Les téguments de la face, du cou, de la poitrine, du dos et des membres, sont revêtus d'un exanthème morbilleux en plein épanouissement.

En même temps, il y a du catarrhe des muqueuses : toux férine, coryza, larmoiement, photophobie.

Le 16. Début de dessiccation des pustules de la face, sous forme de croûtes brun clair ou jaunes ; au dos, où se trouvaient les boutons les plus volumineux, les croûtes sont brunes.

Il n'y eut aucune poussée consécutive de pustules. 38°, 90 p.

Le 19, commença la desquamation de l'exanthème morbilleux : 37°, 72 p. ; toux bien diminuée, appétit, gaîté revenus.

Dans le même temps, j'avais l'occasion de voir un fait complètement identique au précédent, sur un garçon de 8 ans, dans une autre famille.

Seulement, chez lui, l'éruption de rougeole eut lieu immédiatement après la dessiccation des pustules.

— Les 12 observations énumérées plus haut comprennent 10 enfants de un an et demi à treize ans, et 2 adultes.

Les *prodromes varioleux* normaux ont duré de un jour et demi à trois jours.

L'*Éruption variolique*, même chez les sujets non-vaccinés, a toujours été peu intense. Il s'agissait de varioloïdes ou de varioles discrètes.

Chez deux malades (Tracy, Steiner), elle s'est achevée pendant l'existence des prodromes ou de l'exanthème morbilleux.

Les *prodromes morbilleux* ont été très-nettement marqués dans toutes les observations. Leur durée a varié de 1 à 5 jours (3 fois 2 jours). Chez le patient de Deshayes, ils ont débuté le jour même de l'éruption variolique ; chez 4 enfants (Tracy, Guersant n° 2, Kœrber, Steiner), le lendemain ; chez l'autre malade de Guersant, le troisième jour ; enfin chez les deux derniers (Thomson, Oppenheim), le cinquième jour seulement. Lorsque l'exanthème morbilleux débute dès le lendemain de l'éruption variolique, comme dans les observations Fouquier et Curvengen, il est fort probable que la période d'invasion de la rougeole coïncide avec celle de la variole, et que l'on a alors des prodromes *mixtes*, malheureusement ces deux faits n'offrent aucun détail sur ce point-là.

L'*éruption morbilleuse* est survenue 11 fois du deuxième au septième jour de l'éruption variolique ; dans le dernier cas, elle est apparue immédiatement après la dessiccation des boutons (Oppenheim n° 2). Chez deux malades elle s'est montrée dès le deuxième jour de l'éruption de variole (Fouquier, Curvengen); chez deux autres, le surlendemain (Tracy, Guersant n° 2); chez un quatrième, le quatrième jour (Guersant n° 1); sur trois patients (Edinburgh Journal, Steiner, Deshayes), elle est apparue le cinquième jour ; le sixième jour sur le premier malade d'Oppenheim ; et le septième jour chez ceux de Thomson et de Kœrber.

L'éruption morbilleuse normale quant à son mode de début et d'extension, quant à sa généralisation et quant aux caractères de ses taches, semble avoir eu une évolution un peu hâtive. L'espace d'une journée lui a suffi pour devenir universelle et volontiers le début de son déclin a été précoce. La desquamation a commencé le quatrième, cinquième ou septième jour. Une seule fois, (Kœrber) les macules morbilleuses sont restées très-pâles jusqu'à la fin.

La contagion morbilleuse a suivi toujours de très-près celle de la variole, mais très-vraisemblablement, la rougeole était secondaire.

Les *symptômes catarrhaux concomitants* sont signalés dans tous les cas.

Marche de la température. Elle a été mesurée régulièrement dans l'observation de Kœrber. La petite malade, âgée de deux ans, était entrée bien portante à l'hôpital avec sa mère ; la fièvre d'invasion variolique débuta le dixième jour au soir de l'admission, par une ascension brusque de 3 degrés. Le lendemain matin, il y eut rémission de 1°,7 ; le soir, retour à la température de la veille, à un dixième près (39.8). Le matin du troisième jour fébrile, l'éruption très-discrète était sortie, accompagnée d'une chute rapide du thermomètre : le soir même, la descente était égale à l'élévation antérieure, et l'apyréxie était complète. Mais, dès le lendemain (deuxième jour de l'éruption variolique), le thermomètre remontait, le premier jour assez vite, puis après une rémission de 8/10 le troisième jour au matin, la fièvre augmentait chaque jour, d'abord de 3 dixièmes, puis successivement de 4, de 5, et de 9 dixièmes, sans présenter de notables rémissions matinales : la température atteignit ainsi 39o6, vingt-quatre heures avant l'éruption de rougeole qui eut lieu le soir du sixième jour de fièvre, avec le chiffre de 40o. Depuis lors, il y eut une véritable crise thermique qui ne cessa que quarante-huit heures après le début de l'exanthème morbilleux : la température dans ce laps de temps, était tombée de 4 degrés.

Cette courbe thermométrique fournit de nouveau la preuve que l'incubation simultanée de deux fièvres éruptives ne modifie pas davantage la température animale que l'incubation d'une seule fièvre.

Il n'y a eu de *complications* que dans le cas suivi de mort.

Suites. La variole a déterminé dans la première observation de Guersant, une ophthalmie d'ailleurs peu grave.

La *rougeole* a laissé deux fois (Guersant no 1 et Deshayes) une bronchite après elle.

Terminaison. Guérison dans la presque totalité des faits, 11 sur 12.

L'unique terminaison fatale est celle du second cas de Guersant, le seul dans lequel la rougeole se soit compliquée (diphthérie pharyngo-laryngée et pneumonie double) : c'était d'ailleurs une enfant débilitée depuis longtemps par une diarrhée chronique. La mort est arrivée de bonne heure, le cinquième jour de l'éruption variolique, troisième de l'exanthème morbilleux avec rétrocession de ce dernier.

Le *pronostic* a donc été peu grave.

Le *diagnostic* doit être fait d'avec le rash morbilliforme qui survient parfois dans le cours de l'éruption variolique, c'est-à-dire postérieurement à cette éruption. La rareté de ces érythèmes secondaires comparativement aux érythèmes prodromiques, est une cause d'erreur pour le diagnostic.

Il nous semble que les faits suivants doivent être interprétés comme des exemples de ce rash morbilliforme secondaire, encore si mal connu.

Harris. De morbis acutis infantum, 4° édit. Amsterdam, 1736, p. 186.
(C'est l'histoire de la maladie à laquelle succomba la Reine
d'Angleterre, Marie, femme de Guillaume III.
Rilliet et Barthez. T. III, p. 59.
Chomel. Gazette des hôpitaux, 10 décembre 1846, p. 577.
Willemin. Thèse inaugurale. Paris, 1847, n° 102, p. 28.
Brown. The Lancet, 11 septembre 1858, p. 290.

Les prodromes varioleux ont fait absolument défaut dans les observations de Rilliet et Barthez et de Chomel. Chez le malade de Willemin, on ne sait trop à quel moment débute l'invasion de la maladie : le frisson initial, la céphalalgie, la toux et l'enrouement dataient d'une douzaine de jours, mais il y avait eu recrudescence de malaise la veille de l'éruption. Enfin les prodromes ont duré deux jours dans le cas d'Harris.

Sur les cinq observations, on compte deux varioles hémorrhagiques d'emblée (Harris et Brown), une varioloïde secondaire pétéchiale (Rilliet et Barthez) et deux autres varioloïdes (Chomel et Willemin.)

Le rash est toujours survenu le deuxième ou le troisième jour de l'éruption variolique : c'est dans les varioles hémorrhagiques qu'il est apparu le plus tardivement.

Il n'était universel que sur trois patients ; chez les autres, il occupait une plus ou moins grande étendue des téguments et était plus manifeste en certains points (thorax et face Harris ; thorax, Willemin).

Les caractères de cette éruption ne sont pas signalés dans toutes les observations. Aucune d'entr'elles ne signale le lieu par lequel elle a débuté.

Chez le patient de Rilliet et Barthez, les taches de la face qui se trouvaient les mieux développées, étaient rouge vif, saillantes, morcelées et irrégulières ; plus pâles et moins saillantes étaient celles du reste du corps. Dans le fait de Willemin, la rougeur était formée de taches confluentes, lenticulaires, pour la plupart confondues par leurs bords. Chez le malade de Chomel, la rougeur se montra par places : elle était composée de taches irrégulières, rosées, de nuance et de grandeur tout à fait inégales, séparées par des intervalles de peau saine.

L'évolution ultérieure du rash a présenté des différences. Tantôt il n'a fait qu'augmenter de confluence le lendemain (Willemin) ou même encore les jours suivants (Brown), tantôt il pâlit dès le second jour (Rilliet et Barthez). Sauf dans les varioles hémorrhagiques, il n'a pas persisté au-delà de trois jours, en laissant parfois des marbrures rosées. Rilliet et Barthez et Willemin ont noté que le rash resta visible en dernier lieu à la face. Chez aucun des malades il n'y eut de desquamation.

Dans les deux varioles hémorrhagiques, les pétéchies ou le purpura sont venus s'y joindre.

Les symptômes concomitants catarrhaux ne sont indiqués que pour deux des varioloïdes, où ils ont pu donner le change. Chez le malade de Willemin, il y avait enchifrènement, raucité, toux sèche. Chez la patiente de Chomel : éternuements, larmoiement, toux rauque avec crachats déchiquetés.

Voici la terminaison de ces divers cas : Il y a eu 3 morts : 1 fois au 6ᵉ jour de l'éruption variolique (Harris), 2 fois au 8ᵉ jour (Rilliet et Barthez et Brown). Le patient de Willemin a guéri. Enfin, l'observation de Chomel a été publiée en cours de maladie.

Pour établir le diagnostic différentiel du rash morbilliforme secondaire avec la rougeole, il faut rechercher soigneusement l'existence ou l'absence des catarrhes variés d'origine morbilleuse, consulter la marche de la température, les caractères de l'éruption elle-même. Les renseignements thermométriques sont les plus importants : nous les avons indiqués ci-dessus. Si l'éruption de variole *discrète* (comme c'était le cas chez tous nos malades), une fois terminée, on voit persister la fièvre, apparaître des éternuements, de la toux, de la somnolence, on doit songer aussitôt à l'invasion possible d'une rougeole : ces phénomènes précurseurs sont mentionnés dans plusieurs observations. Les soupçons se trouveront confirmés par le développement d'un ensemble de phénomènes catarrhaux, et surtout si, en l'absence de toute autre complication, l'éruption devient stationnaire dans ses progrès, sans appartenir pourtant à une variole abortive.

L'influence de la variole sur la rougeole est de nature assez délicate à apprécier. Il semble cependant que la marche de l'exanthème morbilleux ait été un peu accélérée sous deux rapports : sa généralisation et son déclin rapides.

L'influence de la rougeole sur la variole est proclamée dans 4 cas, dont 3 plus ou moins détaillés. Elle est niée dans tous les autres ; mais, pour la moitié d'entre eux, c'est une simple affirmation de l'auteur, dont il est impossible de contrôler la justesse.

Si nous considérons d'abord les observations dans lesquelles l'arrivée de la rougeole paraît n'avoir exercé aucune influence sur la variole, nous voyons qu'il s'agit de varioles abortives.

Examinons maintenant les quatre faits restants.

Fouquier, sans donner les caractères de l'éruption variolique, se contente de dire : « La variole resta stationnaire jusqu'à ce que la rougeole eut complètement accompli son cours. »

Les trois dernières relations (deux de Guersant et celle de Deshayes) sont assez explicites pour nous permettre d'y reconnaître des varioles vraies. Il nous faut toutefois récuser le second patient de Guersant, chez lequel l'existence simultanée d'une pneumonie a pu, à elle seule, « affaisser, flétrir, pâlir ou bleuir les boutons varioleux », de même qu'elle a fait rétrocéder l'éruption morbilleuse.

Toutes éliminations opérées, nous n'avons plus à notre disposition que deux observations pour étudier l'action de la rougeole sur la variole. Mais, bien que peu nombreuses, ces histoires de malades sont précieuses parce qu'elles sont déga-

gées de tout élément étranger, perturbateur, parce qu'elles par-
lent éloquemment dans le même sens, enfin parce qu'elles sont
en parfait accord avec les résultats constatant les effets de la
rougeole sur la variole inoculée.

Sur l'enfant de Guersant, l'éruption variolique devient stationnaire le jour où débutent les prodromes morbilleux ; son
développement est très-lent jusqu'à ce que la rougeole ait pâli,
en sorte que la maturation des pustules éprouve un retard de
trois ou quatre jours.

Chez le malade de Deshayes, mêmes phénomènes : en même
temps qu'on remarque la persistance de la fièvre, on note
l'affaissement, l'indolence des boutons varioleux qui restent à
l'état de vésicules blanches, ombiliquées, misérables. Le *statu
quo* continue jusque après terminaison de l'éruption de rougeole : alors, il y a réveil des pustules, dont le développement
devient parfait le neuvième ou dixième jour de l'éruption.
Ici encore, il y a eu un retard de trois ou quatre jours dans la
maturation des boutons.

Les faits de Tracy et de Steiner témoignent suffisamment
que l'existence des prodromes ou de l'éruption de rougeole ne
saurait empêcher les poussées de papules varioliques. C'est là
une des raisons qui nous ont engagé à rejeter les observations
de Rilliet et Barthez et de Chomel, malgré la grande autorité de
ces auteurs. Qu'y voyons-nous, en effet? l'éruption de varioloïde suspendue, coupée en deux, pour ainsi dire, par une
éruption morbilleuse.

D'autre part, les faits de variole abortive ne trahissent aucune
influence de la rougeole sur leur évolution.

C'est donc seulement sur les varioles vraies, arrivant à suppuration, que cette maladie a quelque action.

C'est la maturation des pustules qui se trouve entravée, et
partant les périodes de suppuration et de dessiccation subissent
un retard correspondant.

La durée de cette phase stationnaire est directement proportionnelle à la longueur du stade fébrile qui précède, accompagne et suit l'éruption morbilleuse, car ce n'est pas l'*éruption* de rougeole, mais bien la *fièvre morbilleuse* qui exerce cette action suspensive. Deshayes dit judicieusement à ce propos : « Ne sait-on pas qu'un blessé qui prend de la fièvre en dehors de l'inflammation de sa plaie, à l'occasion d'une inflammation viscérale ou d'une toxicohémie, voit la suppuration de son moignon se tarir ou s'altérer ; le pus perdre ses caractères de bon aloi et devenir séreux. Le varioleux n'est pas dans d'autres conditions que l'amputé. »

§ VII.

APPARITION SIMULTANÉE DES ÉRUPTIONS DE ROUGEOLE ET DE VARIOLE.

P. Russel. Transactions of a Society for the improvement of medical **and** surgical Knowledge, t. II. London, 1800, pp. 94 et 95 (2 observ.)

De Lagarde. Cité par Murchison, obs. XXI de son Mémoire, p. 187.

Haxthausen. Casper's Wochenschrift für die gesammte Heilkunde 2 octobre 1835, n° 40, p. 647.

Monti. Schmidt's Jahrbücher, CXXXVI, p. 167, obs. I, et Wiener medizinische Wochenschrift, 1867, n° 18, p. 282 (Titre : Rougeole et Varicelle).

Boens. Bulletin de l'Académie royale de Belgique, 1872, p. 527 et 532 (2 observ.).

Observation Monti. — Petit garçon de 7 ans. Pendant les cinq premiers jours de la maladie, inappétence, céphalalgie, coryza, catarrhe oculaire avec larmoiement.

Le sixième jour, au moment de l'admission à l'hôpital, on constate, outre les phénomènes précédents, de la fièvre, des vomissements, une rougeur très-forte et de la tuméfaction des conjonctives oculaires, un gonflement des parties molles du nez avec sécheresse et injection de la muqueuse, des râles nombreux et bruyants, une langue saburrale. 120 pulsations, 28 inspirations par minute, 38°.

A la face, il existe de nombreuses taches légèrement saillantes, arrondies, rouges, assez serrées les unes contre les autres. Les intervalles de peau qui les séparent, libres en certains points, sont, en d'autres, remplis par de petites papules, rouges, de la grosseur de grains de mil, acuminées au toucher.

De semblables papules se voient sur les avant-bras, les cuisses, le tronc, en plus ou moins grande abondance.

Le lendemain, les taches du visage ont un peu pâli, mais en revanche sur le cou, le tronc et les membres, on aperçoit beaucoup de taches semblables, rouges, arrondies, légèrement saillantes.

Les petites papules rouges sont maintenant plus volumineuses et transformées en vésicules ombiliquées, à contenu séreux. Statu quo des râles. Constipation.

Le surlendemain, les taches du tronc ont pâli à leur tour, mais celles des membres inférieurs sont dans tout leur éclat.

Toutes les papules sont transformées en vésicules renfermant la plupart un liquide trouble, purulent ; quelques-unes sont entourées d'une aréole rouge.

Le 9° jour de la maladie (4° des éruptions) : desquamation furfuracée de la face. Les taches du tronc sont remplacées par des pigmentations brunâtres.

Les vésicules sont distendues par un contenu puriforme ; quelquesunes se sont rompues.

Température normale. Râles rares.

Le 10° jour, La plupart des vésicules sont crevées ; quelques-unes se dessèchent en formant des croûtes d'un brun jaunâtre.

Le 11° jour (6° d'éruption), les taches pigmentaires ont disparu.

Le 12°, il y a chute de quelques croûtes.

Le 14°, presque toutes les croûtes sont tombées, en laissant à leur place des cicatrices brunâtres, un peu déprimées, revêtues d'un épiderme tendre.

Le 17°. Exeat guéri.

Bien que, dans ce fait, l'éruption varioliqne ait été intitulée « varicelle », nous pensons que l'absence de poussées et l'existence de cicatrices doivent la faire ranger parmi les varioles légères.

Cette observation, ainsi qu'une autre du même auteur, rap-

portée par nous dans le nombre des varioles et scarlatines simultanées, ont été publiées en 1866 dans le *Jahrbuch für Kinderheilkunde* : malheureusement, il nous a été impossible de
nous procurer ce volume. Notre regret est d'autant plus vif,
que ces deux cas de fièvres éruptives complexes ont été l'objet
de grandes contestations, soulevées surtout par M. Kohn, élève
d'Hébra et, comme lui, partisan résolu de l'incompatibilité
des fièvres éruptives. On trouvera la critique de Kohn dans la
Wiener medizinische Wochenschrift 1867 (numéros 41, 42 et
43) et la réplique de Monti dans les numéros 49 à 51 du même
journal.

D'après Kohn, le fait de Monti est une roséole variolique
présentant deux poussées successives comme l'éruption de variole.

Voici ses principaux arguments : A l'entrée du malade, il
n'existait de taches morbilleuses, dans l'intervalle des papules,
qu'à la face. Les symptômes catarrhaux peuvent accompagner
aussi bien la variole que la rougeole. Enfin, la desquamation
furfuracée se trouve dans tous les érythèmes, du moment que
l'hyperémie concomitante est suffisamment intense et a duré
plusieurs jours.

A cela, Monti répond : que ce prétendu érythème s'est borné
d'abord au visage, ce qui est sans exemple pour l'érythème
varioleux ; qu'il est apparu à une époque où l'éruption variolique tirait partout à sa fin ; que son extension ultérieure au
reste du corps n'a été suivie d'aucune éruption nouvelle de papules ; qu'il a persisté huit jours, s'est accompagné d'un triple
catarrhe du nez, des yeux et des bronches ; que, de la même
maison d'où venait le jeune patient, on avait reçu deux autres
enfants morbilleux ; enfin, que la marche de la température
indiquait une coexistence de rougeole.

Première observation de Boens (abrégée) : Le 25 mars 1872, on
me manda pour une vigoureuse cuisinière d'environ 30 ans, qui

habitait Charleroi depuis 1866 et qui, à part quelques légères et bénignes maladies dont elle avait été atteinte dans son enfance, avait
toujours joui de la plus parfaite santé. Sans causes connues, elle
avait été prise subitement la veille au soir d'une violente céphalalgie
avec des douleurs de reins si fortes qu'elle avait dû s'aliter. Lors de
ma première visite, je la trouvai dans l'état suivant :

Peau chaude, âcre; pouls vif, tendu 95 ; face rouge, congestionnée.
Œil brillant, humide, narines sèches, langue légèrement enduite
d'un mucus blanc coagulé, très-adhérent. Rien au fond de la gorge
ni à la peau. Violente céphalalgie, insomnie depuis deux jours, courbature générale, mal de reins térébrant. Elle ne tousse pas ; inappétence, soif intense ; constipation depuis deux ou trois jours. La dernière période menstruelle a eu lieu, d'une manière normale, dix
jours auparavant.

Le lendemain, face vultueuse, bourgeonnée, principalement autour
du nez et des yeux.

Ce fut seulement le troisième jour que l'affection se déclara manifestement.

Il était survenu une toux sèche, rauque et profonde. Les douleurs
lombaires avaient diminué.

L'œil était resté larmoyant, injecté, mais il n'y avait pas eu d'éternuements.

La face offrait une légion de papules larges, foncées en couleur, au
milieu desquelles, par-ci par là, surtout aux régions fronto-tempo-
rales, s'élevaient quelques boutons acuminés, analogues aux pustules
naissantes des varioloïdes.

Mais on voyait naître sur toute la partie antérieure de la poitrine,
de l'abdomen et des membres inférieurs, les taches rosées et irrégulièrement disséminées d'une rougeole à son début.

Les petits boutons acuminés de la face ne tardèrent pas à devenir
de vraies pustules,

L'affection rubéolique fut intense, mais franche.

Elle fut suivie d'une convalescence assez lente, et d'une desquamation furfuracée, qui se circonscrivit à certaines parties du corps, en y
occasionnant d'insupportables démangeaisons.

Aucun épiphénomène ne vint incidenter le cours de cette maladie.

Les sept exemples de cette combinaison de rougeole et de

variole renferment six enfants et une femme d'une trentaine d'années. L'âge des enfants varie de deux à onze ans.

Par exception, ce sont tous des cas *nés hors des hôpitaux*.

La *double contagion* par la rougeole et la variole doit remonter à peu peu près à la même époque ; en tout cas, il est impossible de distinguer si l'une d'elles est secondaire. Grâce à la longueur sensiblement égale de la période d'incubation dans ces deux fièvres exanthématiques, le parallélisme se prolonge dans leurs stades éruptifs.

L'*invasion* de cette maladie composée s'est presque toujours (5 fois sur 7) signalée uniquement par la présence des catarrhes morbilleux, auxquels se sont ajoutés, dans le cas de Monti, le jour même de la double éruption, des vomissements.

Chez un des malades de Russel, les prodromes paraissent avoir été de nature mixte. Enfin, chez la femme de Boens, aux symptômes précurseurs de la variole, sont venus se mêler quelques symptômes catarrhaux, au moment de l'apparition des exanthèmes.

Comme, dans tous les autres faits, il s'agissait d'enfants, les prodromes varioleux ont pu échapper, tout en existant réellement.

La durée de cette période a été, pour quatre patients, de deux ou trois jours : pour un, de cinq et pour un autre de six jours.

La *double éruption* a toujours commencé par la face et s'est propagée de haut en bas.

Chez près de la moitié des malades, les deux exanthèmes paraissent avoir acquis un égal développement ; chez les autres, il y a eu prédominance de l'un d'eux, moins souvent de la *variole* que de la rougeole.

La première, en effet, s'est fréquemment bornée à n'envahir qu'une région plus ou moins restreinte des téguments occupés par la rougeole ; chez ces sujets, c'était la face avec ou sans le cou, qui était son siége de prédilection.

Mais jamais les papules varioliques n'ont choisi, pour naître des portions du corps respectées par la rougeole, si tant est qu'il y en eût.

Il n'y a jamais eu de poussées secondaires de boutons.

L'éruption de variole a toujours évolué avec une régularité parfaite, sans hâte ni retard sensibles.

Toujours elle s'est montrée de l'espèce discrète ou de l'abortive, circonstance intéressante à rappeler au point de vue du pronostic.

L'éruption *morbilleuse* s'est constamment généralisée ou, tout au moins, ne s'est jamais cantonnée dans certains districts, comme l'a fait parfois la variole.

En revanche, elle semble avoir été moins persistante qu'à l'ordinaire ; c'est surtout dans l'observation de Monti, rapportée plus haut, que ce caractère fugace de l'exanthème morbilleux est marqué.

Une fois disparue, la rougeole se trahissait d'abord par la présence de pigmentations brunâtres, puis par une desquamation furfuracée plus ou moins étendue, dont la précocité était directement en rapport avec celle de la disparition de l'éruption morbilleuse ; la desquamation s'est manifestée à la face du second (Monti) au cinquième jour (Russel, n° 1).

Symptômes concomitants. Comme à la période d'invasion, la scène morbide est principalement occupée par des phénomènes catarrhaux, d'ailleurs peu inquiétants.

La fièvre mesurée par Monti, le jour même des éruptions, était insignifiante (38°).

Il n'y a eu de *complications* dans aucune de nos observations.

Mais les *suites* habituelles à la rougeole (toux, diarrhée) ont retardé la convalescence d'une moitié des patients.

Terminaison. Guérison dans tous les cas : seulement, dans

Bez.   8

quelques-uns, elle a été lente, et le rétablissement complet a -exigé un mois.

Le *pronostic* a donc été bénin, bien que tous les enfants ne fussent pas vaccinés.

Il est peut-être bon de rappeler ici que tous ces faits sont nés dans la clientèle privée et qu'un seul d'entre eux a été traité à l'hôpital.

Diagnostic. On doit songer, quoique ce soit un événement rare, à la possibilité d'un rash morbilliforme débutant à la même heure que l'éruption variolique.

En voici, selon nous, un exemple tiré de *De Haen* (*Ratio medendi*, t. IV. *Tractatus de febrium divisionibus*, p. 87) et que Rayer a reproduit dans son Traité des maladies de la peau (I, 194), en l'acceptant comme une apparition simultanée de rougeole et de variole :

Un enfant d'un an, après trois jours de « fièvre morbilleuse, » présente en même temps qu'une éruption morbilleuse généralisée et très-confluente, des papules naissantes autour de la bouche. Le lendemain, il y eut une poussée nouvelle sur la face et sur les mains ; enfin, le surlendemain, les boutons varioleux étaient partout cohérents. L'enfant parvint « avec beaucoup de peine, au huitième jour de l'éruption variolique, où il succomba subitement dans un accès de dyspnée, alors que les pustules étaient toutes en pleine dessiccation.

L'auteur ne mentionne, parmi les phénomènes généraux qu'on puisse rattacher à la rougeole, que la toux ; or, la confluence des boutons varioleux suffit pour l'expliquer.

Dans les cas qui nous occupent actuellement, l'étude de la température aurait une signification particulière pour le diagnostic. Il serait intéressant de connaître le type thermique résultant de l'association des deux périodes d'invasion de la rougeole et de la variole, malheureusement nous ne possédons aucune courbe.

Influence de la rougeole snr la variole. Nous n'osons faire un honneur exprès à la rougeole de la bénignité de la variole. Est-il mieux possible de voir la trace de son action dans la non-généralisation que l'éruption variolique a offerte chez une partie de nos malades. Comme c'est une conjoncture qui se remarque dans mainte variole aussi légère, mais non compliquée de rougeole, nous ne trancherons pas la question.

Influence de la variole sur la rougeole. Elle a été reconnaissable, dans certains cas, à la rapidité avec laquelle celle-ci a disparu des téguments.

Il y a eu cependant, en général, une certaine prédominance de l'affection morbilleuse due, pour une part, à la généralisation de son exanthème, mais principalement à ses catarrhes avant-coureurs et concomitants, ainsi qu'à ses suites.

La variole n'a eu aucune influence fâcheuse sur la rougeole, et celle-ci pas davantage sur l'autre. L'un et l'autre exanthème ont été dés plus bénins, et leur réunion sur les mêmes malades n'a pas constitué un danger de plus.

Deux observateurs spécifient que les deux fièvres ont évolué distinctement et normalement côte à côte, et la lecture des autres histoires de malades ne vient pas à l'encontre de cette réflexion.

Il s'ensuit que, dans le fait ci-dessous, nous ne saurions admettre, comme le voudrait l'auteur, une suspension, une *oppression* de la rougeole par la variole :

Observation Gebel. (Hufeland's Journal der practischen Arzneikunde und Wundarzneikunde, t. VIII (1798), 2° partie, p. 202). « La rougeole régnait épidémiquement. Appelé auprès d'un petit garçon de 4 ans, je reconnus l'existence de tous les symptômes généraux de cette maladie dont j'annonçai l'invasion.

Quel fut mon étonnement lorsque, le 4° jour au matin, je constatai une éruption de variole (le petit malade s'était exposé à la contagion peu de temps auparavant, dans un voyage qu'il avait fait).

Je craignis une erreur passée ou présente. Les symptômes catarrhaux diminuèrent, mais ils prirent une nouvelle intensité après la dessiccation de la variole; et, dans la matinée du 14° au 15° jour de la maladie, la rougeole apparut d'un seul coup. Elle guérit aussi bien que la variole.

Nous pensons qu'il y a eu ici erreur de diagnostic causée par la circonstance d'une épidémie de rougeole, alors régnante. Au lieu d'une rougeole refoulée, supplantée au moment de faire explosion, à la surface des téguments, par une variole qui aurait été complètement latente jusque là, il est plus naturel de penser que Gebel a eu affaire à un exemple, rare d'ailleurs, de succession rapide de variole et de rougeole. Cette observation comblerait ainsi une lacune signalée dans la série de nos faits.

§ VIII.

CARACTÈRES GÉNÉRAUX RÉSULTANT DE LA PRÉSENCE SIMULTANÉE DANS L'ÉCONOMIE DES VIRUS MORBILLEUX ET VARIOLEUX.

L'action suspensive de la rougeole sur la variole ne s'exerce que dans des conditions bien déterminées.

· La rougeole retarde la maturation des boutons, ralentit la suppuration des pustules de la variole.

La rougeole n'agit ainsi que pendant son stade fébrile.

Cette action n'a rien de spécifique ; elle est tout à fait analogue à celle des autres affections fébriles, telles, par exemple, que la pneumonie.

La rougeole n'a aucune influence sur la marche des varioles abortives.

Jamais elle ne supplante, ne refoule une éruption variolique imminente; jamais, non plus, elle ne l'interrompt, ne la coupe en deux quand elle est en train de se faire.

Il ne saurait donc être question d'incompatibilité, d'exclusivisme ou d'antagonisme de ces fièvres éruptives.

Ce n'est pas davantage par droit d'aînesse que la rougeole

exerce son pouvoir, quoique cela paraisse ainsi dans les faits de variole inoculée avec rougeole. Nous avons la preuve du contraire toutes les fois qu'on a affaire à une variole naturelle. Lorsqu'il y a coexistence des deux éruptions, la rougeole n'influe sur la variole qu'autant qu'elle lui est un peu postérieure ; cela se comprend aisément, dès que l'on réfléchit que, seule, la *fièvre* morbilleuse joue un rôle à cet égard.

En dehors des circonstances signalées, rougeole et variole évoluent côte à côte sans se gêner réciproquement.

L'incubation de la variole a, chez les morbilleux, la même longueur que chez les autres individus.

Il nous reste à indiquer quelques faits moins caractéristiques.

Dans les cas de *coexistence des deux éruptions avec priorité de la rougeole*, la durée de l'exanthème morbilleux a été un peu écourtée lorsque l'éruption variolique a paru dès le lendemain.

Dans ceux de *coexistence des deux éruptions avec priorité de la variole*, toute l'évolution de la rougeole a été un peu hâtive et la variole s'est toujours montrée remarquablement bénigne.

Lorsqu'il y eut *apparition simultanée des deux éruptions*, habituellement la rougeole, moins persistante qu'à l'état d'isolement, a cependant prédominé à la fois par ses prodromes, ses symptômes concomitants et ses suites. La variole, toujours légère, est restée parfois localisée.

Pronostic. Par ordre de gravité croissante, on a : 1° l'apparition simultanée des deux exanthèmes ; 2° la coexistence des deux éruptions avec antériorité de la variole ; 3° la même coexistence avec antériorité de la rougeole ; et 4° la succession des éruptions de rougeole et de variole.

Ce même classement représente aussi la proportion ascendante des cas nosocomiaux.

Il est assez singulier que ce soit la succession des éruptions et non leur contemporanéité qui soit la plus meurtrière ; aussi, faut-il ajouter immédiatement que c'est la catégorie de malades dans laquelle on rencontre le plus d'infections d'origine hospitalière.

La gravité des varioles secondaires contraste d'ailleurs d'une açon frappante avec la bénignité des autres.

Enfin, il semble que ces varioles incidentes rendent aussi plus sérieuses les rougeoles, dans le cours desquelles elles se montrent, de façon que les deux affections contribuent à rendre le pronostic plus redoutable.

CHAPITRE III.

De la coexistence dans l'organisme des virus scarlatineux et variolique.

§ I.

REVUE DES AUTEURS.

Des travaux importants ont été faits sur cette question. Nous allons les analyser successivement en les résumant.

Desessartz a publié deux mémoires (le second n'est, d'ailleurs, qu'une amplification du premier), qu'on trouvera : l'un, dans le *Journal de médecine, chirurgie, pharmacie, etc.*, XLIX, 1778, p. 533 ; l'autre, dans les *Mémoires de l'Institut national des sciences et des arts pour l'an IV de la République* (Sciences mathématiques et physiques, t. Iᵉʳ ; Paris, 1798, p. 405).

Il y décrit une épidémie qu'il observa en 1770 sur des enfants du quartier Picpus :

« La fièvre scarlatine s'annonça dès les premiers jours de septembre , elle attaqua des enfants qui n'avaient point encore eu la petite vérole, d'autres qui l'avaient eue, et dont la desquamation était finie ; chez d'autres, enfin, elle parut dans le cours de la petite vérole, avant ou pendant l'éruption. Presque tous les malades qui ont eu la fièvre scarlatine avant la petite vérole ont eu cette dernière éruption quinze jours après, et chez tous compliquée avec le millet.

« Ceux en qui la fièvre scarlatine a paru en même temps que la petite vérole (deux enfants seulement) ont eu le millet aussitôt que la couleur scarlatineuse a commencé à s'éteindre.

...« Dans ceux qui, quinze jours auparavant, avaient eu la fièvre scarlatine, la fièvre s'allumait tout à coup sans aucun signe précurseur. Elle était accompagnée de sécheresse à la peau, d'une soif ardente, d'aphthes dans la bouche et de transport.

« Six ou huit heures après, les boutons de petite vérole sortaient précipitamment sur le visage, sur le col et sur les bras.

« Le second jour de l'éruption, le pouls devenait plus petit, plus fréquent, la respiration plus laborieuse, entrecoupée de soupirs, accompagnée d'anxiété et de douleurs sourdes dans les lombes.

« Environ douze heures après, on apercevait sur le ventre une quantité de petits boutons ronds, durs, transparents comme de petites perles fines, qui se multipliaient de plus en plus et s'étendaient en grande quantité, surtout autour du col, sur la poitrine et sur les cuisses.

« Pendant cette éruption et sa durée, la nature semblait oublier la petite vérole, dont les boutons restaient petits, ternes, la base pâle et la pointe affaissée et faisant un peu l'entonnoir.

« Cette suspension de la petite vérole, ou, pour mieux dire, de l'état de ses boutons, a été constante à quelque époque que survînt le millet...

« Le sixième et le septième jour seulement, le visage et la gorge se gonflaient extraordinairement ; les boutons devenaient confluents et ne formaient plus que des plaques âpres et peu élevées au-dessus de la peau. Deux ou trois jours après, les mains se tuméfiaient, mais ni les boutons du visage ni ceux des extrémités ne se remplissaient de pus ; ils formaient des vésicules qui, ouvertes après le troisième jour de leur formation, rendirent une sérosité d'abord limpide, ensuite bourbeuse et même sanieuse. En même temps, il y avait des coliques vives sans diarrhée. »

Rilliet et Barthez (III, p. 60) ont vu 5 fois la scarlatine précéder la varioloïde dans l'intervalle de un à dix-sept jours. 1 seule fois, les deux éruptions furent concomitantes.

5 fois aussi, la scarlatine a suivi la variole de quatre à vingt-deux jours, et 3 fois, sur les 5 cas, les deux éruptions coïncidèrent.

Marson insère, dans les *Medico-chirurgical Transactions*, published by the roy. medic. and. chir. Soc. of London, XXX, 1847, p. 121-129, le résultat des observations qu'il a faites, à l'hôpital de la variole et de la vaccination :

« Dans le cours des onze dernières années, il a observé sept personnes qui ont eu en même temps la variole et la scarlatine.

« Ces sept malades venaient tous de lieux différents ; de plus, tous ces cas se sont montrés séparément et à des intervalles assez considérables, à des époques où il n'existait dans l'hôpital aucun autre cas de scarlatine.

« A leur arrivée, tous ces malades offraient seulement les signes de la petite vérole. Mais, à mesure que la maladie faisait des progrès, on voyait la scarlatine paraître à son tour, du quatrième au huitième jour de l'éruption varioleuse.

« A en juger par ce qu'on sait sur la longueur de la période d'incubation propre à chacune de ces deux maladies (quatorze jours pour la variole, cinq à neuf jours pour la scarlatine), on serait porté à conclure que le germe de la scarlatine aurait été reçu vers la fin de la période d'incubation de la variole.

« Tous les malades, sans exception, ont présenté les symptômes précurseurs caractéristiques de la scarlatine, et l'éruption différait notablement de la roséole varioleuse ; chez tous, elle était d'un beau rouge écarlate, telle qu'on la voit dans la scarlatine normale.

« Sur les 7 malades, 3 seulement n'étaient pas vaccinés ;

6 étaient des adultes, le septième, une enfant de 4 ans ; 3 appartenaient au sexe masculin et 4 au sexe féminin.

Chez l'un d'eux, la scarlatine fut suivie d'anasarque; chez deux autres il y eut du gonflement de la parotide et des glandes sous-maxillaires ; chez tous, l'épiderme présenta de la desquamation, ce qui n'a pas lieu habituellement dans la variole, sauf dans les points avoisinant immédiatement les pustules.

Tous ces malades ont guéri, sauf un, la fillette de 4 ans, dont Marson donne l'histoire un peu plus détaillée.

Un autre fut pendant quelque temps en danger sérieux, à cause de l'intensité des deux maladies.

Trois de ces malades étaient des domestiques de médecins...

« Dans ces dernières années, Goodfellow a vu dans l'hôpital des fiévreux, à Londres, également trois cas d'existence simultanée de variole et de scarlatine; c'étaient des varioleux qui contractèrent dans les salles le germe scarlatineux. »

La plupart des faits que Willemin rapporte dans sa thèse sont trop sujets à la critique pour que nous puissions en tenir compte.

La même remarque doit s'appliquer aux observations que Murchison a consignées dans son Mémoire, en exceptant, bien entendu, celles de Marson.

Gregory a raconté à Copland (*A Dictionary of practical medicine*, 1858, t. III, seconde partie p. 619), avoir vu à l'hôpital des varioleux, à Londres, quelques cas non douteux de variole avec scarlatine angineuse.

Dans un travail analysé par la *Präger Vierteljahrsschrift für die praktische Heilkunde*, 1866, deux médecins hollandais, Huber et Asman, ont fait le récit de quatre cents cas de scarlatine qu'ils traitèrent à Leeuwarden pendant l'épidémie de 1863 à 1864.

Chez trois malades, ils observèrent la coexistence de la scarlatine et de la variole vraie. Jamais l'exanthème scarlatineux n'a semblé disparaître prématurément. Tandis que les vésicules de variole subissaient leurs diverses transformations, il persistait quelques jours sur les places laissées libres par elles. En général, la désquamation ne fut pas aussi marquée qu'à l'ordinaire, à cause de la formation des croûtes varioliques ; cependant dans un cas elle fut très-nette. En somme, la variole et la scarlatine n'ont pas exercé d'influence appréciable l'une sur l'autre. »

On doit à Fleischmann deux mémoires sur le même sujet.

L'un, publié dans le *Jahrbuch für Kinderheilkunde*, 1871, p. 166, contient cinq observations de scarlatine survenue dans le cours de la variole, à l'hôpital des enfants Saint-Joseph de Vienne. Nous en récusons une.

L'autre, plus étendu (*Archiv für Dermatologie und Syphilis* 1872, p. 223-251), outre deux histoires de typhiques atteints simultanément par la scarlatine, renferme cinq nouvelles observations de variole et scarlatine contemporaines : deux d'entre elles nous paraissent suspectes.

Ces faits, comme les précédents du même auteur, constituent une véritable épidémie de scarlatine sévissant sur des enfants varioleux, grâce à la proximité des salles de scarlatineux.

D'après Fleischmann, il n'est pas toujours aussi facile que le pensent Rilliet et Barthez de porter un diagnostic certain sur la seule considération de l'exanthème.

Sans parler des érythèmes prodromiques, ni des phlegmons diffus survenant dans le stade de dessiccation de la variole, l'éruption scarlatineuse présente parfois de telles anomalies que l'examen assidu de la marche de la fièvre et des complications peut seul conduire au but désiré.

Il est des cas où la scarlatine est bornée à certaines régions (côtés du thorax, ventre, membres inférieurs), et ne demeure visible que pendant un temps très-court, sous forme d'un érythème, finement ponctué rouge pâle, cyanotique par instants, disparaissant au moment des rémissions matinales où l'on ne remarque plus rien, en dehors d'une chaleur excessive de la peau.

Dans le plus grand nombre des faits, cependant, l'éruption scarlatineuse fut nette et demeura longtemps visible.

Habituellement, le cou, la nuque et la poitrine étaient le plus épargnés par l'exanthème.

La rougeur scarlatineuse était le mieux distincte dans les régions ordinairement respectées par la variole, côtés du thorax et du ventre. C'est aux membres inférieurs qu'elle apparaissait le plus tardivement et durait le plus longtemps.

Knecht (*Archiv fur Dermatologie und Syphilis*, 1872, p. 214), dans un travail publié la même année et dans le même journal que Fleischmann, à propos d'une épidémie de variole observée à l'hôpital de Hambourg, a relaté les faits suivants :

Chez neuf malades, il survint, dans le cours de l'éruption variolique, qui était très-discrète, un exanthème scarlatiniforme accompagné d'une angine intense et d'une fièvre considérable ; sept fois ce fut du 7ᵉ au 9ᵉ jour, à compter du début des prodromes de la variole, et deux fois le 11ᵉ jour.

De ces deux derniers cas, l'un se présenta chez une jeune fille de 13 ans, qui succomba avec une angine diphthéritique très-forte.

Dans l'autre, la rougeur universelle survenue le 11ᵉ jour, au milieu d'une fièvre intense et d'une violente angine, disparut le lendemain pour reparaître deux jours plus tard. La malade ayant été transférée dans uu autre service, on ne sait s'il y eut desquamation.

Chez cinq des patients, l'évolution et la desquamation consécutives vinrent confirmer le diagnostic scarlatine.

Enfin, Th. Simon, qui jusque-là était peu disposé à admettre la possibilité de deux fièvres éruptives chez le même sujet, écrit un mémoire *sur l'existence de la scarlatine et d'éruptions scarlatiformes dans le cours de la variole* (*Archiv fur Dermatologie und Syphilis*, 1873, p. 103-133). Il établit le diagnostic différentiel entre ces dernières, qu'il nomme *rash variolique secondaire*, et la véritable scarlatine, dont il rapporte dix observations prises sur des varioleux à l'hôpital de Hambourg.

Au sujet des faits de scarlatine et variole simultanées, il a noté les particularités suivantes :

1° L'extrême bénignité de la variole préexistante, bien qu'une grande partie des sujets ne fussent pas vaccinés ;

2° L'apparition de la scarlatine, dans la grande majorité des cas, n'a eu lieu que le 6ᵉ ou 7ᵉ jour de l'éruption variolique, jamais plus tôt. C'est dire que l'apparition la plus précoce de la scarlatine s'est toujours faite à une époque où le développement des pustules varioliques était terminé, et même le plus souvent, où la dessiccation était commencée.

Quelle est la façon dont se comportent la variole et la scarlatine évoluant simultanément chez le même sujet ?

D'après Rilliet et Barthez (III, 149), la première suit une marche normale ou anormale, sans qu'aucune autre complication puisse en rendre compte.

Guersant et Blache (*Dictionnaire de médecine*, XXVIII, 1844, article *Scarlatine*, p. 162), s'en tiennent à la déclaration suivante :

Tantôt les deux fièvres éruptives se modifient, tantôt elles suivent leur cours sans s'influencer réciproquement.

Fleischmann présente ainsi l'état des choses :

1° Lorsque la période éruptive des deux affections s'accomplit concurremment, leur marche à toutes deux est abrégée ; ou si l'on veut, le second exanthème mitige le premier, qui se trouve lui-même raccourci.

Font exception, les cas de variole grave qui presque toujours deviennent mortels par leur complication avec la scarlatine.

2° Si la scarlatine survient à l'époque du début de la suppuration variolique, cette période, dans les cas *légers*, se trouve abrégée et atténuée; au contraire, dans les cas *graves*, l'accélération de la suppuration ou une dessiccation précipitée sont des phénomènes extrémement défavorables, qui sont en rapport intime avec l'affaiblissement croissant des sujets.

Les individus robustes présentaient, à l'époque où le second exanthème faisait irruption, un ralentissement ou même un arrêt complet de la suppuration des pustules varioliques; en revanche, la dessiccation ultérieure était proportionnellement plus rapide que chez les auires.

Quant au pronostic, peu grave chez les adultes observés par Marson et par Simon, il s'est montré excessivement sérieux chez les enfants traités par Fleischmann.

Ce dernier auteur n'a vu qu'exceptionnellement guérir les petits malades atteints de variole-scarlatine, lors même que l'affection variolique n'était pas très-intense.

Selon lui, la coexistence des deux éruptions est plus grave que leur succession.

§ II.

SIMULTANÉITÉ DE SCARLATINE ET DE VARIOLE INOCULÉE.

La littérature médicale est extrêmement pauvre sur ce point.

Dans la *Hartenkeil's Medicinisch-chirurgische Zeitung*, t. IV, Salzbourg, 1798 (n° 96, p. 335), on trouve le récit suivant de faits qui se sont produits dans l'hôpital général de Vienne :

« Un des enfants inoculés eut, sans qu'on pût, à cause de l'épidémie alors régnante, découvrir la source de la contagion, une éruption de scarlatine, dès le quatrième jour de son admission. Malgré qu'on l'eût rigoureusement isolé, il ne la communiqua pas moins à onze autres enfants dont quatre garçons et sept filles.

« Chez la plupart, les symptômes furent très-violents et même inquiétants ; cependant tous se rétablirent heureusement et se trouvèrent, du même coup, sauvés de deux maladies qui, isolément, sont si souvent mortelles pour l'enfance.

On doit remarquer en outre que, même dans le cas où la scarlatine extrêmement grave avait déterminé un gonflement inflammatoire énorme des glandes salivaires, suivi de suppuration chez quelques-uns, la variole resta néanmoins bénigne et parcourut régulièrement ses périodes habituelles.

Malfatti, médecin du même hôpital (*Hufeland's Journal der praktischen Heilkunde* XII, 1801, 3ᵉ partie, p. 124) fait sans doute allusion aux cas ci-dessus et nous apprend que c'était Frank qui soignait alors les jeunes patients. Cette nouvelle relation s'écarte sur un point seulement de la précédente qui ne porte pas de nom d'auteur ; elle place cette sorte d'épidémie en 1799, mais il est bien probable qu'il ne faut voir là qu'une erreur de date.

Dezoteux et Valentin (ouvr. cité p. 256) déclarent n'avoir pas rencontré cette complication de la variole inoculée, bien qu'elle puisse arriver de la même manière que la rougeole.

Enfin Montfalcon (*Dictionnaire de médecine*, t. LVII, 1821, p. 91) dans son article sur l'inoculation de la variole, mentionne simplement que la scarlatine... peut compliquer la variole inoculée et troubler sa marche.

Ce sont là tous les renseignements contenus dans les auteurs, et, à notre connaissance il n'existe aucune observation détaillée de variole inoculée coexistant avec la scarlatine. Il eût été pourtant d'un grand intérêt de noter l'influence de la fièvre scarlatineuse sur l'évolution des pustules d'inoculation et de l'éruption variolique elle-même.

On peut d'ailleurs, sans s'aventurer beaucoup, affirmer que cette action doit être analogue à celle de la rougeole.

§ III.

SUCCESSION DES ÉRUPTIONS SCARLATINEUSE ET VARIOLIQUE.

DESESSARTZ. Mémoires de l'Institut national des Sciences et des Arts t. I, 1798, p. 438, obs. I.

GUERSANT. Gazette des hôpitaux, 23 novembre 1833, p. 459, obs. I.

BERTON. Traité pratique des maladies des enfants, 2° éd., 1842, p. 427, obs. LXXXVIII.

WEISSE. Journal für Kinderkrankheiten, II, 1844, p. 31.

BARTHEZ. Revue médico-chirurgicale de Malgaigne, 1854, p. I.

BAMBERGER. Oesterreichische Zeitschrift für practische Heilkunde, 1858, n° 10, p. 160.

BESNIER. Comptes-rendus mensuels de la Commission des maladies régnantes, 3ᵉ fascicule (année 1868), p. 9.

BUCQUOY. Comptes-rendus mensuels de la Commission des maladies régnantes, 5ᵉ fascicule (années 1870-1871), p. 33.

KNECHT. Archiv für Dermatologie und Syphilis, 1872, p. 384.

SCHEBY-BUCH. Archiv für Dermatologie und Syphilis, 1873, p. 234.

MARCHAND. Berliner klinische Wochenschrift, 10 juillet 1876, p. 406.

OBSERVATION Marchand (de Berlin). Recrue admise à l'hôpital militaire de Neisse le 17 novembre 1871.

Ce jeune homme était malade depuis le 15 et présentait à son entrée un exanthème scarlatineux déjà assez étendu, qui s'accrut encore jusqu'au 20 novembre et fut accompagné d'une miliaire à peu près généralisée.

Du 20 au 22, il eut en outre une polyarthrite scarlatineuse des articulations des mains, des doigts et du pied, et une angine diphthéritique légère.

Le 20 novembre, après-midi, on plaça dans la chambre où jusqu'alors le scarlatineux s'était trouvé seul, une seconde recrue qui avait une rougeur presque uniformément répandue sur les téguments. Mais il existait déjà des pustules commençantes au palais, qui devinrent mieux distinctes le lendemain.

L'erreur ayant été reconnue, le 21 dans l'après-midi, on transporta ce malade dans le service des varioleux où l'on ne tarda pas à voir se développer chez lui une variole confluente grave. Il était donc resté vingt-quatre heures dans la chambre du scarlatineux.

Celui-ci n'avait déjà plus de fièvre le 29 au soir, et le 30 au matin, la desquamation était en pleine activité.

Le 30 au soir, c'est-à-dire juste dix fois vingt-quatre heures après l'admission du second militaire, la température monta à 38°,7 ; le lendemain soir elle était encore plus considérable.

Le 2 décembre se montrait une nouvelle rougeur tachetée de la peau dans le triangle inguino-crural ; elle s'étendit le 3.

Le 4, se développèrent de nombreuses pustules sur le front et sur les membres, et enfin le 5, d'abondantes pétéchies de la grosseur de têtes d'épingles, sur la peau du tronc et des cuisses.

Le 3, au matin. T. 40° sur 41°,2.

Le 4. T. 40°,8-41o,2.

Le 5. T, 40°,2-41°,1.

Le 6. T. 39°.2 matin et soir. Pendant que la fièvre diminuait, les pustules se développaient ; elles atteignirent leurs plus grandes dimensions aux mains et à la face. Guérison sans entrave. Exeat le 31 décembre.

L'infirmier de 24 ans qui avait aidé le 21 novembre à enlever le varioleux de la chambre du scarlatineux ne se trouva que cette fois là en contact avec celui-ci. Il n'existait pas d'autre cas de scarlatine. dans l'hôpital. Le 24 novembre après-midi, c'est-à-dire au bout de trois fois vingt-quatre heures, l'infirmier fut pris de céphalalgie, mal de gorge, etc., et bientôt de l'éruption scarlatineuse.

Nos onze observations renferment 6 enfants de 2 à 13 ans, et 5 adultes.

Il n'est parlé des *prodromes scarlatineux* que chez le malade de Guersant où ils ont duré 4 jours.

L'*éruption scarlatineuse* n'a présenté aucune particularité ; la desquamation fut en général abondante.

Les *prodromes varioleux* ont eu une durée variable de quelques heures à plusieurs jours.

L'*éruption variolique*, toujours survenue durant la période de desquamation scarlatineuse, s'est montrée du 9° au 23° jour de la scarlatine, sans préférence sensible pour un jour plutôt que pour un autre.

On compte dans le nombre des varioloïdes et des varioles

aussi bien discrètes que confluentes. Le soldat de Marchand a eu des pétéchies.

Chez un certain nombre de malades, l'exanthème varioleux a présenté des irrégularités dues à l'existence de complications le plus souvent mortelles.

Le patient de Desessartz seul a fini par guérir. Chez lui, la variole apparue le 15ᵉ jour de la scarlatine a offert maintes déviations de sa marche habituelle qui s'expliquent en grande partie par la coexistence d'une éruption miliaire fébrile, survenue le lendemain. L'auteur a noté entre autres : la rareté ou l'absence de boutons varioleux au niveau des régions occupées par l'exanthème vésiculeux ; l'état stationnaire de l'éruption variolique causée par cette miliaire intercurrente. Il y a eu ainsi un retard de 5 jours pleins, dans la maturation des boutons.

Chez le malade de Guersant, l'éruption de variole qui s'est produite le 13ᵉ jour de la scarlatine a eu une marche très-lente, à cause de la pneumonie coïncidente.

Chez celui de Weisse, les boutons varioleux, parus vers le 21ᵉ jour de la scarlatine, ne se remplirent pas bien.

Enfin, dans le cas de Berton, les papules sorties vers le 23ᵉ jour, restent longtemps pâles sans se transformer, puis les pustules sont peu développées, n'ont pas d'aréole ; et la dessiccation est lente, mais il existe une complication pulmonaire.

La *contagion variolique* a eu lieu tantôt pendant l'incubation, tantôt pendant l'éruption, tantôt même (pour le cas le plus tardif) au début de la desquamation de la scarlatine.

Les observations de Scheby-Buch et de Marchand nous montrent que chez les scarlatineux la durée de l'incubation variolique est sensiblement la même que d'habitude. En effet, chez le premier sujet l'éruption de variole a débuté le 13ᵉ jour et chez le second le 14ᵉ après le contact suspect.

Le fait de Marchand nous prouve aussi que dans ces conditions, la longueur de la période d'invasion n'est pas changée ;

en revanche, chez le même malade, la fièvre a été intense e
s'est prolongée après l'éruption terminée.

Complications dans près de la moitié des cas et presque toujours mortelles. Parmi celles tenant à la *scarlatine* l'anasarque
générale ou partielle se trouve être la plus fréquente.

La *variole* s'est accompagnée deux fois de diarrhée cachectique (Guersant, Weisse), deux fois de lésions pulmonaires (Guersant, Knecht), une fois d'ophthalmie purulente double avec
perte de la vue et ulcérations rebelles de la peau (Guersant).

Le malade de Berton a présenté une complication thoracique
exceptionnelle, et qu'on saurait difficilement rattacher à la
scarlatine plutôt qu'à la variole : pendant la desquamation
scarlatineuse, il a eu deux hémoptysies et 4 jours plus tard,
l'éruption variolique ; à l'autopsie on a constaté une apoplexie
pulmonaire.

Les complications scarlatineuses et varioliques ont été également communes, mais les secondes furent plus redoutables.

Terminaison. 4 malades ont succombé, trois par affaiblissement progressif et diarrhée cachectique le 12ₑ (Weisse), le 20ᵉ
(Berton) et le 36ᵉ jour de l'éruption variolique : dans ce dernier fait, appartenant à Guersant, il y avait en outre une pneumonie latente.

Enfin, dans le cas de Knecht, la mort fut causée par œdéme
pulmonaire à une époque indéterminée ; l'autopsie d'ailleurs
n'a pas été pratiquée.

Pronostic : Sur ces 4 varioles mortelles, deux au moins
étaient discrètes.

Sur les 4 décès, 3 sont fournis par les enfants, c'est-à-dire
que la moitié d'entr'eux ont péri, sans que leur âge ait eu
quelque influence. L'époque d'apparition de la variole ne
rend pas davantage compte de cette mortalité.

Le pronostic est donc assez sérieux, surtout dans l'enfance.

§ IV.

COEXISTENCE DES ÉRUPTIONS DE SCARLATINE ET DE VARIOLE AVEC ANTÉRIORITÉ DE L'ÉRUPTION SCARLATINEUSE.

ROGER. Comptes-rendus des maladies régnantes pour 1870-1871, par Besnier, p. 82 (aucun détail).
FREER, BROADBENT. British medical Journal, 1872, t. I, p. 393.

On trouvera dans les combinaisons ternaires de fièvres éruptives, un quatrième fait semblable (Aran) qui s'est terminé par la mort.

Mais des 3 cités ci-dessus, 2 au moins se sont terminés favorablement. La guérison est probable aussi dans l'observation de Broadbent, bien qu'elle ne soit pas expressément indiquée.

OBSERVATION Freer : Le 1er janvier 1872, Jeanne, âgée de 15 ans, était atteinte d'une scarlatine angineuse bien marquée qui s'acheva favorablement. L'éruption disparut et la desquamation commença au bout de six jours. Le rétablissement fut parfait.

Le 12. Elisabeth, âgée de 13 ans, sœur de la précédente, tombait malade à son tour d'une scarlatine angineuse très-nette.

Le 15, 4e jour de l'éruption, la face, les bras, le tronc et les jambes étaient garnis de nombreuses vésicules caractéristiques de la variole discrète.

Deux jours avant que l'éruption vésiculeuse devint pustuleuse, la desquamation s'était établie et se compléta lorsque les croûtes tombèrent.

La malade guérit très-bien, sans complications.

Sa plus jeune sœur, Marie-Anne, âgée de 11 ans, fut prise le même jour (12 janvier) de variole discrète et, faute de place, coucha dans le même lit qu'Elisabeth. Elle se rétablit sans attraper la fièvre scarlatine de sa sœur.

Le 1er janvier, date à laquelle Jeanne tombait malade de la scarlatine, il n'y avait pas d'autre cas de cette fièvre dans l'espace d'un mille et demi, à ma connaissance, du moins. Pendant qu'elle était alitée, sa jeune sœur Elisabeth jouait avec les enfants d'une maison dans laquelle une famille entière, père, mère et trois enfants, avaient la variole discrète ou confluente.

C'est indubitablement au contact de ces enfants qu'elle a absorbé le poison varioleux, deux ou trois jours après avoir gagné le germe de la scarlatine auprès de la sœur aînée.

Contrairement à Freer nous pensons que la *contagion de la variole* fut antérieure à celle de la scarlatine.

Le *Diagnostic* est ici une question extrêmement importante, à cause de la grande fréquence du rash scarlatiniforme prévariolique.

Les méprises se renouvellent encore de nos jours, ainsi qu'on va le voir, quoique la signification de cet érythème ait été appréciée convenablement déjà depuis longtemps, même dans la variole naturelle.

Ainsi Chambon (Des maladies des enfants, Paris an VII, tome second, chapitre 86e, p. 425) le décrit en ces termes :

« L'effervescence que détermine le virus varioleux donne quelquefois naissance aux éruptions scarlatines, qu'on fait consister dans des taches étendues, d'une rougeur très-foncée, et qui se manifestent particulièrement sur les bras, la poitrine, le col et l'abdomen... En général, l'éruption scarlatine précède de peu de temps les boutons varioleux, ou naît avec eux ; il est rare qu'elle succède à leur apparition. »

La thèse d'Alméras (Des rash ou exanthèmes scarlatiniformes confondus avec les scarlatines, Paris, 1862, no 169) est probablement le premier travail un peu étendu qui ait paru en France sur ce sujet.

Nous devons en outre citer l'étude très-détaillée qu'en a faite Th. Simon, de Hambourg (Das Prodromal-Exanthem der Pocken, Archiv für Dermatologie und Syphilis, 1870, p. 346-383 et 1871, p. 242 et 309) et l'article Rash de Legroux (Dictionnaire encyclopédique des sciences médicales 1874).

Th. Simon a publié des observations dans lesquelles le rash

a précédé le frisson lui-même, constituant ainsi le phénomène initial de l'invasion variolique.

Les faits suivants donnés comme des exemples de scarlatine-variole nous paraissent être en réalité des rash :

DE HAEN. Ratio medendi IV, édition Didot, 1764, Tractatus de febrium divisionibus, p. 90.

RÉVOLAT. Gazette des hôpitaux, 21 janvier 1832, p, 411.

CLARUS. Beiträge zur praktischen Heilkunde von Clarus et Radius, t. I, 1834, p. 95 (6 cas).

BUTTMANN. Schmidt's Jahrbücher, XXVI, 293 (2 cas).

FAIVRE. Etude sur les complications de la variole avec les autres fièvres éruptives. Thèse inaug. Paris, 1849, n° 220. Il est juste de dire que, malgré le titre de son travail, cet auteur devine la réelle signification de l'érythème hypogastrique.

BROKE-GALLWEY. The Lancet, 28 août 1858, p. 229, obs. II.

MURCHISON. Mémoire cité, obs. III, IV et V.

PASSANT. Gazette des hôpitaux, 4 février 1860, p. 57.

COUTURIER. Gazette des hôpitaux, 1860, p. 142.

PUJOS. Journal de médecine de Bordeaux, 1863, p. 99 (2 faits n°s 1 et 3).

SANSOM. British medical Journal, 9 juin 1868, p. 465, et 15 avril 1871, p. 395 (3 faits).

BRUNTON. Medical Times and Gazette, 3 juin 1871, p. 648, obs. II.

Comme nous l'avons fait pour les rash morbilliformes, nous allons analyser ces 24 observations. Cela nous servira non-seulement à justifier notre diagnostic contraire à celui de leurs auteurs, mais encore à faire ressortir les traits qui différencient ces cas des véritables scarlatines-varioles.

Sur les 18 faits où l'époque d'apparition du rash est spécifiée, 12 fois elle correspond au 3e ou 4e jour des prodromes, 4 fois au deuxième, 1 fois au cinquième et une fois au septième.

Le lieu où il a débuté n'est indiqué que dans un petit nombre d'observations. Chez les 6 malades de Clarus, c'est au pourtour des poignets et des malléoles que l'érythème a commencé ; chez un des patients de Murchison et chez celui de Révolat c'est par la face ; enfin sur le sujet de Passant c'est dans l'aîne droite qu'il s'est montré tout d'abord.

Suivant son plus ou moins d'extension, on peut reconnaître 3 variétés de rash scarlatiniforme :

1° Rash *localisé*, hypogastrique et inguino-crural (3 cas).

2° Rash *disséminé*, occupant certains lieux d'élection, indiqués par les auteurs qui se sont occupés de cette question, mais différant suivant les sujets (9 cas).

3° Rash *généralisé* d'emblée ou pendant le cours des 2 jours suivants (12 cas).

C'est cette dernière espèce qui peut embarrasser réellement le diagnostic ; l'aspect variable de l'éruption permet encore de la subdiviser.

Dans nos observations de rash localisés et disséminés, l'érythème simulait uniquement la scarlatine.

Quand le rash était généralisé, il présentait, selon les patients, 3 apparences diverses.

Purement scarlatiniforme chez la moitié d'entre eux, il était scarlatino-morbilleux sur 4 individus et joint à des pétéchies sur 2 autres.

Ces 6 derniers faits correspondent à quatre varioles hémorrhagiques et à deux varioles confluentes.

Il n'est pas rare de voir le rash scarlatiniforme persister pendant 4 jours. Dans les varioles hémorrhagiques, il dure volontiers jusqu'à la mort qui est précoce, et prend une teinte violacée dans les derniers temps de la vie.

Si dans l'immense majorité des cas, ce rash disparaît sans laisser de traces, 4 fois on a noté une desquamation au niveau des points où il se trouvait. Mais les caractères mêmes de cette desquamation éloignent l'idée d'une scarlatine : toujours limitée aux régions recouvertes par l'érythème, souvent même bornée à une partie seulement, elle est essentiellement farineuse et ne dure jamais au delà d'un petit nombre de jours.

Sur 14 faits où les rapports chronologiques entre le rash scarlatiniforme, et l'éruption variolique sont nettement établis, on en compte 5 où il l'a précédée de 2 jours, 4 où il ne l'a devancée que d'un seul jour ; 2 dans lesquels il a paru 4 jours avant elle ; 2 autres où il eut 3 jours d'avance sur elle ; enfin chez un des malades de Sansom 9 jours ont séparé le début des deux éruptions, mais dans ce cas exceptionnel, la lombalgie existait elle-même 8 jours avant la poussée de varioloïde qu'elle annonçait.

C'est en général dans les varioloïdes *normales* que l'éruption papuleuse suit de plus près le rash : celui-ci ne lui est guère antérieur de plus de 2 jours. Dans les varioles hémorrhagiques, au contraire, les deux exanthèmes conservent la plus grande distance.

Très-souvent les districts occupés par le rash sont épargnés par la variole, mais cela n'est pas absolument constant. Dans quelques observations, les papules ont débuté au niveau même du rash (1re observation de Faivre) ou bien les deux éruptions mélangées coexistent un peu partout, (2^c malade de Buttmann) ce qui se comprend aisément toutes les fois que l'érythème prodromique est universel.

Parmi les symptômes qui peuvent accompagner le rash, il en est quelques-uns capables de donner le change. Nous citerons l'état framboisé de la langue mentionné dans plusieurs observations, le larmoiement, le gonflement des parotides, l'angine diphthéritique avec adénite sous-maxillaire, l'albuminurie passagère liée à la variole.

L'issue de la maladie est mentionnée dans 23 de nos observations. 9 patients ont succombé, 5 par varioles hémorrhagiques et 4 par confluence de l'éruption.

Parmi les 14 qui ont guéri, il y a 12 varioloïdes, 1 variole discrète et 1 variole confluente.

Il nous faut maintenant énumérer les points utiles au diagnostic différentiel du rash scarlatiniforme et de la scarlatine. Ce sont :

1° L'époque d'apparition en général plus tardive dans le rash que dans la scarlatine dont les prodromes se prolongent rarement deux jours ;

2° Les siéges de prédilection du rash différents de ceux de la scarlatine qui ne varient guère ;

3° Son mode d'extension qui est tantôt irrégulier, tantôt inverse de celui de la scarlatine. Ainsi, le rash commence soit par l'hypogastre, soit par les extrémités, soit par la face, triple mode de début étranger à la scarlatine, dans l'immense majorité des cas ;

4° Sa durée généralement moindre ;

5° Sa disparition sans trace de desquamation chez le plus grand nombre des sujets ; chez les autres, l'existence d'une desquamation furfuracée très-limitée quant à l'étendue et à la persistance ;

6° L'existence simultanée des prodromes varioleux, de la lombalgie en particulier ;

7° L'immunité plus ou moins entière conférée aux districts tégumentaires occupés par le rash. Mais ce caractère a moins d'importance que les autres, car il ne se révèle que dans les cas de rash non généralisé, où le diagnostic est relativement facile ;

8° La marche de la température, typique dans la scarlatine.

Nous n'avons trouvé aucun exemple de *succession immédiate des éruptions de variole et de scarlatine* : Vu l'évolution beaucoup plus longue dans la variole que dans les autres fièvres éruptives, et l'incubation de la scarlatine incomparablement plus courte, ces faits auraient d'ailleurs un moindre intérêt.

§ V.

COEXISTENCE DES ÉRUPTIONS DE VARIOLE ET DE SCARLATINE AVEC ANTÉRIORITÉ DE L'ÉRUPTION VARIOLIQUE.

VIEUSSEUX. Recueil périodique de la Société de médecine de Paris, t. VI (1799), p. 416, et Journal de médecine, de chirurgie, pharmacie, etc., par Corvisart, Leroux et Boyer (AN X), 1802, t. III, p. 34 (3 faits).

MARSON. Medico-chirurgical Transactions, 1847, p. 121 (7 faits).

GOODFELLOW. Cité par le précédent (3 faits).

DOUET. Gazette des hôpitaux, 28 avril 1860, p. 202.

MONTI. Schmidt's Jahrbücher, CXXXVI, p. 167, obs. II.

PAULICKI. Archiv für Dermatologie und Syphilis, 1869, p. 275.

FLEISCHMANN. Jahrbuch für Kinderheilkunde, 1871, p. 166 (4 observ., nᵒˢ 1, 3, 4 et 5.

FLEISCHMANN. Archiv für Dermatologie und Syphilis, 1872, p. 223 (3 obs., nᵒˢ 1, 3 et 5).

KNECHT. Archiv für Dermatologie und Syphilis, 1872, p. 214.

SIMON (de Hambourg). Archiv für Dermatologie und Syphilis, 1873, p. 103 (10 observations).

KRAMER. Vierteljahrsschrift für Dermatologie und Syphilis, 1874, page 41.

OBSERVATION Fleischmann (n° 3, 1871) : Jules, âgé de 4 ans, non vacciné, était atteint d'une variole très-forte. Il était entré à l'hôpital le 2 décembre 1870, au 4° jour de sa maladie : c'était un enfant robuste, doué d'embonpoint et ayant la voix rauque.

Sur tout le corps, il présentait de nombreuses papules et vésicules, petites, en partie confluentes. Abondantes pustules sur la muqueuse bucco-pharyngée.

La suppuration consécutive se fit sans trouble aucun.

Avant le début de la dessiccation, se montra un *érythème pointillé* fugitif du tronc et des extrémités inférieures; après une courte existence il disparut.

La dessiccation commença le 6 novembre à la face, mais la température des téguments resta très-haute.

Le 10 novembre, survinrent des selles liquides qui durèrent deux jours.

Le 12. La dessiccation était complète, cependant la température de la peau ne tombait pas ; mesurée dans le rectum, elle variait de 39,2 jusqu'à 40,5.

Le 14. Entre les croûtes varioliques desséchées, apparut un exanthème rouge scarlatineux, accompagné d'une fièvre intense ; cette éruption ne disparut pas avant la mort et sur le cadavre elle était encore frappante par l'intensité de sa rougeur.

Il y eut en outre de la douleur de déglutition causée par les amygdales et la luette fortement tuméfiées.

Lorsque l'érythème scarlatineux persistait déjà depuis deux jours, il se fit au dos et aux membres quelques hémorrhagies cutanées brûlantes au toucher.

Le 18 Tuméfaction hydropique des membres, du scrotum et du prépuce. Urine brunâtre, contenant du sang et de l'albumine ; le sédiment était formé de tubes fibrineux et épithéliaux récents, de gros corps granuleux et de détritus cellulaires. La couleur rouge vif de la peau prit dans le cours de la journée une nuance violette ; les extrémités devinrent froides et la mort arriva à dix heures du soir.

Observation Fleischmann (n° 5, 1871). Caroline, âgée de 6 ans, non vaccinée, entre atteinte de variole, à l'hôpital, le 4 novembre 1870.

La fièvre d'invasion présageait déjà une forme très-grave de la maladie : durant quatre jours, la température se maintint à une hauteur de plus de 40°.

A l'époque de l'éruption, le plus haut chiffre fut de 40°,9.

Je néglige ici, vu la marche traînante de la maladie, les détails moins importants, pour remarquer seulement que le 6 novembre, au soir, se fit le début de l'exanthème variolique qui fut extrêmement cohérent ; les pustules de la gorge causèrent une dysphagie intense.

Pendant la période d'état de l'éruption, la température se maintint entre 38° et 39°.

Le stade éruptif de trois jours fut suivi d'un stade d'état de quatre jours, après quoi la dessiccation commença à la face le 11 novembre.

Après quatre autres jours, elle n'avait progressé que jusqu'au cou ; on était le 15 novembre.

Ce jour-là, on remarqua chez l'enfant une agitation très-grande et une mauvaise humeur surprenante.

L'examen des viscères ne donna que des résultats négatifs :

Le soir, la température rectale étoit de $40_0,5$ et même le lendemain, à la même heure, elle atteignait $41°,1$.

Le 3ᵉ jour de ce nouvel accès fébrile (16ᵉ jour de la maladie), durant lequel la dessiccation n'avait fait que des progrès tout à fait insignifiants, quelques pustules des membres prirent un caractère hémorrhagique, tandis que la peau située dans leurs intervalles acquérait elle-même une couleur rouge bleuâtre, et devenait brûlante au toucher.

Le reste des pustules prit une teinte rose sale, toute spéciale.

La langue était sèche, rouge vif, croûteuse par places ; la déglutition gênée par l'inflammation gutturale.

Après deux jours de durée de ces symptômes cutanés, la coloration normale commença à revenir graduellement.

La fièvre qui avait été intense pendant quatre jours, rétrocéda aussi, progressivement, comme elle avait débuté; au 18ᵉ jour de la maladie, le thermomètre n'était plus qu'à 38•.

Dès lors, reparurent, comme avant le dernier paroxysme fébrile, les exacerbations vespérales, variant de quelques dixièmes à un degré.

Au 20ᵉ jour de la maladie, la dessiccation était terminée ; elle avait ainsi duré onze jours pleins.

Immédiatement après, il devint impossible de douter qu'on venait d'avoir affaire à la scarlatine.

Entre les cicatrices de variole et sur leur pourtour, se firent de petits décollements de la peau, en forme d'éventails.

Sur le thorax et sur le ventre qui avaient été le plus épargnés par l'éruption variolique, on voyait de grandes surfaces de plusieurs pouces carrés d'étendue se soulever et leur épiderme tomber en une seule plaque.

La patiente fut renvoyée guérie le 29 novembre.

L'observation suivante est digne d'une attention particulière. Elle a été recueillie dans le service d'un des disciples d'Hebra, Auspitz qui, vaincu par l'évidence, a publié ce fait si contraire aux doctrines de l'école à laquelle il appartient :

OBSERVATION Kramer (abrégée). Apprenti serrurier, vacciné, âgé de 17 ans. Admis pour une variole le 13 juin 1873 à l'hôpital des varioleux de Vienne.

Il était au 4° jour de la maladie : les vésicules abondantes, sur la face et le savant-bras, très-clairsemées sur le reste du corps, étaient déjà partiellement transformées en pustules.

En outre, tout le corps était couvert d'un *érythème* diffus, plus intense sur le ventre et dans le triangle fémoral droit ; en ce dernier lieu se voyaient aussi quelques petites ecchymoses prodromiques, de teinte livide pâle.

Temp. rectale, soir, 38°,8.

15 juin. L'érythème était complètement disparu et les ecchymoses décolorées; T. soir, 37°,4.

Le 16. Quelques pustules en voie de dessiccation. T. soir, 37°,8.

Le 17 (8° jour de la maladie). Toute la peau est recouverte d'une rougeur scarlatineuse d'un pourpre intense. Elle a son maximum d'intensité sur le thorax, la ceinture, les bras et les cuisses.

Le voile palatin est rouge et parsemé d'un pointillé ecchymotique; de même les autres parties de l'isthme.

Sur la voûte palatine, pustules varioliques desséchées.

Douleur en avalant. Tuméfaction des ganglions lymphatiques, surtout à gauche.

Une partie de l'éruption variolique est encore à l'état de pustules remplies d'un pus épais, blanchâtre, l'autre forme déjà des croûtes. Les boutons les plus avancés sont ceux du visage et de la poitrine; ceux des bras sont à peu près d'un jour en retard, mais sont plus développés que ceux des membres inférieurs. Temp. matin, 39°,6. Soir, 39°,8. Pas d'albumine.

Le 18, au matin. La rougeur scarlatineuse est plus intense. Tuméfaction considérable des ganglions inguinaux et sous-maxillaires des deux côtés. Un peu d'albumine.

Éruption variolique en voie de dessiccation. Matin, T. 39°,5. Soir, 40°,4.

Le 19. Persistance de la rougeur au même degré. Statuquo des muqueuses. Dysphagie considérable. Matin, 39,9. Soir, 40,1.

Le 20. La rougeur scarlatineuse ne s'est modifiée que sur les jambes où elle est plus tachetée. Enduit blanchâtre sur la luette et la paroi postérieure du pharynx : rougeur vive des autres portions de la gorge.

Miliaire blanche sur le côté fléchisseur des avant-bras.

Toutes les pustules varioliques sont complètement sèches. Matin, 38,4. Soir, 38,6.

- Le 21. Rougeur pâlie à la face ; moins uniforme, plus pointillée sur le thorax.

Miliaire sur les côtés de la poitrine. Amygdales encore tuméfiées. Luette rouge ainsi que le voile palatin qui est garni de vésicules à contenu jaunâtre ; dysphagie encore vive. Un peu d'albumine. Matin, 37,5. Soir, 37,8.

Le 23. Début de la desquamation par la face. Température normale; 24, encore de l'albumine.

Le 26 au soir. Retour fébrile.

Tandis que la desquamation en grands lambeanx continue, érysipèle de la face avec catarrhe bronchique.

Le 29. Encore un peu d'albumine. Plus de fièvre.

Le 20 juillet. Récidive d'érysipèle de la face.

Nous possédons 35 faits de variole-scarlatine, dont plus de la moitié sont suffisamment détaillés.

Ils se repartisent, à nombre presque égal, entre des adultes et des enfants : tandis que les plus âgés des premiers ont 24 ans, le malade le plus jeune n'a que 1 an et 1|2.

Les *prodromes varioleux* ont duré de quelques heures (3 cas) à quatre jours, sans jamais rien d'insolite.

4 patients ont eu un érythème prodromique scarlatiniforme, partiel ou généralisé. Chez celui de Knecht, il était à grosses taches sur le tronc et diffus sur le côté extenseur des membres. En général, ce rash a promptement disparu et toujours avant l'apparition de la scarlatine.

Eruption variolique; 23 observations nous fournissent des renseignements, sur son abondance et sa nature : 13 fois c'était des varioloïdes, 4 fois la variole était discrète; les 6 autres fois, elle était plus ou moins confluente. En somme, l'espèce bénigne prédomine·

La marche de l'éruption a été régulière chez la plupart des sujets.

Comme *phénomènes concomitants,* 2 malades ont présenté

un érythème scarlatiniforme tardif, survenu à la période de suppuration, mais évanoui déjà avant le début de l'éruption scarlatineuse proprement dite.

Nous aurons à revenir sur ces rash secondaires, à l'occasion du diagnostic.

Les *prodromes sarlatineux* sont spécifiés dans 26 de nos faits et aucun des autres n'en note l'absence.

Ce sont les phénomènes bien connus : fièvre vive, ou recrudescence notable du mouvement fébrile préexistant ; élévation brusque de la température, mal de gorge avec amygdalite souvent exsudative.

La durée en est indiquée pour 15 cas : elle a été 7 fois de quelques heures seulement ; 5 fois de deux jours : 1 seule fois, les symptômes d'invasion ont persisté quatre jours.

L'*éruption scarlatineuse* est apparue du deuxième au quatorzième jour de l'éruption variolique ; la fréquence est sensiblement la même pour chacun des jours intermédiaires.

Mais, fait important à noter, dans les cinq septièmes des cas, au moment où la scarlatine se montrait, la dessiccation était déjà commencée, à la face au moins.

Sur la presque unanimité des malades, elle a conservé tous les caractères de la scarlatine primitive et simple.

Aucune anomalie n'est signalée dans son mode de début ou d'extension. Habituellement d'une couleur très-vive, on peut citer, comme exceptionnels, les 3 cas dans lesquels elle était d'un rose pâle ou d'un rouge sale.

Quand elle n'était pas nettement distincte dès le jour de son apparition, elle ne tardait pas à le devenir.

Chez quelques patients, elle était plus manifeste en certaines régions, mieux épargnées que d'autres par la variole.

Son pointillé fin, reposant sur une rougeur uniforme, se retrouvait partout : chez un seul sujet, la scarlatine n'était pas universelle, mais ce fait même ne peut laisser prise au doute, car l'éruption fut suivie d'une desquamation abondante qui se prolongea un mois durant.

Dans la seconde des observations de Fleischmann rapportées plus haut, les téguments étaient d'un rouge bleuâtre et d'une température brûlante dans les intervalles des pustules : quelques-uns des boutons des membres prirent un caractère hémorrhagique, tandis que les autres devenaient d'une teinte rose pâle. Ici encore, malgré l'apparence insolite de l'exanthème, la desquamation consécutive est venue confirmer le diagnostic.

L'éruption a persisté le plus souvent trois ou quatre jours, quelquefois davantage, jamais moins. Sa disparition plus ou moins prompte, a paru tenir à des particularités individuelles e non à l'influence de l'autre exanthème.

La desquamation est l'un des phénomènes dont l'étude importe surtout au diagnostic de la scarlatine.

Débutant à une époque variable, suivant les sujets, elle a eu une durée minimum d'un septénaire et une durée maximum d'un mois et demi.

Chez beaucoup de malades, elle a été très-considérable.

La desquamation par grands lambeaux fut souvent plus appréciable dans les parties respectées par la variole. D'autre part, l'exfoliation s'opérait aussi avec une sorte de prédilection au pourtour des stigmates varioleux.

La *contagion scarlatineuse* a toujours été consécutive à celle de la variole, et dans l'immense majorité des cas, elle a eu lieu pendant le premier septénaire de l'éruption variolique.

Les épidémies hospitalières décrites par Marson, Fleischmann et Simon, dans lesquelles les malades admis pour une variole n'ont pas tardé à contracter dans les salles la scarlatine, nous offrent les moyens d'apprécier le temps qui s'écoule entre l'infection scarlatineuse et le début de l'éruption.

En supposant que les sujets aient absorbé le poison morbide dès le jour de leur entrée à l'hôpital, on obtient la longueur maximum de l'incubation qui est très-probablement supérieure, dans une partie des cas à la véritable.

Avec la moyenne des chiffres fournis par 8 observations de Simon, on arrive à celui de cinq jours et demi qui représente le stade latent augmenté de la période prodromique de la scarlatine.

Complications : 15 cas en ont offert de plus ou moins graves.

Une seule malade a eu à la fois des accidents varioleux et scarlatineux ; c'était une enfant âgée de 2 ans, non vaccinée, chez laquelle les croûtes varioliques laissèrent quelques ulcérations cratériformes avec sécrétion purulente, tandis que la scarlatine s'accompagna d'une adénite suppurée du cou.

Chez aucun des autres malades, la variole n'a présenté de complication.

Pour la *scarlatine*, les accidents les plus communs furent la diphthérie surtout pharyngée (6 cas) et terminée quelquefois par gangrène ; l'anasarque (4 cas) ; l'albuminurie (3 cas) et la parotidite (2 cas).

Dans la première observation de Fleischmann que nous avons relatée, on vit le troisième jour de l'éruption scarlatineuse, se produire des hémorrhagies cutanées au niveau du dos et des membres.

Terminaison. — Sur les 32 faits dans lesquels elle se trouve indiquée, on compte 24 guérisons et 8 morts.

La terminaison fatale la plus précoce a eu lieu dans l'une des observations de Fleischmann reproduites ici, le cinquième jour de l'éruption d'une scarlatine à tendance hémorrhagique et compliquée d'anasarque albuminurique aiguë.

Trois patients ont succombé le huitième jour de l'éruption de scarlatine ; le premier subitement dans un accès de convulsions: il avait de l'asphyxie et une dysphagie absolue causées par un paquet ganglionnaire ; les deux autres ont été emportés par une diphthérie gangréneuse avec pneumonie, mais l'un d'eux avait une lésion ancienne du poumon, et l'autre était à peine convalescent de rougeole ;

Deux autres enfants sont morts le dixième jour l'un, le onzième jour l'autre ; le premier par épuisement causé par la fièvre (suppurations multiples) et la gêne de déglutition, le second par asphyxie due à une parotidite. Enfin les deux derniers n'ont pas résisté à l'impression du froid dans la convalescence de la scarlatine (Vieusseux).

Pronostic. — Il y a avantage à analyser minutieusement ces faits mortels pour y déceler les circonstances qui ont paru influencer le pronostic.

Dès le premier coup d'œil, il est visible que l'époque d'apparition de la scarlatine n'a eu aucune influence.

D'autre part, la nature des accidents mortels montre pourtant que c'est la scarlatine elle-même qui s'est montrée fatale.

Il nous reste à examiner les conditions tenant à la variole et les conditions individuelles.

Six varioles cohérentes ou confluentes ont fourni 3 morts, 4 varioles discrètes, 2 morts et 13 varioloïdes, une seule mort (pour les deux autres faits mortels on n'a pas de renseignements sur la nature de la variole).

Sur 25 observations qui donnent des indications sur la vaccine, il se trouve 17 vaccinés qui ne comptent qu'un mort et 8 non vaccinés avec 4 morts.

Donc jusqu'ici le pronostic paraît beaucoup plus grave chez les malades atteints de varioles profuses et chez ceux qui ne sont pas vaccinés.

Voyons maintenant l'âge des sujets : Sur 17 adultes aucun n'a succombé ; les 8 morts sont exclusivement parmi les enfants. De plus parmi les 8 sujets non vaccinés se rencontrent 6 enfants dont 4 ont péri.

Enfin les 17 vaccinés renferment seulement 2 enfants et l'un d'eux est mort ; pour les 3 autres victimes, on ignore si elles étaient vaccinées ou non.

Donc l'influence de l'âge est indiscutable et prédominante ; elle l'emporte à la fois sur la vaccination et sur l'espèce de variole.

Diagnostic. — A côté de l'érythème scarlatiniforme prodromique, il peut survenir bien que plus rarement, un rash de même nature, une fois l'éruption variolique faite.

Chambon (ouvrage cité) avait déjà mentionné l'existence de ces rash secondaires.

Deux de nos malades atteints de variole-scarlatine en ont offert des exemples. Personnellement nous avons eu l'occasion d'en observer un, en 1870, à l'hôpital de la Charité, chez un jeune homme vacciné ayant une varioloïde.

Ce rash scarlatiniforme, apparu sur le tronc, le soir du quatrième jour de l'éruption variolique, au moment même où la suppuration des boutons était devenue générale, envahit le lendemain les segments supérieurs des membres et persista partiellement jusqu'au neuvième jour d'éruption, date où le patient était entré en convalescence, Il ne fut pas suivi de desquamation. Mais, détail intéressant à signaler, à partir du début de l'éruption scarlatiniforme, la courbe thermométrique simula à s'y méprendre celle d'une scarlatine, jusque dans son mode de défervescence.

Th. Simon, dans un travail que nous avons déjà signalé Archiv für Dermatologie und Syphilis 1873), en même temps qu'il relatait une dizaine de faits de variole et scarlatine simultanées les faisait suivre d'une quinzaine d'observations de rash scarlatiniforme tardif, recueillies dans le même hôpital et dans le cours de la même épidémie.

Il s'agissait d'individus adultes, âgés de 20 à 35 ans, vaccinés, atteints de varioles discrètes toujours terminées par guérison.

Cet érythème tantôt universel, tantôt disséminé, tantôt loca-
-lisé, survenait le plus souvent à une époque où la dessiccation était complète, ou même la chute des croûtes à peu près
terminée.

Il ne dura jamais moins de trois jours et habituellement fut
précédé ou s'accompagna de fièvre et de quelques autres phénomènes généraux (angine catarrhale en particulier).

Il n'est pas démontré que chez quelques-uns de ses patients,
Simon n'ait pas eu affaire à de véritables scarlatines, comme
chez ceux de sa première catégorie.

Quoi qu'il en soit, cet auteur assigne à ces rash varioliques
secondaires les caractères suivants, opposés à ceux de la scarlatine :

1° Epoque d'apparition plus tardive en général, après le
dixième jour de l'éruption de variole;

2° Absence de fièvre, ou bien fièvre passagère, irrégulière;
à ascension lente; à défervescence critique (certaines courbes,
malheureusement, ne répondent guère à ces affirmations);

3° Défaut de fréquence du pouls, laquelle est au contraire si
marquée dans la scarlatine;

4° Etat de la langue;

5° Nature de l'angine qui n'est pas exsudative;

6° Absence de desquamation ou désquamation furfuracée et
localisée;

7° Absence de suites fâcheuses;

8° Non-propagation de l'affection malgré le manque d'isolement des sujets.

Les six faits ci-dessous, cités par leurs auteurs comme des
exemples de contemporanéité de variole et de scarlatine, nous
semblent plutôt des rash secondaires :

HUFELAND. Bemerkungen über die natürlichen und inoculirten Blat-
tern.... Berlin, 1798 (3ᵉ édit.), p. 146, obs. VI.
RATTER. Medicinische Jahrbücher des ks. k. k. oesterreichischen
Staates, 1835, p. 256.

SPADAFORA. Gazette médicale, 15 avril 1837, p. 234.
FLEISCHMANN. Jahrbuch für Kinderheilkunde, 1871 (2ᵉ observ.) et Archiv für Dermatologie und Syphilis, 1872 (obs. nᵒˢ 2 et 4).

Ces observations comprennent une variole *hémorrhagique* (Spadafora), une variole *cohérente* (Fleischmann 1872, no 2), une *varioloïde* irrégulière à marche traînante (Hufeland) et trois *varioles discrètes*.

Le rash est apparu deux fois le deuxième jour de l'éruption variolique, une fois le troisième et trois fois (dans les trois varioles discrètes) le cinquième jour.

Jamais il n'était très-localisé : dans les deux tiers des cas, il occupait une portion plus ou moins vaste du corps ; dans le tiers restant, il était universel.

Chez tous les malades, il était uniquement scarlatiniforme.

Il a toujours persisté au moins trois jours, et jusqu'à la mort dans les cas qui se sont terminés fatalement dans le cours du premier septénaire.

Dans aucune observation on n'a signalé de desquamation.

Chez les trois sujets atteints de variole discrète, l'apparition du rash a coïncidé avec une recrudescence fébrile le 5ᵉ jour ; il est très-vraisemblable que c'était la fièvre secondaire.

Cinq fois sur les six, les malades ont succombé (quatre fois du 6ᵉ au 8ᵉ jour de la variole) ; le malade de Hufeland, atteint de varioloïde, a seul guéri.

Le pronostic de ce rash est donc très-sérieux, et bien différent de celui du même rash observé par Simon chez des adultes vaccinés.

— Le diagnostic de la scarlatine venant compliquer une éruption variolique pourra être établi dans les circonstances suivantes : apparition d'une fièvre considérable avec fréquence très-grande du pouls, mal de gorge et amygdalite pultacée, bientôt suivis de l'éruption caractéristique, pointillée, universelle, se terminant par une desquamation lamelleuse, dans tous les cas où la mort ne serait pas trop prompte.

- On évitera une méprise fâcheuse, en se rappelant que dans la variole vraie, la période de suppuration s'accompagne toujours d'une réapparition du mouvement fébrile et souvent aussi d'une recrudescence du mal de gorge.

Il résulte de là que dans les varioles abortives, le diagnostic est plus facile que dans les autres : ce sont du reste, paraît-il, les cas les plus communs.

L'influence de la variole sur la scarlatine a été nulle.

Quant à l'influence de la scarlatine sur la variole, nous avons à constater en cet endroit une lacune regrettable dans la plupart de nos observations. Presque tous les auteurs, entre autres Simon, ont l'air de s'être uniquement attachés à prouver la coexistence de la scarlatine sans étudier les effets que sa présence peut déterminer sur la marche de l'éruption variolique.

Fleischmann paraît être le seul qui ait envisagé cette face de la question. Voici le résumé des observations dans lesquelles il la traite :

1° Observation V du Mémoire de 1871. (C'est une de celles que nous avons publiées.)

Variole cohérente; scarlatine le 13° jour; marche très-lente de la dessiccation, qui dure 11 jours pleins.

Ce fait perd un peu de sa valeur, par la raison que d'autres complications ont prolongé le mouvement fébrile durant 24 jours.

2° Observation I du Mémoire de 1872 : Variole d'abondance moyenne, à évolution régulière, à peine fébrile. Début de dessiccation par la face, le 12° jour de la maladie. Ce travail est lent jusqu'à l'apparition de la scarlatine qui a lieu le 17° jour; à partir de cette date il marche rapidement, de façon à être terminé le 19°.

Ce cas, bien que plus concluant, manque encore de précision, car la phase de ralentissement de la dessiccation nous semble mal délimitée.

3° Observation III du même Mémoire : Variole très-discrète. Scarlatine le 6ᵉ jour de la maladie. Arrêt de maturation de quelques pustules.

— Voilà tous les renseignements contenus dans nos observations, touchant l'influence de la scarlatine sur l'évolution des boutons varioleux.

En face de cette pénurie, nous avons le droit et le devoir de recourir à une autre source d'information qui nous est fournie par des faits très-comparables : rougeoles arrivant dans le cours de varioles.

L'action de la scarlatine doit être très-analogue, puisque l'influence de la rougeole n'a rien d'idiopathique. La fièvre scarlatineuse, comme la fièvre morbilleuse, comme la fièvre miliaire, dans le cas rapporté par Desessartz, en un mot comme toute affection fébrile, doit retarder la maturation des pustules ou ralentir leur dessiccation, suivant qu'elle fait explosion un peu avant ou immédiatement après la période de suppuration.

Voici à ce propos un nouvel exemple de l'action des complications fébriles sur la variole. C'est le professeur Gubler qui l'a observé à l'hôpital Beaujon (*Bulletin de la Société médicale des hôpitaux*, 1869, p. 210), et l'a communiqué à M. Besnier pour son rapport sur les maladies régnantes :

« Un malade non vacciné atteint d'une variole des plus confluentes eut, le troisième jour de l'éruption, une *urticaire* presque généralisée aux membres supérieurs et sur la face antérieure du tronc.

« Cette éruption persista trente-six heures, accompagnée de démangeaisons très-vives ; la température rectale monta jusqu'à 40°,6.

« Tant que dura l'urticaire, la variole resta stationnaire ; mais ensuite, elle suivit son cours normal, quoique ayant affecté au début quelques symptômes d'un mauvais présage, tels que épistaxis répétées, rachialgie très-intense, paralysie vésicale, teinte vineuse des pustules. »

— Conformément à ce qui se passe pour la rougeole, la scarlatine est sans influence sur les varioles abortives : circonstance qui explique, en grande partie, le silence de nos observations.

L'influence de la scarlatine sur la variole sera d'autant plus intense que la confluence de l'une est plus marquée, et la fièvre de l'autre plus intense et plus prolongée.

Nous ne saurions, à l'imitation de certains auteurs, imputer à la scarlatine le caractère généralement bénin de l'éruption qui l'a précédée. Il suffit, pour montrer le néant de cette manière de voir, de rappeler que presque tous les varioleux on été admis, ayant déjà leur éruption, dans l'hôpital où ils ont contracté le germe de la scarlatine.

§ VI.

APPARITION SIMULTANÉE DES ÉRUPTIONS DE SCARLATINE ET DE VARIOLE.

Nous n'en avons pu réunir que deux faits :

STANNIUS. Casper's Wochenschrift für die gesammte Heilkunde, 1834 nº 30, p. 482.
RILLIET et BARTHEZ. T. III, p. 169.

Ce dernier cas, rapporté surtout pour les lésions constatées à l'autopsie, est excessivement bref sur les symptômes et sur l'évolution de la double affection. On y voit seulement qu'il s'agissait d'un garçon de 6 ans atteint d'une varioloide, et que la scarlatine suivit sa marche normale. L'angine débuta le jour même de l'éruption. Le patient succomba le 16º jour de la maladie, et l'on constata une gangrène de tout l'isthme avec diphthérie du larynx. Les auteurs ne mentionnent pas le reste de nécropsie.

Voici l'observation de Stannius, qui est un peu plus détaillée :

Jeune homme de 21 ans, scrofuleux, sujet à des poussées d'impetigo figurata aux deux mains. Il est pris d'un frisson, suivi de chaleur, de soif, d'inappétence, de constipation, de lourdeur de tête et de mal de gorge.

Le lendemain, éruption cutanée.

Le 4ᵉ jour de la maladie (10 mars 1834), lorsqu'il vient se faire soigner, l'auteur lui trouve toute la peau recouverte d'une rougeur scarlatineuse disparaissant à la pression du doigt ; les téguments étaient rugueux au toucher.

Sur les mains, beaucoup de vésicules sphériques de moyen volume, remplies d'une lymphe claire, entourées d'un liseré rouge et revêtues d'une mince pellicule.

Au-dessus des sourcils et sur le bord des paupières, on remarquait déjà une légère desquamation.

Lèvres très-rouges. Rougeur modérée de la langue. Angine peu intense.

Au bout de trois jours, la rougeur scarlatineuse des téguments était en grande partie disparue, mais la langue était beaucoup plus rouge qu'auparavant.

Le 13 mars, la desquamation avait fait des progrès à la face, au cou et sur les bras.

Les vésicules des mains s'étaient affaissées, presque desséchées. Mais on apercevait maintenant en différents points du corps, surtout au visage, des élevures rouges, arrondies, sous-cutanées, comme celles qui annoncent une éruption de variole.

La langue est rouge, la fièvre assez forte et la soif considérable.

Le jour suivant, ces élevures avaient tous les caractères de celles de la varioloïde.

Quant à la rougeur scarlatineuse, il en restait à peine de trace.

La desquamation continuait régulièrement.

Le 20 mars, sept jours après leur apparition première, les pustules commencèrent à se dessécher, tandis que la desquamation demeurait toujours considérable.

Lè 25. Le malade s'étant exposé à l'air, dut rentrer cinq jours plus tard, afin de se faire traiter d'une hydropisie aiguë.

Dans l'espace de quelques semaines, il se rétablit parfaitement.

Dans les cas d'apparition simultanée des éruptions, la *contagion de la scarlatine* est évidemment de date plus récente que celle de la variole.

Chez les deux malades de Rilliet et Barthez et de Stannius, il s'agissait de varioloides, et la scarlatine seule fut compliquée.

Diagnostic. C'est un point d'autant plus intéressant à signaler que les observations suivantes, rapportées par leurs auteurs comme des exemples d'éruptions variolique et scarlatineuse débutant. en même temps, sont regardées par nous plutôt comme des faits de rash scarlatiniforme concomitant.

SIEDMOGRODZKI. Rust's Magazin für die gesammte Heilkunde, 1829, t. XXVIII, p. 227.
CONSTANT. Gazette médicale, 16 mai 1834, p. 312.
GLEHN. Zeitschrift für die gesammte Medicin von Dieffenbach, Fricke und Oppenheim, novembre 1836, p. 392.
BERKUN. Casper's Wochenschrift für die gesammte Heilkunde, 1837, page 181.
BARNES. The Lancet, 7 juin 1845, p. 640.
PUJOS. Journal de médecine de Bordeaux, 1863, p. 99 (2ᵉ observ.).

Enfin Cousture (*Des Varioles compliquées...* Thèse inaugurale, Paris, 1829, n° 14) rapporte une observation (p. 47) d'apparition simultanée de varioloïde et d'éruption scarlatiniforme; mais elle est si peu explicite, que nous ne savons la ranger ni parmi les faits vrais ni parmi les controuvés.

Dans les six faits de rash, indiqués ci-dessus, la double éruption s'est montrée trois fois le cinquième jour de la maladie (Glehn, Berkun, Pujos); une fois le quatrième (Constant) et une fois le deuxième (Barnes). La date n'est pas spécifiée dans le cas de Siedmogrodzki.

Pour les 5 malades dont la nature de l'éruption variolique est signalée, on compte 3 varioles hémorrhagiques et 2 varioloïdes.

Une seule fois ce rash était universel (Pujos) : chez les autres patients, il recouvrait une étendue plus ou moins grande des téguments.

Dans les 2 varioloïdes, il disparut dès le lendemain de son apparition ; aussi Glehn intitulait-il son observation : « Lutte entre la scarlatine et la variole avec victoire de celle-ci. » Et Barnes disait : « La scarlatine a été refoulée par la variole plus forte qu'elle.

Dans les autres cas, il a eu une durée variable, mais plus longue.

Ainsi, chez le malade de Berkun, il a persisté jusqu'à la mort, qui est arrivée le septième jour de son apparition.

Chez quelques patients, la variole a présenté des complications plus ordinaires à la scarlatine : anasarque (Barnes), angine diphthéritique (Constant).

Il suffit de connaître la possibilité d'accidents semblables pour ne pas leur assigner une fausse origine dont le diagnostic se ressentirait.

Les trois varioles hémorrhagiques se sont terminées mortellement : l'une au deuxième jour (Pujos), la seconde au troisième jour (Constant) et la dernière au septième jour (Berkun) de l'éruption variolique : les deux premières avaient présenté, à côté du rash, des pétéchies ou du purpura. Dans la troisième, les hémorrhagies furent viscérales.

§ VII.

CARACTÈRES GÉNÉRAUX RÉSULTANT DE LA PRÉSENCE SIMULTANÉE
DANS L'ÉCONOMIE DES VIRUS SCARLATINEUX ET VARIOLEUX.

Il y a peu de particularités à signaler dans l'évolution simultanée de la variole et de la scarlatine.

Il n'est pas douteux que la scarlatine ne puisse agir sur la variole, de la même façon que la rougeole.

Si cette action n'est manifeste que dans fort peu d'observations, cela tient spécialement aux deux raisons suivantes :

1° Dans l'immense majorité des cas, la variole est d'espèce bénigne : très-discrets ou abortifs, les boutons accomplissent toutes leurs métamorphoses dans un temps très-court.

2° Presque toutes nos observations proviennent de varioleux ayant déjà leur éruption au moment de l'admission dans l'hôpital, où ils viennent absorber le virus scarlatineux. Le petit nombre de jours nécessaire à ce dernier pour se manifester au dehors suffit néanmoins pour que la varioloïde soit arrivée à dessiccation, à l'instant où débute la fièvre scarlatineuse.

Il resterait à trouver l'explication de cette bénignité, de cette insignifiance habituelle de l'exanthème varioleux qui a comme résultat d'amoindrir considérablement l'influence de la scarlatine intercurrente.

Quelques auteurs y ont vu un effet direct de cette scarlatine elle-même, qui aurait mitigé l'éruption variolique, atténué sa gravité.

Nous avons déjà dit que cette hypothèse ne nous semblait pas plausible.

Il est bien difficile d'admettre que l'incubation d'un nouveau virus agisse de la sorte sur un exanthème déjà achevé, en modifie la marche et en détourne le cours naturel.

L'incubation est d'ailleurs une période latente, absolument apyrétique ; nouvelle raison de ne pas croire à sa prétendue influence.

La variole n'ayant pas été légère dans la totalité des cas, on chercherait vainement, les conditions étant tout à fait les mêmes, pourquoi chez tel sujet la scarlatine n'a pas exercé son influence modératrice quand elle paraît l'avoir montrée chez tel autre.

Dans toute épidémie variolique, le nombre des cas légers l'emporte plus ou moins notablement sur celui des autres.

Voilà une des raisons toutes naturelles de la prédominance des premiers parmi nos observations.

On pourrait toutefois se demander si, même en tenant compte de la fréquence considérable des cas bénins, la scarlatine n'est pas contractée de préférence par cette classe de patients plutôt que par ceux atteints de formes graves de la variole. Mais on comprend les difficultés inhérentes à la solution de ce problème.

Si l'action de la scarlatine sur la variole est délicate à contrôler et à qualifier, il n'en est plus de même pour l'influence qu'exercerait celle-ci sur celle-là. Elle ne ressort d'aucune de nos observations.

En particulier, l'incubation de la scarlatine, chez les varioleux, ne présente rien de spécial quant à sa longueur ou à ses autres caractères. Il en est de même pour l'incubation de la variole chez des scarlatineux.

Un point mérite encore d'être relevé.

Tout le monde sera certainement frappé de la fréquence des faits de variole-scarlatine. Ils sont en effet beaucoup plus communs, non-seulement que tous les autres .modes d'association de la scarlatine et de la variole, mais aussi que laquelle que ce soit des combinaisons diverses formées par les autres fièvres éruptives.

Cette fréquence absolue et relative si considérable s'explique d'une double façon.

La proportion énorme de sujets adultes (trait caractéristique des associations de la scarlatine avec la variole) y contribue pour une grande part.

Mais elle dépend elle-même d'une autre circonstance : le propre de la variole est de sévir sous forme d'épidémies qui exercent leurs ravages sur tous les âges.

Le *pronostic* est beaucoup plus grave chez les enfants que chez les adultes.

CHAPITRE IV

De la coexistence dans l'organisme des virus morbilleux et varicelleux.

§ I.

SUCCESSION DES ÉRUPTIONS DE ROUGEOLE ET DE VARICELLE.

West insiste sur la parenté qui doit exister entre ces deux fièvres éruptives, parce qu'on observe très-souvent leur succession rapide chez le même individu. Henoch a reconnu la justesse de cette remarque.

Néanmoins, la littérature médicale qui nous a été accessible ne renferme que 5 faits de cet ordre, et encore ne sont-ils guère détaillés.

RILLIET et BARTHEZ. **T.** III, p. 262.
FLEISCHMANN, Jahrbuch für die Kinderheilkunde, 1870, page 466
        (2 faits),
HENOCH. Berliner klinische Wochenschrift, 1874, n° 18, page 211
        (2 faits).

La thèse de Laignelet (Essai sur la rougeole. Thèse de Paris, 1837, n° 364) contient un cas trop peu explicite et trop anomal pour ne pas laisser prise à des doutes; le voici textuellement :

« J'ai pu examiner tout récemment dans les salles de M. Guersant une complication de varicelle qui s'était manifestée deux jours après la disparition de la rougeole, qui n'a duré elle-même que deux jours, à la suite de trois jours de prodromes. »

Les 5 faits que nous avons rassemblés concernent tous des

enfants ; malheureusement, leur âge n'est donné que dans l'observation de Rilliet et Barthez (fillette de 5 ans 1/2).

Tous renseignements nous manquent sur *l'invasion* et *l'éruption morbilleuses*, ainsi que sur les *prodromes de la varicelle*.

L'éruption de varicelle est survenue chez les patients de Fleischmann pendant la desquamation morbilleuse ; chez ceux d'Henoch, une fois le onzième, et l'autre fois le douzième jour de l'éruption de rougeole ; enfin, chez la malade de Rilliet et Barthez, elle s'est montrée le quinzième jour.

Chez cette dernière, elle fut très-discrète ; Fleischmann a noté que sur ses deux enfants, elle suivit sa marche habituelle.

La *contagion de la varicelle*, dans les faits de Fleischmann, datait très-probablement de la fin de la période d'incubation de la rougeole ; dans ceux d'Henoch, du stade d'invasion, dans celui de Rilliet et Barthez peut-être du jour même où se fit l'éruption morbilleuse, puisqu'on sait que les périodes antééruptives de la rougeole et de la varicelle sont également de quatorze jours chacune, en moyenne.

Complications et suites. Chez l'enfant de Rilliet et Barthez, la rougeole laissa après elle, de l'inappétence, de la diarrhée, de la prostration, de la fièvre et de la toux. Le lendemain de l'exanthème varicelleux, apparurent des vomissements.

Terminaison. Il n'y a eu de mort que celle de cette malade : elle survint inopinément, le troisième jour de la varicelle (dix-septième de la rougeole) sans rien qui l'expliquât à l'autopsie.

<h2 style="text-align:center">§ II.</h2>

COEXISTENCE DES ÉRUPTIONS DE ROUGEOLE ET DE VARICELLE AVEC ANTÉRIORITÉ DE L'ÉRUPTION MORBILLEUSE.

Leroux. Cours sur les généralités de la médecine pratique et sur la philosophie de la médecine, t. I. Paris, 1825, p. 182.

Reuss, Cité par Hesse. Ueber Varicellen und ihr Verhältniss zu den

Menschenblattern und Varioloïden. Leipzig, 1829, p. 97. (Obs. II et III).

ALF. VOGEL. Journal für Kinderkrankheiten, 1852, XIX, p. 109.

THOMAS. Jahrbuch für Kinderkeilunde, 1871, obs. IV, p. 4.

HENOCH. Berliner klinische Wochenschrift, 1874, n° 18, p. 211.

J. BERGERON. Fait recueilli par Moizard, interne du service (Hôpital Sainte-Eugénie, 1876).

OBSERVATION Thomas (abrégée). — Adolphe, âgé de 25 mois, non vacciné, tombe malade, en même temps que son frère, le 7 juin 1870. Il présente les prodrômes d'une rougeole.

Le 10 juin, au matin, température rectale, 40°,1. Eruption morbilleuse, mal distincte, existant sur tout le visage. Gorge à peine rouge.

Le soir, 40°,5 ; l'exanthème s'est étendu sur tout le corps : les taches sont d'abondance médiocre mais d'une couleur vive.

Le 11. 39,8. L'éruption morbilleuse est assez complètement développée.

Soir, 39,7. Toux fréquente. Les taches ont encore augmenté de nombre, surtout au tronc et aux extrémités : dans l'ensemble, elles sont peu saillantes. L'éruption a atteint son point culminant.

Le 12. 38,3. Eruption partout un peu pâlie.

Sur la face, la nuque, le tronc, le pied droit, on compte en tout 10 vésicules de varicelles, transparentes, ne présentant que des traces d'aréole.

Soir, 38,2. Nouvelles vésicules de varicelle très-caractéristiques : elles sont le plus abondantes dans le cuir chevelu. Les membres supérieurs seuls restent encore épargnés par elles. La rougeole est considérablement pâlie; en la plupart des points, elle a pris une teinte un peu brunâtre.

Le 13. 37,7. A la place des taches morbilleuses, se voient partout des pigmentations de coloration jaune rosée; aux membres supérieurs, elles sont violettes par sugillations capillaires.

Nouvelle poussée profuse de vésicules transparentes, surtout aux membres. Encore aucune apparence de croûtes. Toux modérée.

Soir, 38°. Les vésicules de varicelle sont toutes opaques et molles. Aux bras et aux jambes seulement, on aperçoit quelques vésicules récentes.

Le 14. 38°,1. Quelques vésicules transparentes, nouvelles aux membres et sur le tronc : les unes situées au niveau, les autres à côté des anciennes taches morbilleuses. La rougeole est encore reconnaissable.

Soir, 37°,8. Quelques petites vésicules fraîches sur les membres.

Le 15. 37,8. Peu de toux. Vésicules récentes disséminées aux membres supérieurs et aux pieds.

Soir, 37,6. Sur chacun des avant-bras, une vésicule nouvelle. A la tête et au tronc, l'éruption se dessèche et chacune des vésicules s'y entoure d'une petite auréole inflammatoire.

Le 16. 37,6. Poussée récente de vésicules ou de papules à sommet transparent n'ayant que le volume de têtes d'épingles, sur les cuisses et les avant-bras : quelques-unes sont manifestement situées sur d'anciennes taches morbilleuses.

Soir, 37,9.

Le 20. Encore quelques vésicules opaques, molles à la plante des pieds.

Le 28. Toutes les croûtes sont tombées et la rougeole n'est plus reconnaissable que par-ci par-là à une très-légère pigmentation.

OBSERVATION inédite, recueillie par M. Moizard, interne de M. J. Bergeron. — Pellès, Henri, âgé de 14 ans 1/2, vacciné. Entré le 5 mars 1876, salle Saint-Benjamin, n° 1.

Le malade a débuté par de la céphalalgie, de la courbature, du coryza et un léger larmoiement ; pas de mal de gorge.

Dès le lendemain, éruption morbilleuse.

Le patient n'arrive à l'hôpital que le cinquième jour de son affection, quatrième de l'éruption. Ce soir-là, la température est de 39,2. L'éruption morbilleuse existe sur tout le corps à l'exception de la face ; au niveau des jarrets, elle forme de larges plaques scarlatiniformes. Rougeur de l'isthme, sans tuméfaction, ni exsudat. Un peu de gonflement des ganglions sous-maxillaires qui sont, d'ailleurs, indolores à la pression.

Langue légèrement saburrale.

Percussion et auscultation négatives.

Le 6° jour. Matin 38°. Eruption morbilleuse encore très-accusée au tronc.

La confluence des taches sur les membres et encore plus au cou, donne à l'exanthème de ces régions un aspect scarlatiniforme.

En même temps, sur la face et le cou, se voit une éruption de vésicules de varicelle qu'on retrouve aussi à la base de la luette.

Toujours aucune tache morbilleuse à la face. Soir, 38,8.

Le 7e jour. L'éruption morbilleuse a considérablement pâli, bien qu'encore caractéristique, au tronc et sur les membres supérieurs ; au cou, elle a entièrement disparu. 37,7.

Ni rougeur des conjonctives, ni toux. Soir, 37,3. Nouvelle poussée de vésicules sur les membres et le tronc.

Rien dans les poumons.

Le 8e jour. L'éruption morbilleuse a disparu, mais celle de varicelle s'est généralisée. Matin, 37,5, Soir, 38°.

Le 9e jour. Au matin, 37,4.

Le 12 jour. Exeat.

Les sept cas rassemblés par nous, comprennent un jeune homme de 16 ans (Leroux) et six enfants, la plupart au-dessous de 3 ans.

Prodromes morbilleux. Leur durée a varié de quatre jours Leroux) à quelques heures (Henoch). Dans ce dernier fait, la rougeole était survenue chez un enfant atteint déjà de carie osseuse et de coqueluche.

L'*éruption morbilleuse* a débuté par la face et s'est toujours généralisée, sauf dans l'observation de M. Bergeron où le visage n'a jamais été envahi. En général, elle a persisté cinq ou six jours. Chez le malade de Thomas, elle pâlit prématurément le troisième jour, mais donna lieu à une pigmentation universelle qui se voyait encore çà et là le dix-neuvième jour.

Les *symptômes catarrhaux concomitants* ont été tantôt à peine marqués, tantôt au contraire assez intenses.

Prodromes varicelleux. Aucun observateur ne les mentionne.

L'*éruption de varicelle* a commencé du deuxième au cinquième jour de celle de la rougeole : trois fois le troisième jour et deux fois le quatrième, une fois le deuxième et le cinquième.

Dans près de la moitié des cas, le début a eu lieu par la face et le cou.

Les poussées de vésicules toujours multiples, ont été plus ou moins nombreuses chez les différents patients.

Chez le malade de Leroux, qui est le seul où les vésicules de varicelle se soient montrées dès le lendemain des premières taches morbilleuses, les deux éruptions se sont étendues conjointement.

Une partie des vésicules siégeaient dans les intervalles, les autres au niveau des taches de rougeole.

Sur le jeune homme de Leroux, la dessiccation était complète le huitième jour de l'apparition des premières vésicules, et varicelle et rougeole se terminaient en même temps. La chute des croûtes était finie le dix-septième jour chez l'enfant de Thomas.

Enfin dans l'observation de Reuss n° 3, le vingt-huitième jour de la varicelle, toutes les vésicules étaient encore visibles, les unes revêtues de croûtes sèches, d'autres en train de suppurer et entourées d'une auréole bleue, foncée.

La *contagion de la varicelle* (dont la période d'incubation a sensiblement la même longueur que les phases latente et d'invasion de la rougeole réunies), remontait à une époque plus ou moins ancienne de l'incubation morbilleuse.

La *marche de la température* peut être étudiée dans l'observation Thomas. La courbe débute le jour d'apparition de l'exanthème morbilleux ; la défervescence n'en est nullement interrompue par l'arrivée de la varicelle, dont toute l'évolution et les nombreuses poussées ne déterminent pas la moindre élévation de température.

C'est le soir du premier jour de l'éruption de rougeole que se trouve le maximum thermométrique ; il précède de 24 heures le point culminant de l'exanthème, au lieu de coïncider avec lui. A partir de ce moment, la défervescence s'opère sans

interruptions vespérales, de façon à être complète le quatrième
- jour an matin.

Les *complications* signalées dans trois cas, dépendaient de
la rougeole. Les deux patients de Reuss eurent des phénomènes
cérébraux intenses, celui d'Henoch une bronchopneumonie.

Terminaison mortelle seulemnt dans l'observation Reuss
nᵒ 3, le trentième jour de la rougeole, vingt-huitième de la
varicelle, au milieu d'un accès de convulsions. C'était l'enfant
le plus jeune du groupe, il n'avait que neuf mois et sa rougeole
avait été très-sérieuse.

Le *pronostic* tire toute sa gravité de la nature de la rougeole
et de l'état de santé dans lequel elle laisse le patient.

Le *diagnostic* doit être fait d'avec un rash morbilliforme précédant et accompagnant l'éruption de varicelle. Nous n'en
avons trouvé aucun exemple.

Voici toutefois quelque chose qui s'en rapproche. Dans son
Mémoire sur la rougeole des adultes, Michel Lévy (*Gazette médicale de Paris* 1847, p. 376) cite, relativement à l'antagonisme
de la rougeole, le cas suivant :

« Un malade avait une chaudepisse invétérée, qui disparaît
avec l'apparition de l'exanthème. La rougeole rétrocéda et à sa
place apparut le lendemain, une varicelle qui se desséchai au
au bout de trois jours.

Cette rétrocession de la rougeole causée par la varicelle nous
paraît moins admissible que l'existence d'un rash prodromique.

L'*Influence réciproque des deux exanthèmes* ne se révèle
dans aucun fait. L'observation de Leroux nous montre même
les deux éruptions se propageant paisiblement côte à côte.

L'*influence de la varicelle sur la rougeole* est nulle.

Quant à l'*influence de la rougeole sur la varicelle* elle n'est
pas mieux évidente. Aucune observation ne permet de conclure à un retard appréciable dans l'évolution des vésicules
isolées.

Reuss dit bien (malade nº 3) qu'ici l'exanthème varicelleux fut manifestement retardé dans sa marche. Mais ce fait est peu détaillé, et il est permis de songer à de nombreuses poussées successives qui auront prolongé d'autant la durée de l'affection. En outre, ce malade offrait d'autres complications mortelles qui pourraient expliquer, si elle était démontrée, cette lente évolution de la varicelle.

— Nous n'avons rencontré dans nos recherches aucun fait de *succession des éruptions de varicelle et de rougeole* propre à prendre place ici. Cette circonstance tient sans doute à l'existence habituelle de poussées, qui prolongent assez la varicelle pour que l'éruption morbilleuse puisse coexister avec elle, chez le plus grand nombre des malades qui ont couvé en même temps les germes des deux affections.

§ III.

COEXISTENCE DES ÉRUPTIONS DE VARICELLE ET DE ROUGEOLE AVEC ANTÉRIORITÉ DE L'ÉRUPTION VARICELLEUSE.

REUSS, cité par Hesse. Ueber Varicellen, etc. Leipzig, 1829, page 96, 1ʳᵉ observ.
WEISSE. Journal für Kinderkrankheiten, 1856, t. XXVII, obs. V.
FLEISCHMANN. Jahrbuch für Kinderheilkunde, 1870, p. 466.
THOMAS. Même journal, 1871, p. 3 (obs. III)

(Quant au fait d'Oppenheim, intitulé : *varicelle-rougeole*, nous l'avons rapporté au nombre des varioles-rougeoles parmi lesquelles nous semblait être sa véritable place.)

OBSERVATION Thomas (abrégée). — Emma, âgée de 1 an, vu la rougeole de son frère de lait, était tenue elle-même en observation depuis le 30 avril 1870, afin de fixer la longueur du stade d'incubation dans la rougeole.

Jusqu'au 3 mai, inclusivement, elle ne présenta aucun trouble et sa température demeura normale.

~ Ce jour-là, l'enfant, sans aucun autre phénomène morbide, eut deux vésicules, l'une sur la nuque, l'autre sur le cou. A sept heures du soir, débuta un mouvement fébrile qui ne tarda pas à devenir assez vif : la nuit fut agitée.

Aucun éternuement, très-peu de toux.

Le 4 mai, au matin, température rectale, 39,4. Un vomissement. Ni éternuements, ni conjonctivite ; pâleur de la gorge. Soir, 39,9. Quelques selles molles.

Il n'existe toujours que deux vésicules de varicelle qui sont maintenant bien developpées.

Le 5. Matin, 38,4. Durant la nuit dernière, sont apparues deux douzaines de belles vésicules occupant surtout le cuir chevelu, moins nombreuses sur la face et sur le tronc. Rien dans la gorge, ni sur les membres,

Peu de toux ; un seul éternuement. Soir, 38,1. Quelques vésicules récentes dans le pli crural.

Le 6. 38,5. Beaucoup de taches varicelleuses récentes, la plupart un peu saillantes, au cuir chevelu ; quelques-unes au tronc ; on voit aussi des vésicules transparentes à ce niveau, outre celles qui existent en abondance sur les membres.

Les plus anciennes commencent à se dessécher.

Beaucoup d'éternuements, peu de toux ; aucune conjonctivite.

Le 7. 38,8. Eternuements et toux fréquents. Soir, 38,7. Beaucoup de nouvelles vésicules transparentes, très-petites, reposant sur une base à peine rouge : on les aperçoit surtout aux membres supérieurs et à la nuque.

En outre, les téguments présentent une injection universelle indistincte.

Beauconp d'éternuements et de toux.

Le 8. 39°. Nuit agitée, toux, éternuements comme devant ; pas de photophobie. Rougeur douteuse du front. Une vésicule de varicelle sur la voûte palatine. Soir, 39,2. Injection générale mais peu intense de la gorge.

Quelques vésicules fraîches sur le pouce droit et sur la poitrine ; les plus anciennes sont desséchées.

Au visage, au cou, à la nuque et au tronc, se trouvent de petites

taches morbilleuses peu visibles. Conjonctivite et photophobie mé
diocres. Peu de toux et d'éternuements.

Le 9. 39,1. Sur la jambe droite, deux vésicules récentes, très-
petites, dépourvues d'aréole ; partout ailleurs, formation de croûtes.

Statu quo de la gorge, de la conjonctive palpébrale, de la photophobie, de la toux et des éternuements.

Exanthème morbilleux beaucoup plus net et un peu saillant, sur
le visage et sur le tronc.

Soir, 38,7. Quelques vésicules nouvelles ayant à peine le volume
de lentilles, sont survenues aux genoux et aux doigts ; le reste de l'é-
ruption varicelleuse est desséché.

Partout, à la tête et au tronc, sont de petites taches morbilleuses,
déchiquetées, assez serrées les unes contre les autres, d'une rougeur
médiocre, mais caractéristiques pourtant. Les membres sont encore
libres. Toux et éternuements. Injection de la gorge disparue.

Le 10. 37,9. L'éruption de la rougeole existe même sur les membres, mais elle y est moins intense qu'au tronc. Les taches de la
tête ont déjà un peu pâli ; celles du tronc ne se sont pas modifiées.

Beaucoup de toux ; éternuements rares ; un peu de diarrhée ; conjonctivite insignifiante.

Sur la jambe gauche, une petite vésicule récente de varicelle. Soir,
37,8.

La rougeole a pâli aussi sur le tronc ; c'est aux cuisses qu'elle
reste le plus intense. Toutes les taches morbilleuses sont encore saillantes.

A part deux, les vésicules sont sèches.

Le 11. 37,5. Pas de nouvelle poussée varicelleuse. Soir, 37,8. Les
taches morbilleuses ne font plus partout qu'une faible saillie et sont
très-peu colorées.

Toux modérée. Un peu d'écoulement nasal. Pas d'éternuements.

Le 14. On ne voit plus aucune trace de rougeole.

Le frère de lait de la patiente, après lui avoir communiqué la rougeole, attrapa d'elle la varicelle.

— Les quatre faits indiqués ci-dessus concernent des enfants âgés de 1 à 9 ans.

Les *prodromes varicelleux* sont toujours passés sous silence;
leur absence est spécialement notée dans l'observation de
Thomas.

L'*éruption de varicelle* n'a offert aucune particularité inso
lite. Comme dans les cas simples, elle s'est composée d'un
nombre variable de poussées. Chez l'enfant de Thomas ces
dernières se sont prolongées, non-seulement durant l'invasion
et l'éruption de rougeole, mais encore après l'achèvement de
cette dernière. Toutefois, à partir du 9° jour, on pouvait considérer la varicelle comme terminée chez tous les malades.

Les *prodromes morbilleux* constitués par des éternuements,
une exacerbation de la toux préexistante, de la conjonctivite,
de la photophobie, dans le cas de Thomas, ont duré 3 1ı2 jours;
dans celui de Reuss il y a eu, pendant 5 jours, des frissons, de
la fièvre, de la somnolence très-marquée, de l'inflammation
oculaire, etc.

L'*éruption morbilleuse* est survenue le 6°, le 7° ou le 9° jour
de l'éruption de varicelle. Fleischmann ne précise pas la date.

Deux fois au moins (Reuss et Thomas), elle n'était pas très-
nette à ses débuts.

Chez le patient de Reuss, pendant les 3 premiers jours, les
taches morbilleuses ressemblaient à des pétéchies, ensuite elles
se caractérisèrent.

La rougeole ne paraît pas avoir présenté d'autre anomalie.

Sur le malade de Thomas, elle a persisté 6 jours. Sur celui
de Reuss, la desquamation eut lieu le 7°.

Les *phénomènes catarrhaux concomitants* ne sont mentionnés que dans l'observation de Thomas, où ils n'ont pas acquis
une intensité considérable.

La *contagion morbilleuse* a eu lieu, dans tous les cas, durant
la période d'incubation de la varicelle.

Marche de la température. Elle a été étudiée dans l'observation de Thomas, qui nous offre de rechef la preuve que
l'incubation contemporaine de deux fièvres éruptives n'exerce
aucun effet appréciable sur la température.

Le mouvement fébrile et la courbe thermométrique débutent

le second jour de l'éruption de varicelle, alors que celle-ci se réduisait uniquement à deux vésicules. Matin et soir, ce jour-là, la fièvre est considérable (39.4-39.9 dans le rectum) sans qu'il se fasse de nouvelle poussée. L'éruption de varicelle se continue dans la nuit, mais au matin du 3ᵉ jour, néanmoins, la température est considérablement tombée (38.4); elle descend encore de 3[10 ce soir-là. Dès le lendemain elle remonte jusqu'à 38.9, reste à peu près stationnaire le 5ᵉ jour, veille de l'éruption de rougeole. Enfin, le 6ᵉ jour, elle s'élève légèrement au-dessus de 39°, commence à descendre le second jour de l'exanthème morbilleux, accentue encore davantage sa chute du second au troisième jour, de sorte que dès le quatrième elle est absolument revenue à la normale.

Comme pendant tout le temps qui a précédé et qui a suivi l'éruption de rougeole, il s'est opéré de nouvelles poussées de varicelle, il est malaisé de deviner à quel moment a débuté la fièvre d'invasion morbilleuse.

Le maximum thermométrique de la rougeole est à peine sensible et ne coïncide pas avec l'apogée de l'éruption, mais le précède.

La marche de la température dans la varicelle présente, à l'état normal, les plus grandes irrégularités : dans des cas absolument identiques, tantôt l'affection est complètement apyrétique, tantôt plus ou moins fébrile. Cette inconstance nous empêche d'utiliser, autant que nous l'aurions désiré, la courbe thermométrique fournie par Thomas.

Complications nulles pour la varicelle. Chez la malade de Weisse, qui était à peine rétablie de la scarlatine, la rougeole détermina la suppuration d'un bubon cervical scarlatineux et une affection thoracique qui fut mortelle.

Terminaison. Guérison, sauf chez la jeune fille de Weisse, qui succomba le 23ᵉ jour de la varicelle, 17ᵉ jour de la rougeole.

Le *pronostic* dépend, bien entendu, de l'affection morbilleuse seulement.

Le *diagnostic* ne nous occupera point, car jusqu'ici on n'a pas décrit de rash morbilliforme secondaire dans la varicelle.

L'influence réciproque des deux exanthèmes est nulle.

Influence de la varicelle sur la rougeole. Nous n'osons lui rapporter l'aspect peu caractéristique que la rougeole débutante a eu chez deux malades.

Influence de la rougeole sur la varicelle. Non sensible dans nos observations. En serait-il de même si l'éruption de rougeole était apparue à une époque plus précoce de l'exanthème varicelleux ? Sans nul doute, puisque la patiente de Thomas a eu des poussées de vésicules durant les prodromes et l'éruption de sa rougeole.

Weisse parle bien d'une rétrocession de la varicelle au moment de l'apparition de la rougeole ; mais comme la première existait déjà depuis plusieurs jours et que sa durée est des plus variables, rien ne nous oblige à admettre l'expression de l'auteur comme correspondant à une disparition prématurée de la varicelle.

— Les auteurs ne renferment aucun fait d'*apparition simultanée des éruptions de rougeole et de varicelle.*

L'observation de Monti, que nous avons comprise parmi les varioles-rougeoles, rentrerait seule dans la catégorie présente, mais nous avons cru devoir modifier le diagnostic du médecin viennois.

CHAPITRE V.

De la coexistence dans l'organisme des virus scarlatineux et varicelleux.

§ I.

SUCCESSION DES ÉRUPTIONS DE SCARLATINE ET DE VARICELLE.

Nous n'avons pu en rassembler que 3 faits et encore le dernier d'entre eux ne contient-il aucun détail :

Voit. Jahrbuch für Kinderheilkunde, 1872, p. 256 (obs. II et III).
Henoch. Berliner klinische Wochenschrift, 1874, n° 18, p. 211.

Ces trois cas se sont présentés chez des enfants.

Les *prodromes scarlatineux* signalés par une fièvre vive avec ou sans angine ont duré deux jours ou seulement quelques heures chez les deux malades de Voit.

L'*éruption scarlatineuse* a été régulière.

Les *prodromes varicelleux* se sont bornés à de la fièvre et n'ont pas dépassé un jour.

L'*éruption de varicelle* s'est montrée le huitième, le douzième ou le treizième jour de l'exanthème scarlatineux. Chaque fois elle s'est répandue, plus ou moins abondamment, sur tout le corps.

La *contagion varicelleuse* peut avoir précédé d'un jour ou deux celle de la scarlatine dans le premier cas ; dans les deux derniers, elle a probablement eu lieu dans le stade d'incubation scarlatineuse.

Complications. Chez l'un des patients de Voit, il y a eu le sixième jour de la scarlatine une angine diphthérique bénigne.

Terminaison par la guérison dans nos 3 cas.

Le *pronostic* est uniquement subordonné à la scarlatine.

§ II.

COEXISTENCE DES ÉRUPTIONS DE SCARLATINE ET DE VARICELLE AVEC ANTÉRIORITÉ DE L'ÉRUPTION SCARLATINEUSE.

SIEDLER. Rust's Magazin für die gesammte Heilkunde, 1832, t. XXXVI, page 123.
RILLIET et BARTHEZ. T. III, p. 191.
FLEISCHMANN. Jahrbuch für Kinderheilkunde, 1871, p. 184.
VOIT. Même journal, 1872, p. 256 (obs. I et IV).

Nous avons mentionné parmi les scarlatines-varioles un fait de Monti, publié, croyons-nous, à tort sous la rubrique scarlatine-varicelle.

OBSERVATION Siedler (abrégée). — Jeanne n'a eu aucune des maladies de l'enfance ; elle est âgée de dix-huit ans, vaccinée avec succès à l'âge de dix ans ; régulièrement menstruée depuis sa quinzième année.

Le 6 septembre 1828, au retour d'une visite faite à une amie varioleuse, elle se sent indisposée ; inappétence complète, lassitude, éblouissements, pesanteur des membres.

Le lendemain, alternatives de frissons et de chaleurs passagères, céphalalgie, courbature extrême des membres inférieurs.

Le même état se continue sans grandes modifications pendant une semaine.

Enfin, le 16 septembre, elle vient réclamer mes soins.

Elle a la peau du corps sèche et brûlante, les ganglions cervicaux tuméfiés et douloureux au toucher, la langue revêtue d'un épais enduit, blanc jaunâtre, très-tenace ; l'haleine cadavéreuse, le pouls petit et modérément accéléré ; la respiration anxieuse.

Elle accuse du mal de gorge et de la dysphagie, des étourdissements, une soif intense, un sentiment d'ardeur à la peau, et un brisement général.

Pas de selle depuis 36 heures.

Le 17, au matin, à la suite d'un émétique pris la veille, langue assez propre, fièvre insignifiante ; éblouissements, courbature et douleurs de gorge moindres ; mais la sensation de brûlure aux téguments est encore plus prononcée et mélangée parfois de piqûres dans les cuisses.

A 6 heures du soir, violente exacerbation fébrile; vers 10 heures, apparition d'un exanthème scarlatineux au cou, à la poitrine et aux membres supérieurs, sans qu'il y ait rémission des autres phénomènes morbides.

Délire violent jusqu'à minuit.

Le 19, au matin, il ne reste presque pas de mal de gorge; 82 pulsations.

La scarlatine occupe la poitrine, le ventre et les membres supérieurs, de sorte qu'il ne persistait pas une seule place blanche sur ces parties, qu'on aurait cru revêtues d'un drap rouge; pas de vésicules miliaires.

Dans l'après-midi, l'angine augmente beaucoup; le soir, fièvre modérée.

L'éruption s'étendit, pendant la nuit, aux membres inférieurs.

Le 20, au matin, recrudescence du mal de gorge, enrouement, météorisme, alternatives de frissons, d'angoisses et d'éblouissements.

Cependant l'éruption de scarlatine était parfaitement normale, le pouls peu fréquent.

Pas de selle depuis deux jours.

Le soir même, je remarquai sur le visage, le cou et la poitrine de la malade, outre l'éruption scarlatine, devenue d'un rouge pâle, des macules rouge foncé.

Le 21, au matin, ces macules de la face s'étaient transformées en pustules arrondies, remplies de sérosité, reposant sur une base peu enflammée, et la varicelle n'était pas méconnaissable. Celles du cou et de la poitrine s'étaient élevées au-dessus de la peau, mais n'étaient pas encore remplies de sérosité.

Dans la nuit, la malade avait peu dormi; l'anxiété ne l'avait quittée que vers le matin.

A la visite du soir, les boutons varicelleux du cou et de la poitrine avaient atteint le développement que ceux de la face avaient le matin, et sur la figure apparaissaient de nouvelles taches rouges qu'on apercevait maintenant, mais en très-petit nombre, sur le ventre et les quatre membres.

L'éruption de scarlatine n'était plus que très-peu visible sur le cou et la poitrine, encore parfaitement nette sur les membres. Bien qu'apyrétique, la malade se plaignait encore d'étourdissements, de gêne de la déglutition, d'enrouement et de douleurs tensives dans le ventre, qui était toujours ballonné.

Le 22, au matin, à la suite d'un purgatif, le mal de gorge et l'enrouement avaient complètement disparu, tandis que les autres phénomènes morbides avaient subi une rémission considérable.

Les boutons du ventre et des membres s'étaient remplis de sérosité.

A la face et sur le cou, il y avait de nouvelles macules, plus petites. Les premières vésicules apparues formaient déjà des croûtes brun clair. Jusqu'au 25, la scarlatine resta visible aux membres inférieurs, et jusqu'au 28, quotidiennement, il sortit de nouvelles vésicules sur les parties atteintes en dernier lieu.

Le 29, les plus anciennes croûtes commencent à tomber, et, en même temps, on aperçoit au cou et sur les mains les premières traces de desquamation.

Le 1er octobre, début de desquamation à la face et sur la poitrine.

Le 4, début de desquamation aux membres inférieurs.

Le 14, la desquamation était terminée sur tout le corps, et les croûtes des derniers boutons de varicelle étaient déjà tombées dès le 9.

Les 5 faits que nous avons recueillis comprennent une jeune fille de 18 ans dont nous venons de donner l'histoire et quatre enfants âgés de 6 à 12 ans.

Prodromes scarlatineux. Seule, l'observation de Rilliet et Barthez n'en fait pas mention. Ils ont duré un ou deux jours sous forme de fièvre intense avec angine ; dans un autre cas, il y eut en outre des vomissements et du délire ; enfin chez la patiente de Siedler, il y avait aussi une adénite cervicale et un sentiment de brûlure à la peau.

L'éruption de scarlatine a été normale à tous égards. Dans le fait de Rilliet et Barthez, elle ne persista que quatre jours ; dans celui de Siedler, elle était encore visible sur les membres inférieurs le neuvième jour.

La desquamation s'est faite normalement chez les malades dont l'observatión contient quelques détails sur ce point; sur la jeune fille de Siedler, elle a débuté le treizième jour et a duré une quinzaine.

Symptômes concomitants. Rilliet et Barthez ont noté la fièvre et l'angine apparaissant en même temps que l'exanthème scarlatineux ; Siedler, de l'angine et de la loquacité délirante.

Prodromes varicelleux. Ils ont manqué dans les observations de Siedler et de Rilliet et Barthez. Voit signale dans les deux siennes la persistance du mouvement fébrile après l'éruption de scarlatine, c'est-à dire le soir ou le lendemain de cette éruption, mais c'est là un signe peu caractéristique.

L'*éruption de varicelle* est survenue le soir même du jour où se montra l'éruption scarlatineuse, le lendemain, le quatrième ou le cinquième jour. Rilliet et Barthez ne précisent pas la date.

Elle n'a rien présenté de spécial. Dans le fait de Siedler, les poussées ont été si multipliées jusqu'au neuvième jour de la première issue de vésicules, que la chute des croûtes n'était complète que le vingtième jour. La dessication a été rapide chez le patient de Rilliet et Barthez.

La *contagion de la varicelle* a dans tous les cas précédé de plusieurs jours celle de la scarlatine, bien que son éruption soit apparue en dernier lieu. La jeune fille de Siedler, d'une nature extrêmement impressionnable, a éprouvé des troubles nerveux durant toute la période d'incubation.

Complications scarlatineuses chez deux malades : angine diphthéritique légère survenant le jour même de la scarlatine (Voit, n° 4); accidents éclamptiformes fébriles le neuvième jour de la scarlatine (Rilliet et Barthez).

Terminaison mortelle seulement chez ce dernier patient qui a succombé à une encéphalopathie le douzième jour de l'éruption scarlatineuse.

Le *pronostic* dépend essentiellement de la scarlatine.

Diagnostic. Deux erreurs peuvent se commettre. Elles consistent à prendre tantôt une varicelle, tantôt une scarlatine, simples l'une et l'autre, pour une coexistence de scarlatine et de varicelle. Voici dans quelles conditions ces méprises ont lieu.

On sait que toute une école de pathologistes, représentée en France par Rayer, Valleix, Bazin, en Allemagne par Hebra, n'établit aucune différence essentielle entre la varicelle et la varioloïde la plus bénigne. Aussi Rayer a-t-il, selon nous, donné (*Traité des maladies de la peau*, t. Ier, pp. 224 et 225, obs. XIV et XV) des rash scarlatiniformes de variole abortive pour des exemples de scarlatine et varicelle simultanées.

Il est plus étrange de voir des dualistes, tels que Monti, Oppenheim, attribuer le nom de varicelles à des faits de varioles vraies bénignes, ainsi que nous avons eu l'occasion de le faire observer.

Mais il y a plus. Parmi ses nombreux points d'analogie avec les affections varioleuses, la pétite vérole volante est, comme elles précédée, dans un certain nombre de cas, par une éruption scarlatiniforme.

Churchill (*The diseases of children*, 3e édit. Dublin 1870, p. 784) est néanmoins le seul de tous les auteurs consultés par nous, qui mentionne que dans la varicelle, il se produit parfois un érythème universel précédant de quelques heures l'éruption.

L'observation suivante de Thomas, estimée par lui une scarlatine-varicelle doit, à notre avis, être regardée comme un exemple de rash varicelleux scarlatiniforme (*Jahrbuch für Kinderheilkunde*, 1871, obs. II).

Emma, âgée d'un an et demi, tomba malade peu de jours après ses frères qui eurent tous deux une scarlatine mortelle (chez l'un, par l'intensité de la fièvre et les phénomènes cérébraux; chez l'autre, par des hydropisies). Vers le milieu de la nuit du 15 au 16 janvier 1869, elle fut prise de fièvre. Le 16 janvier, au matin, température rectale, 39.9. Scarlatine très-manifeste sur tout le corps, notamment au tronc, aux cuisses et aux bras; partout, en ces endroits, la rougeur est pointillée; sur les jambes et les pieds, elle est plus tachetée.

Rougeur médiocre de la gorge; soir, 40°. Scarlatine beaucoup plus développée. Papules plus élevées, plus rouges, plus distinctes, surtout au front et aux tempes, tandis que sur les membres, l'exanthème est en rétrocession.

Le 17, matin, 38.2. Muqueuse palatine complètement pâle; langue normale; la scarlatine est partout plus pâle qu'hier; c'est sur les membres que la diminution de l'exanthème est le moins considérable. En tous lieux, la nature papuleuse de l'éruption est sensible. Soir, 39.1. Rougeur un peu augmentée depuis ce matin, mais moins considérable qu'hier soir.

Le 18 janv., 38.5. Exanthème indistinct. Papules passées de teinte. Ganglions petits; impossible d'obtenir de l'urine.

Sur le cuir chevelu et au sacrum, quelques petites vésicules transparentes.

Soir, 39.5. Rougeur scarlatineuse moindre, mais encore reconnaissable.

On voit se développer de nombreuses vésicules varicelleuses, dont le volume atteint au plus celui d'une lentille, et qui sont entourées d'une étroite collerette rouge vif; elles ont envahi la tête et la face, un peu moins abondamment le tronc et les membres. En outre, on aperçoit partout des papules de coloration beaucoup plus vive que celles de la scarlatine, beaucoup plus volumineuses et dont une partie déjà se transforment en vésicules. Rien dans le gosier.

Le 19, matin, 38.4. La scarlatine n'est plus du tout reconnaissable. A la place des papules sont des pigmentations un peu jaunâtres. A côté des vésicules opaques et molles, il en existe beaucoup de récentes, dépourvues d'aréole, répandues sur le corps, surtout aux membres. Pas d'albumine. Soir, 40.1. Nouvelle poussée vésiculaire peu abondante.

Le 20, matin, 38.1. Pas de nouvelles vésicules; la plupart des anciennes se dessèchent. Ni albumine, ni cylindres dans l'urine. Soir, 38.7. Sur le ventre et les jambes quelques vésicules minimes, ayant l'air atrophiées.

Le 21, 38.2. Aux pieds l'éruption est varioliforme; le reste est sec; rien dans l'urine. Soir, 38.3.

Le 24. Pas d'albumine. Aucune desquamation.

La fillette avait, jusqu'à la scarlatine de ses frères, beaucoup frequenté une maison dans laquelle deux enfants venaient d'avoir la varicelle.

Le seul fait apporté par Thomas à l'appui de son diagnostic de scarlatine est la possibilité d'infection par les frères. Nous sommes, au contraire, frappé de l'absence des symptômes les plus pathognomoniques. Il n'y a ni angine, ni langue framboisée, ni adénite, ni albuminurie. L'éruption elle-même présente des anomalies : elle est très-papuleuse, tachetée par places, pointillée sur d'autres, ne dure guère que trois jours et ne donne lieu qu'à des pigmentations jaunâtres sans aucune desquamation. La marche de la température n'est pas davantage favorable à la scarlatine.

Pour nous, il s'agit d'une varicelle fébrile à rash scarlatiniforme premier effort éruptif avorté.

Comme la question est encore peu connue, voici l'indication des rash varicelleux que nous avons rencontrés :

THOMAS. Archiv für Dermatologie und Syphilis, 1869, p. 338.
FLEISCHMANN. Jahrbuch für Kinderheilkunde, 1870, p. 449.
HENOCH. Berliner klinische Wochenschrift, 1874, n° 18.

Le rash varicelleux présenterait les caractères suivants :

Erythème scarlatiniforme généralisé, précédant de quelques heures le début de l'éruption de varicelle, pour ensuite disparaître avant son apparition ou persister encore quelque temps à côté d'elle. Cet érythème peut être accompagné d'une température très-haute (41,6 dans le rectum, Thomas), mais passagère. Il n'y a eu ni angine ni desquamation.

D'autre part, Fleischmann (*Archiv für Dermatologie und Syphilis*, 1872) dit avoir vu des cas de *scarlatine vésiculeuse* dans lesquelles survenaient de nombreux sudamina, dont quelques-uns se développaient jusqu'à former des vésicules translucides à contenu faiblement acide, donnant des croûtes miellées et simulant ainsi à s'y méprendre des vésicules de varicelle.

C'est alors qu'il ne faut pas oublier que le fluide varicelleux a une réaction alcaline.

Quant à une *influence réciproque des deux exanthèmes* ou à une influence de l'un des deux sur l'autre, elles ne nous paraissent aucunement démontrées, à moins d'inscrire à l'actif de la varicelle la bénignité de la scarlatine intercurrente.

Comme dans le plus grand nombre des cas la durée de la varicelle est presque indéterminée, vu ses poussées incessantes, on ne s'étonnera pas que nous n'apportions aucun fait de *succession des éruptions de varicelle et de scarlatine.*

§ III.

COEXISTENCE DES ÉRUPTIONS DE VARICELLE ET DE SCARLATINE
AVEC ANTÉRIORITÉ DE L'ÉRUPTION VARICELLEUSE.

THOMAS. Jahrbuch für Kinderheilkunde, 1871, p. 1 (obs. I).
BRUNTON. Medical Times and Gazette, 3 juin 1871, p. 648 (obs. III).
MUSHET. British medical Journal, 20 janvier 1872, p. 71.
ISID. NEUMANN. Lehrbuch der Hautkrankheiten, 3º édit. Vienne, 1873,
        page 124.
OBSERVATION personnelle recueillie à l'hôpital Sainte-Eugénie, dans le
        service de M. J. Bergeron.

OBSERVATION Thomas (abrégée). — Adeline, âgée de quatre ans, vaccinée, est atteinte, le 7 juillet 1867, d'une éruption vésiculeuse. La veille, il lui était survenu accidentellement un peu de diarrhée, et elle toussait légèrement. Le lendemain matin, quelques vésicules à la face. Soir, température axillaire, 38.8. Vésicules, en voie de dessication à la face, récentes sur le dos et les quatre membres.

Le 8 juillet, 38º Un peu de toux; qualques nouvelles vésicules caractéristiques sur le tronc.

En outre, sur le tronc et les membres supérieurs, il existe de nombreuses places rouge pâle, très-rapprochées les unes des autres, présentant une rougeur ponctuée et remarquables par leurs vastes dimensions. Soir, 39.6. Aucune vésicule récente; les autres ont un contenu déjà trouble. La rougeur pointillée caractéristique de la scarlatine s'est étendue et est un peu plus foncée que ce matin. Elle remonte jusqu'au cou, descend jusqu'au milieu des cuisses; on la retrouve au niveau des régions auriculaires; conjonctives un peu injectées.

Le 9 juillet, matin, 38.9. Mal dormi; pas de vomissements; selles normales; aucune vésicule nouvelle; langue un peu rouge, avec papilles légèrement saillantes à travers un enduit de médiocre épaisseur; isthme faiblement rouge. La scarlatine occupe manifestement le corps entier, sauf la paume des mains et la plante des pieds, sur lesquelles on n'aperçoit pas le pointillé; pas d'albumine.

Soir, 38.5. Un vomissement; la rougeur scarlatineuse diminue.

Le 10, au matin. La scarlatine a pâli davantage au ventre et aux membres inférieurs; un peu de miliaire sur les points des téguments encore rouges; vésicules de varicelle desséchées.

Soir, 38.5. La peau du tronc commence à devenir raboteuse; enduit lingual, totalement éliminé; langue scarlatineuse, tout à fait caractéristique, mais de coloration peu foncée. Rien de nouveau dans le pharynx.

Le 11, 37.7. Sur les membres, nombreuses petites papules, et vésicules de miliaire. Soir, 37.2. Miliaire desséchée.

Le 12. Dans le dos, squames pigmentées à la place de la miliaire; apyrexie.

Le 13. Croûtes varicelleuses en partie tombées.

Pendant les jours suivants, la desquamation furfuracée continue, puis, à partir du 24 juillet, à la paume de la main et à la plante des pieds, s'opère une abondante desquamation lamelleuse.

Observation personnelle. — Montel (Pierre), âgé de deux ans, admis salle Saint-Joseph (hôpital Sainte-Eugénie), le 27 déc. 1873. — Il était entré dans le service de chirurgie, le 16 décembre précédent, pour une engelure ulcérée. Il régnait dans la salle une épidémie de varicelle à laquelle le petit malade n'a pas échappé.

Il allait quitter l'hôpital lorsque ce matin, 27 décembre, on a reconnu l'existence d'une éruption scarlatineuse.

Le 27 au soir. 108 p. 39.8. T. R. Éruption de scarlatine confluente et caractéristique sur le corps et les membres. Rougeur non pathognomonique de l'isthme.

Partout, sur le corps, nombreuses vésicules de varicelle, en partie ulcérées et sécrétant une matière séropurulente, blanc jaunâtre; en partie revêtues de croûtes sanguinolentes; tuméfaction considérable de la moitié gauche de la face, survenue subitement ; bouffissure des paupières ; œil gauche fermé ; dureté phlegmoneuse au niveau de la région parotidienne ; sur la tempe gauche deux ulcérations varicelleuses ; au niveau d'une ulcération semblable de la jambe gauche, même état phlegmoneux qu'à la face, avec aspect luisant, tension, induration et sensibilité exquise des tissus du pourtour.

Le 28, au matin. Éruption scarlatineuse un peu moins vive, 40.2. Soir, 39.7. 144 pulsations. État stationnaire de la scarlatine et des érysipèles phlegmoneux. Un peu de gonflement très-net des quatre extrémités.

Le 29. Eruption toujours aussi belle ; rougeur pointillée de la gorge sans enduit ; œil gauche toujours clos ; 39°, 120 pulsations. Soir, 39°1 ; suppuration abondante par les ulcères des tempes.

Le 30, 39.5. Elargissement et excavation des ulcérations temporales avec mortification à leur circonférence. L'engelure ulcérée du gros orteil présente aussi un commencement de gangrène ; mollet encore plus dur, plus tendu, plus douloureux ; lèvres ulcérées ; éruption scarlatineuse encore très-nette ; quantité notable d'albumine. Soir, 40.5 ; pouls à 150.

Le 31, 39° ; 144 pulsations ; somnolence ; plaies temporales décollées à leur circonférence ; les vésicules de varicelle, encore intactes, s'agrandissent pour se recouvrir de croûtes et tendent à s'ulcérer ; rien dans la bouche ; scarlatine encore très-reconnaissable. — Mort le 2 janvier 1874.

Les 5 faits mentionnés plus haut se rapportent exclusivement à des enfants âgés de 2 à 9 ans.

Les *prodromes varicelleux* ne sont indiqués que dans l'observation Thomas, où ils ont duré un jour et se sont bornés à de la diarrhée et à de la toux peu intenses et sans perte d'appétit.

L'*éruption de varicelle* n'a rien offert de spécial ; toutefois dans aucune des observations il n'y a eu plus de trois poussées successives de vésicules ; aussi la dessication s'est-elle opérée rapidement. Dans le fait de Neumann, il est apparu de nouvelles vésicules le lendemain de l'éruption scarlatineuse. En somme, l'éruption de varicelle semble avoir été écourtée.

Les *prodromes scarlatineux* ne sont mentionnés que chez le malade de Neumann où ils ont duré un jour et consisté en fièvre avec angine.

˜L'*éruption de scarlatine* est survenue une fois le deuxième jour, une fois le troisième et deux fois le cinquième jour de l'éruption de la varicelle. La date précise de son apparition est inconnue dans le fait qui nous appartient.

La scarlatine n'a présenté aucune anomalie. Chez la patiente de Thomas, où sa teinte était pâle, elle a disparu plus vite que chez les autres sujets.

La *contagion scarlatineuse* remonte probablement, soit à la fin de la période latente, soit au début de la période éruptive de la varicelle.

La *marche de la temperature* nous est montrée par l'observation de Thomas. La courbe débute le soir du premier jour d'existence de l'éruption varicelleuse, c'est-à-dire la veille de l'éruption de scarlatine. Le lendemain matin, le thermomètre est descendu de 8/10, mais le soir il remonte de 1,6, atteignant alors sa hauteur maximum qui coïncide avec la période d'extension de l'éruption scarlatineuse. Le surlendemain (deuxième jour de la scarlatine), la défervescence commence et se continue sans interruption pendant trente-six heures; on se trouve ainsi, au matin du troisième jour de la scarlatine, avoir une température normale, à peu de chose près (37,7); mais, dès le soir même, il y a une exacerbation passagère et inexpliquée, puis enfin la chute devient définitive.

Comme il n'y a pas eu ici de poussées varicelleuses consécutives à la scarlatine, c'est la courbe de celle-ci qu'on a et elle présente une double irrégularité consistant en une défervescence plus prompte et moins graduée que d'habitude.

Complications notées uniquement dans notre observation de l'hôpital Sainte-Eugénie :

Chez cet enfant, qui était le plus jeune des cinq, la scarlatine a donné lieu à des ulcérations gangréneuses de quelques boutons varicelleux avec érysipèles phlegmoneux à leur circonférence ; en outre, elle s'est compliquée d'albuminurie.

Terminaison mortelle seulement chez cet enfant, le huitième jour de la scarlatine.

Le *pronostic* dépend exclusivement de l'affection scarlatineuse.

Le *diagnostic* ne doit pas nous arrêter.

Influence de la varicelle sur la scarlatine. Aucune de nettement appréciable.

Influence de la scarlatine sur la varicelle. Nous avons vu que la fièvre scarlatineuse n'empêche pas le développement d'une poussée.

D'un autre côté, on est surpris de la rapide terminaison de la varicelle ; comment concilier ces deux termes ? Le mieux est de ne pas attribuer à l'action de la scarlatine la prompte évolution de la varicelle.

CHAPITRE VI.

De la coexistence dans l'organisme des virus varioleux et varicelleux.

Nous ne nous dissimulons pas l'insuffisance des documents avec lesquels nous allons exposer une question si difficile et si obscure. Nous avons conscience toutefois de n'avoir rien négligé de ce qui nous était accessible dans la littérature médicale.

§ I.

INOCULATION SIMULTANÉE DE LA VARIOLE ET DE LA VARICELLE.

Lorsque les virus varioleux et varicelleux sont inoculés en même temps, la variole suit son cours, tandis que celui de la varicelle est interrompu à un haut degré » (Willan, *On inoculation*, p. 97, d'après Churchill, ouvr. cité, p. 787).

§ II.

COEXISTENCE DES INOCULATIONS DE VARICELLE ET DE VARIOLE AVEC ANTÉRIORITÉ DE L'INOCULATION VARICELLEUSE.

Willan a publié une observation de Wachsel, reproduite par Hesse (ouvr. cité, p. 220). Il s'agissait d'un enfant de 6 mois, qui fut inoculé d'abord au bras gauche avec de la lymphe de varicelle; puis au bras droit avec du virus varioleux, le 5ᵉ jour de la première opération, alors que la fièvre d'invasion de la varicelle avait commencé. Néanmoins l'éruption générale de varicelle se fit à la date ordinaire (6ᵉ jour) ; un rash variolique ne tarda pas à se montrer et fut bientôt suivi de l'éruption elle-même, qui se trouva avancée de quatre jours environ, de même que sa période d'invasion l'avait été.

Selon Willan, il semble que la fièvre déterminée par l'inoculation de la varicelle soit la cause de cette avance.

§ III.

SIMULTANÉITÉ DE VARIOLE INOCULÉE ET DE VARICELLE AVEC
ANTÉRIORITÉ DE L'INOCULATION VARIOLIQUE.

King. Cité par Rainey. (Edinburgh's Medical and philosophical Commentaries, 2º édit., t. III, 1775, p. 443.

Dezoteux et Valentin. Traité historique et pratique de l'inoculation, p. 403, 1re obs.

Ces deux faits concernent des enfants.

Dans celui de Dezoteux et Valentin, la varicelle est apparue dans la nuit qui a suivi l'inoculation variolique; dans celui de King, le septième jour seulement.

Mais dans l'un comme dans l'autre, vu la longueur de la période latente de la varicelle, l'infection par cette dernière était indubitablement antérieure à l'opération. Ainsi donc, à part l'ordre d'apparition des éruptions, ces observations sont identiques à celles de la catégorie suivante.

Dans le cas de Dezoteux et Valentin, qui est plus détaillé, on voit que l'éruption variolique a débuté en temps voulu. Chez les deux malades, elle fut bénigne et évolua régulièrement.

Chez tous deux aussi la varicelle s'est terminée très rapidement, commençant à se dessécher dès le troisième jour.

§ IV.

SIMULTANÉITÉ DE VARICELLE ET DE VARIOLE INOCULÉE AVEC
ANTÉRIORITÉ DE L'ÉRUPTION VARICELLEUSE.

Valentin. Recueil périodique de la Société de médecine de Paris, XIII, p. 171.

Willan. Cité par Rayer. Ouv. cité I, 599 (obs. LXX).

Ces deux observations ont pour sujets des enfants.

Dans celle de Willan, l'inoculation eut lieu le troisième jour de l'éruption de varicelle et l'éruption variolique apparut à l'époque convenable, le onzième et le douzième jours. C'était une variole d'abondance moyenne, qui marcha normalement.

Dans celle de Valentin, l'insertion du virus varioleux fut pratiquée le quatrième jour de l'éruption de varicelle. Il y eut ensuite une nouvelle poussée de varicelle, avec fièvre prodromique pendant quarante heures. Cela n'empêcha pas l'apparition, dès le septième jour, de la fièvre d'invasion variolique, qui se trouva ainsi avancée de un jour environ. L'éruption variolique fut excessivement discrète et évolua régulièrement. Bien que ce malade fût convalescent d'un scorbut grave, ni l'une ni l'autre des fièvres éruptives ne montra de disposition aux hémorrhagies.

§ V.

OPINIONS DES AUTEURS SUR LA COEXISTENCE DE LA VARIOLE ET DE LA VARICELLE NATURELLES CHEZ LE MÊME SUJET.

D'après Trousseau (*Clinique médicale de l'Hôtel-Dieu de Paris,* 3ᵉ édit., 1868, t. Iᵉʳ, p. 93), la variole et la varicelle peuvent marcher simultanément : « Ainsi, M. le Dʳ Delpech, dans un mémoire publié en 1845, a rapporté l'histoire d'un enfant qui avait eu en même temps la variole et la petite vérole volante. »

Nous avons dû faire abstraction de l'observation Delpech, car il n'est pas certain qu'il ne s'agisse point d'un pemphigus aigu au lieu de varicelle. Quoi qu'il en soit, il est quelque peu étonnant de voir Trousseau nier énergiquement la coexistence possible de la scarlatine et de la rougeole et admettre celle de la variole et de la varicelle.

Pour Rommelaere (*Bulletin de l'Académie royale de médecine de Belgique*, 1871), au contraire, « les prétendus exemples de complication de la varicelle par la varioloïde ne sont que des formes intermédiaires transitoires entre la manifestation bulleuse et la manifestation ecthymateuse de l'action du virus variolique. »

Enfin, Thomas (*Ziemssen's Handbuch der speciellen Pathologie und Therapie*, second volume, 2e partie, Leipzig, 1874, art. *varicelle*) déclare qu'on n'a pas encore démontré que la varicelle pût exister avec la variole vraie, et que l'entreprise sera toujours difficile.

§ VI.

SUCCESSION DES ÉRUPTIONS DE VARICELLE ET DE VARIOLE.

Millard (*Bulletin de la Société médicale des hôpitaux*, 1870, p. 326) pense que les cas de récidives de variole et surtout de récidives à court délai, sont très-exceptionnels. Il serait porté à donner une autre interprétation aux faits de Moutard-Martin, de Roger, de Mesnet, dans lesquels il y aurait eu récidive huit, dix ou quatorze jours après la première éruption, qui est toujours qualifiée de varioloïde très-discrète, tandis que la seconde est confluente. D'après lui, il s'agirait plutôt de varicelles auxquelles aurait succédé la variole.

§ VII.

COEXISTENCE DES ÉRUPTIONS DE VARIOLE ET DE VARICELLE AVEC ANTÉRIORITÉ DE L'ÉRUPTION VARIOLIQUE.

HAGENDORN. Historiae medico-physicae Centuriis tribus comprehensa Rudolphstadii, 1690, Centuria prima, obs. LXI, p. 236.
(Deux faits peu détaillés, l'un observé sur sa fille, l'autre sur un petit garçon).
GÜNTZ. Archiv für Dermatologie und Syphilis, 1869, p. 633.

Dans ce dernier, le petit garçon, âgé de 1 an, et présentant des croûtes vaccinales en voie de dessiccation, mais encore entourées d'une auréole inflammatoire, eut vers le quinzième jour de sa vaccination, une varioloïde, au cours de laquelle (treizième jour) se montra une varicelle qui eut plusieurs poussées. L'une et l'autre éruptions furent très-abondantes. Ses frères et sœurs avaient la varicelle.

Enfin, Brunzlow a bien publié une observation intitulée « Coïncidence de variole modifiée, de variole et de varicelle chez le même individu, » qui se trouve reproduite dans *British and foreign medical Review*, 1840, p. 559; mais chez cet enfant vacciné et âgé de 18 mois, seule l'existence de la varioloïde est hors de toute discussion.

M. Desnos (Besnier, *Comptes rendus des maladies régnantes pour* 1870, p. 100), sans nier d'une façon absolue la complication de la variole par la varicelle, est convaincu que les faits sur lesquels on s'est appuyé pour professer cette alliance, sont des exemples d'éruption accessoire, secondaire, vésiculeuse ou bulleuse, survenant surtout à la face ou à la partie supérieure du tronc, sans phénomènes généraux, ordinairement à la période de dessiccation, particulièrement vers la fin de cette période.

§ VIII.

COEXISTENCE DES ÉRUPTIONS DE VARICELLE ET DE VARIOLE AVEC ANTÉRIORITÉ DE L'ÉRUPTION VARICELLEUSE.

Ici, nous sommes plus dénué de faits que jamais. Le seul que nous ayons rencontré dans nos lectures est peu détaillé et concerne un enfant. C'est celui de Grassius (*Miscellanea curiosa medico physica Academiæ Naturæ curiosorum sive Ephemeridum medico physicarum Germanicarum. Annus tertius Leipzig et Francfort*, 1681, obs. 56, p. 80).

CHAPITRE VII.

De la coexistence dans l'organisme du vaccin et du virus d'une autre fièvre éruptive.

§ I.

GÉNÉRALITÉS.

On lit dans le *Rapport du Comité central de vaccine*. Paris, an XI (1803), p. 292 :

« Dans quelques-uns des cas de complication de la vaccine avec d'autres affections que nous avons citées, on l'a vue interrompre sa marche pour la reprendre après la disparition de la fièvre qui était venue l'accompagner, ou bien les deux affections ont marché ensemble.

« C'est un sujet d'observation digne d'être proposé, de rechercher quelles sont les circonstances dans lesquelles cette interruption de la marche de la vaccine s'opère.

« En serait-il ici de même que de la marche de cette affection et de la petite vérole combinées ensemble?

« Est-ce dans les cas seulement où la vaccine étant récente, son influence est plus faible, que les fièvres de complication, qui prennent le dessus, enchaînent son développement, qui ne commence ensuite que lorsque leur action à son tour étant diminuée, celle de la vaccine acquiert un ascendant assuré?

.... « On n a point encore étudié avec un soin suffisant ce phénomène de l'économie animale, d'après lequel certaines maladies sont maîtrisées par d'autres auxquelles elles sont forcées de céder.

« On ne connaît point quelle est sous ce rapport la dépendance respective des différentes affections morbifiques, ni quelles sont celles qui ont cette énergie supérieure et prédominante.

« Ainsi, plusieurs maladies cèdent le pas à la variole, qui ne paraît le céder à aucune. »

Dans ses recherches (Die Schutzpockenimpfung in ihrer endlichen Entscheidung, Nurnberg 1826), Krauss, cité par Steinbrenner (Traité sur la vaccine, p. 743), est arrivé aux résultats suivants :

« Quand la rougeole, la scarlatine, la varicelle, se montraient dans les premiers jours après la vaccination, les pustules vaccinales paraissaient plus tardivement (vers le dixième ou seulement au quatorzième jour.)

« Mais quand ces exanthèmes et surtout la rougeole se montraient le sixième, septième ou huitième jour, les pustules vaccinales peu développées restaient stationnaires, et ne continuaient leur marche qu'après la dessiccation de la maladie exanthématique (par exemple au treizième, quatorzième jour et même plus tard.)

« Souvent aussi, surtout dans la rougeole et la scarlatine, les pustules vaccinales s'entouraient d'une aréole tellement étendue, qu'elle se propageait, dans certains cas, sur tout le bras, et restait du onzième au trentième jour. »

Taupin a étudié la question à l'hôpital des Enfants-Malades. Tous les auteurs français qui s'en sont occupés après lui, tels que Guersant et Blache, par exemple (Dictionnaire de médecine, t. XXX, 1846) (article vaccine, p. 406), lui ont fait des emprunts.

D'après Taupin « lorsque la vaccine se rencontre avec des fièvres éruptives, elle est toujours retardée dans son développement, si l'inoculation a été pratiquée pendant les prodromes.

« Dans le cas où l'une ou l'autre de ces maladies survient chez un sujet déjà vacciné depuis plusieurs jours, le cours de la vaccine est même entièrement suspendu dans sa marche, qui ne se continue qu'après la guérison de la fièvre éruptive.

« Le vaccin recueilli chez des enfants atteints d'affections typhoïde, de fièvres éruptives, était tout aussi actif que s'il eût été
emprunté à des enfants bien portants ; il donnait lieu à une vaccine tout aussi abondante et régulière et qui préservait aussi efficacement de la variole.

« Un grand nombre d'enfants atteints de scarlatine, de rougeole,
de varicelle, de varioloïde et de variole, ont fourni un vaccin qui
n'a jamais communiqué aucune de ces maladies contagieuses. »

On chercherait en vain d'autres renseignements originaux dans
les Traités sur la vaccine et dans les ouvrages sur les maladies de
l'enfance.

§ II.

DE LA COEXISTENCE DANS L'ORGANISME DES VIRUS VACCIN ET MORBILLEUX.

Odier (Bibliothèque britannique, 1801, p. 197) conclut de deux
observations que nous mentionnerons plus loin :

« La vaccine n'exclut ni n'aggrave la rougeole ; celle des deux
maladies qui précéde l'autre n'influe pas sur celle qui suit ou ne
l'influe qu'en bien. Suivant Winterbottom (Medical and physical
Journal 1805, t. XIV, p. 25), la rougeole, bénigne en général, apparut chez plusieurs enfants, durant les progrès de la vaccination
sans produire aucun autre effet que celui d'empêcher ou de retarder l'apparition des aréoles. »

— Dans la série des Rapports du comité central de vaccine sur
les vaccinations pratiquées en France, on trouve les détails suivants :

1806, p. 41. — « Il est fort peu de praticiens avec lesquels le comité a entretenu des relations, qui n'aient eu des occasions d'observer la coïncidence de la vaccine avec la rougeole.

« Il n'y a point eu de ces événements funestes qui ont lieu par
la rencontre de la petite vérole, mais les mêmes phénomènes de

retard dans le développement de la vaccine, ou bien de l'absence de
tout travail aux piqûres ont également existé..... Nous trouvons
l'application de cet axiome de physiologie si connu en médecine,
si judicieusement appliqué à la pratique: *stimulus major minorem
minuit.*

A la suite de ce passage, vient la mention de faits dans lesquels il y a eu tantôt suspension de la vaccine, tantôt absence
de développement, tantôt enfin aucune influence provenant de la
rougeole.

1811, p. 44.—«M. Charpentier, médecin à Guérigny (Nièvre), a
été témoin qu'une épidémie de rougeole avait empêché l'apparition de la vaccine chez les sujets que l'on avait vaccinés la veille
ou peu de jours avant l'invasion de la rougeole. Il ajoute que ces
mêmes individus ont été revaccinés avec succès après la guérison
de la rougeole. »

Puis quelques pages plus loin (p. 50), on trouve des observations contradictoires.

Il est inutile de multiplier ces exemples. Parfois le même auteur cite, à la suite les uns des autres, des faits absolument contraires, sans d'ailleurs y ajouter aucune explication.

Mais quand on se met à additionner les cas de vaccine-rougeole,
disséminés dans les divers rapports annuels, on arrive à la con-
viction que ceux où il y a eu absence de développement sont en
infime minorité et que dans le plus grand nombre, la marche de
la vaccine a été régulière: entre ces deux extrêmes, sont les faits
où l'on a observé un arrêt temporaire des progrès de la vaccine.

Van Halen (Annales de la Société médico-chirurgicale de Bruges, 1842, p. 86) a publié « Un mot sur l'influence réciproque de
la rougeole et de la vaccine. » Cette note accompagne le récit d'une
observation sur laquelle nous aurons sujet de revenir.

§ III.

INOCULATION SIMULTANÉE DE LA ROUGEOLE ET DE LA VACCINE.

Willan (On cutaneous diseases, London, 1808, p. 219) rapporte une observation de Wachsel, dont voici le résumé :

Sur un adulte, la double inoculation de vaccine et de rougeole est pratiquée le même jour. Le 5e jour, elles avaient pris l'une et l'autre.

Le 13e jour, la vaccine avait terminé son évolution.

Le 17e, début des prodromes morbilleux qui durent six jours.

Le 23e, apparition de l'éruption de rougeole ; toux et fièvre violentes.

A partir du 28e, rétablissement graduel.

Dans ce fait, que nous rapportons sous toutes réserves et uniquement à cause de son intérêt historique, on est frappé de deux singularités à propos de la rougeole : 1° la période d'incubation a eu, à très-peu de chose près, le triple de la longueur qu'elle a habituellement dans les expériences d'inoculation ; 2° la période d'invasion a duré aussi un nombre de jours presque double.

D'autre part, l'évolution ultérieure a été parfaitement normale.

§ IV.

COEXISTENCE DES ÉRUPTIONS DE VACCINE ET DE ROUGEOLE AVEC ANTÉRIORITÉ DE L'INOCULATION VACCINALE.

Voici la liste des faits que nous avons pu réunir :

Ed. Jenner. Œuvres complètes, traduites par de Laroque. Privas, 1800, p. 169.

Kortum. Cité par Hahnemann (traduction de son Organon de l'art de guérir par Jourdan, p. 135).

Ring. London medical Review, juin 1800, p. 417, et Altenburg's Allgemeine medicinische Annalen, 1800, p. 877. — Treatise on the Cow-Pox (3 faits).

G. Jenner. Cité par Ring (Treatise on the Cow-Pox, 1801).

Odier. Bibliothèque britannique (Sciences et Arts), t. XVI, (an ix
        p. 197 (2 faits).

Mongenot. La vaccine considerée comme antidote de la petite vérole
        Paris, obs. CXV, p. 98.

Coxe. Practical [observations on vaccination or inoculation for the
        Cow-Pock, p. 84.

Husson. Rapport du Comité central de vaccine. Paris, 1803, p. 282.

Comité de Reims.   —   —   —   —

Haguenot.   —   —   —   p. 283.

Maurice. Medical and physical Journal, 1803, IX, p. 38 (2 faits).

Zenker. Hufeland's Journal der praktischen Heilkunde, 1803, XVII,
        4° partie, p. 124.

Winterbottom. Medical and physical Journal, 1805, XIV, p. 25.

Messant. Rapport du Comité central de vaccine pour 1805. Paris,
        1806, p. 42.

Pignot. Rapport du Comité central de vaccine pour 1805. Paris, 1806,
        page 43.

Kraft. Hufeland's Journal der praktischen Heilkunde, 1808, XXVII,
        3e partie, p. 151.

Mongenot. Rapport du Comité central de vaccine sur les vaccinations
        pratiquées en France pendant l'année 1810. Paris, 1812, p. 46.

Giret-Dupré. Rapport du Comité central de vaccine sur les vacci-
        nations pratiquées en France pendant l'année 1810. Paris,
        1812, p. 46.

Duval. Bibliothèque médicale, 1812, XXXVIII, p. 77 (2 faits).

Gilder. Medico-chirurgical Transactions, XII (1823), p. 186.

Fromm. Rust's Magazin für die gesammte Heilkunde, 1828, XXVII,
        page 392.

Gregory. London Medical Gazette, 1832, p. 440.

Moses. The Lancet, 27 octobre 1832, p. 140 (2 faits).

...... Schmidt's Jahrbücher, 1836 (t. I, Supplément), p. 189.

Van Halen. Annales de la Société médico-chirurgicale de Bruges,
        1842.

Cramer. Casper's Wochenschrift für die gesammte Heilkunde, 1843,
        n° 1, p. 12.

Morland. The American Journal of medical Sciences, octobre 1856,
        page 568.

Nous nous trouvons avoir rassemblé ainsi 33 faits plus ou moins
détaillés.

Les *prodromes morbilleux* paraissent n'avoir jamais fait défaut;

leur durée ordinaire a été de deux à quatre jours. Chez le malade de Gregory (âgé de 4 mois), leur longueur a été exceptionnelle, de neuf jours : c'étaient les phénomènes gastro-intestinaux et la somnolence qui prédominaient.

L'*éruption morbilleuse* est apparue du 2ᵉ au 13ᵉ jour de la vaccination ; 8 fois elle s'est montrée le 7ᵒ jour ; 4 fois le 5ᵒ et 4 fois le 8ᵉ jour ; 3 fois le 7ᵉ et 3 fois le 11ᵉ jour ; c'est-à-dire dans les deux tiers des cas, du 5ᵉ au 8ᵉ jour, ou bien le 11ᵒ jour.

Dans la presque unanimité des faits, aucune irrégularité n'est signalée quant aux modes de début et d'extension de la rougeole, quant à sa généralisation, son abondance, sa teinte et sa persistance.

Les *symptômes concomitants* habituels n'ont pas manqué non plus.

Les *complications* ont été excessivement rares. Le malade de Maurice a eu une pneumonie ; celui de Giret, du délire, de la prostration et de la diarrhée ; chez celui de Kraft, la toux et la fièvre ont persisté après disparition de la rougeole. Enfin, chez le patient de Morland, âgé de 6 mois seulement, il y a eu rétrocession de l'éruption suivie de trois attaques convulsives.

La *terminaison* par guérison a été constante.

Pronostic. La concomitance de la vaccine n'a pas aggravé la rougeole, ce qui ne doit pas néanmoins encourager à vacciner des morbilleux, car procéder ainsi, ce serait compromettre gratuitement la réputation de la vaccine aux yeux du public.

Diagnostic. Deux éruptions différentes, survenant parfois dans le cours de la vaccine, peuvent être prises à tort pour une rougeole.

L'une est la *roséole vaccinale*, assez mal connue d'ailleurs.

Voici ce qu'en disent Guersant et Blache (*Dictionnaire de médecine*, t. XXVII, 1843, p. 625) : Elle est analogue pour la forme à la roséole varioleuse, mais moins commune qu'elle. Elle survient quelquefois vers le 9ᵒ ou 10ᵒ jour de la vaccination, occupant d'abord les environs des pustules, se répandant ensuite irrégulièrement sur tout le corps, en donnant lieu à un léger mouvement fébrile.

D'autre part, Hebra (ouvr. cité, t. I, p. 58) la décrit ainsi : Elle est formée de simples taches rouges isolées, se montrant entre le 3e et le 18e jour après l'inoculation, en général, d'abord sur les bras. Les dimensions des taches varient depuis une pièce de 50 centim. jusqu'à la paume de la main. Elles ne persistent souvent que pendant quelques heures, et rarement au delà d'un jour. L'éruption disparaît sans laisser après elle, ni pigmentation ni desquamation.

Dans quelques cas, cependant, on voit cette éruption s'étendre aux parties adjacentes de la peau, et donner lieu ainsi à un érythème diffus.

Nous ne saurions dire si Hebra a compris dans le tableau précédent l'autre éruption susceptible d'être confondue avec la rougeole.

C'est Trousseau (*Clinique médicale*, 3e édition, 1868, t. I, p. 70) qui a appelé l'attention sur cette éruption vaccinale secondaire très-fréquente à son dire : « Pendant l'été il y a au moins autant d'enfants qui en sont atteints qu'il y en a qui ne l'éprouvent pas. Cette éruption du dixième et du onzième jour de la vaccine n'est rien autre chose que cet exanthème si commun chez les enfants qui ont un point de suppuration quelque part et qui ont en même temps de la fièvre et des sueurs abondantes. En effet, l'éruption vaccinale secondaire ne diffère en rien de ce que j'ai appelé les éruptions sudorales. Elle consiste en nn exanthème morbilliforme, scarlatiniforme, presque toujours très-fugace, quelquefois pourtant prenant la forme plus sévère de l'eczéma aigu. »

Influence réciproque des deux exanthèmes non appréciable.

Influence de la vaccine sur la rougeole, nulle.

Influence de la rougeole sur la vaccine. Si l'on décompose à ce point de vue nos 33 faits on peut les répartir en deux groupes :

1° 20 faits dans lesquels la vaccine n'a pas été influencée.

2° 13 faits où elle paraît l'avoir été.

Or, dans toutes nos observations, sauf peut-être dans celle de Duval où l'éruption morbilleuse ne s'est montrée que le treizième jour, la vaccine était réellement secondaire. L'inoculation avait été pratiquée soit pendant l'incubation, soit même pendant l'invasion de la rougeole.

Reprenons séparément chacun des deux groupes que nous avons établis :

Le premier, qui comprend à lui seul près des deux tiers de nos observations, ne montre aucune influence de la rougeole sur la vaccine. Il est composé de sujets chez lesquels l'éruption morbilleuse s'est manifestée du second au huitième jour de la vaccination.

Le second groupe renferme les 6 patients où l'exanthème morbilleux est apparu du huitième au treizième jour de l'inoculation vaccinale et cinq autres chez lesquels cette éruption a débuté à une époque plus précoce.

Il est de toute nécessité de subdiviser ce second groupe, afin de l'étudier de plus près. Ces sous-divisions nous sont fournies très-naturellement par l'espèce d'influence que la vaccine semble avoir ressentie du voisinage de la rougeole.

Dans une première catégorie de faits, au nombre de 9, il y a eu *arrêt temporaire de la vaccine* durant l'existence de la rougeole.

Nous pouvons, dès maintenant, ajouter que c'est là, selon nous, la seule influence nette et caractéristique.

Chez 4 de ces malades, la vaccine avait déjà parcouru les deux premières phases de son développement, lorsque l'arrivée de la rougeole vint en suspendre temporairement le reste de la marche. L'éruption morbilleuse eut lieu 3 fois le onzième jour de la vaccination (Gregory, Giret-Dupré, Haguenot) et 1 fois le treizième jour (Duval, n° 1). L'inoculation avait donc été pratiquée au début de l'incubation morbilleuse.

Ces sujets n'ont présenté aucun trouble dans les périodes d'in
cubation et de maturation du vaccin.

En revanche, les stades ultérieurs, de suppuration et de dessiccation se sont trouvés allongés.

Dans le fait de Gregory, par exemple, ce temps d'arrêt a duré
seize jours. Dans celui de Duval, il y eut d'abord suspension de
l'évolution des pustules pendant une semaine, puis persistance
des croûtes telle, qu'elles ne tombèrent que le quarante-cinquième
jour.

Quand on veut rechercher quelle période de l'affection morbilleuse a déterminé le retard dans la marche de la vaccine, on s'a-
perçoit immédiatement que les observations présentent à cet égard
une lacune regrettable. Seul Duval a nettement précisé ce point :
l'arrêt d'évolution a coïncidé avec l'apparition des prodromes morbilleux qui furent intenses et prolongés. Giret-Dupré le fait débuter au moment où l'éruption de rougeole se montra, mais il ne
mentionne nullement les phénomènes qui la précèdent réglemen-
tairement.

Tous les autres observateurs se contentent de signaler la suspension de la vaccine, pendant l'existence de la rougeole.

Chez 3 de nos 9 patients, l'attaque de la rougeole a surpris la
vaccine à une époque plus précoce de son développement, aussi la
maturation elle-même des boutons vaccinaux s'est-elle déjà vue retardée, sans préjudice du retard correspondant, éprouvé par les deux
phases ultimes (Obs. Kortum, Messant et Cramer). Dans le cas de
Messant, le travail de la vaccine fut enrayé pendant 10 à 12 jours.

Enfin les auteurs des deux derniers faits de cette catégorie
(Schmidt's Jahrbücher et Mongenot, n° 2) n'ont pas pris le soin
d'indiquer l'état où se trouvaient les boutons vaccinaux au moment où l'invasion de la rougeole vint suspendre leur évolution.

Dans une seconde catégorie de faits, il y a eu prolongement de
l'incubation de la vaccine sans autre trouble dans son évoluti n

ultérieure. Deux observations la composent à elles seules : celle de Van Halen et de Fromm.

Sur le sujet de Van Halen, l'éruption morbilleuse eut lieu du 5° au 7° jour de la vaccination ; les boutons vaccinaux n'apparurent que le 9° jour et n'atteignirent leur développement parfait que le 14°, ce qui constitue un retard de plusieurs jours portant exclusivement sur la période latente de la vaccine.

Chez le patient de Fromm, l'inoculation avait été pratiquée la veille de l'éruption de rougeole, et le 12° jour seulement on commença à apercevoir les boutons vaccinaux qui, dès lors, évoluèrent régulièrement.

Ces deux cas sont les seuls de cette espèce, tandis que nous en possédons une quinzaine où la vaccination opérée dans les mêmes circonstances, c'est-à-dire à la veille ou pendant le cours des prodromes morbilleux, n'a jamais eu pour cela une période d'incubation prolongée. Aussi sommes-nous disposé à ne voir là que des anomalies de la vaccine complètement étrangères à la rougeole.

Un fait unique constitue notre troisième catégorie, c'est celui de Kraft dans lequel, après quelques jours d'indisposition, l'éruption morbilleuse survint le 6me jour de la vaccination, sans que nonobstant la maturation des boutons s'arrêtat. L'irrégularité ne commença qu'après que les boutons eurent atteint leur développement normal. Ils se desséchèrent sans suppurer ; leur contenu s'étant résorbé, laissa des coques vides qui tombèrent sans donner lieu à des cicatrices. Plus tard, on fit une tentative vaine de revaccination.

Faut-il interpréter ce cas comme un exemple de vaccine légitime anormale ou au contraire de fausse vaccine ? Nous ne savons, mais nous ne pouvons admettre sans réserves une influence de la rougeole qui se serait traduite de la sorte.

Enfin la 4° catégorie est formée aussi d'une observation isolée, celle de Pignot, dans laquelle la vaccination, pratiquée cinq jours avant l'exanthème morbilleux, resta sans résultat. Nous ne voyons encore ici qu'un fait purement accidentel dont on ne saurait rendre la rougeole responsable.

Maintenant comment expliquer que la vaccine influencée par la rougeole, dans le tiers de nos cas, ne l'ait pas été dans les deux autres tiers ?

La lecture de nos observations montre que ni l'âge des sujets, ni la saison, ni les autres circonstances inhérentes à l'opération elle-même, ne fournissent la raison de ces différences.

Un examen attentif des faits prouve en revanche l'importance actuelle de la période qui sépare l'inoculation du début de l'invasion morbilleuse.

Dans les cas de beaucoup les plus fréquents, où la vacccination ne précéda que de 1 à 6 jours au plus, le moment d'apparition de la rougeole, celle-ci n'exerça aucune action sur la vaccine qui se trouvait alors dans sa période d'incubation, ou peut-être tout à fait au début de son développement extérieur. Sur les 20 observations de cette série, il n'y en a que 5 qui fassent exception. Dans le nombre, se trouvent celles de Van Halen, de Fromm et de Pignot, pour lesquelles nous avons proposé une autre interprétation. Il ne reste en réalité que deux faits, celui de Messant, où les prodromes morbilleux débutèrent le quatrième jour, à une époque où l'incubation vaccinale était terminée, et celui de Mongenot, où la rougeole apparut le septième jour, sans qu'on sache la date à laquelle remontaient les phénomènes d'invasion ni l'état de développement des boutons.

Quand la vaccination précéda l'éruption morbilleuse d'un septénaire (4 cas), dans la moitié des cas, son évolution se trouva influencée (Kortum, Schmidt's Jahrbücher) ; dans l'autre moitié, elle ne le fut pas (Ring, G. Jenner). En admettant que ces faits aient été bien observés, car le contrôle en est impossible à cause de l'absence de détails, ces résultats divergents doivent tenir à l'état de développement plus ou moins avancé des boutons vaccinux au moment de l'explosion des sympômes morbilleux.

Enfin, toutes les fois que la vaccine précéda l'éruption de rougeole de 9 jours au moins, elle subit un retard constant dans ses phases de suppuration et de dessiccation.

Il est possible de traduire d'une façon plus concise et plus catégorique, en même temps, les conclusions auxquelles nous sommes amené par l'étude soigneuse de nos observations :

La fièvre morbilleuse ne trouble pas l'incubation de la vaccine, mais elle en retarde la maturation, la suppuration et la dessiccation, de sorte que lorsque le stade fébrile morbilleux coïncidera avec l'une de ces trois dernières périodes de la vaccine, celle-ci se trouvera influencée, sinon non.

La longueur du retard éprouvé par la vaccine est en raison directe de celle de la fièvre qui précède, accompagne et quelquefois même (dans les cas graves) suit l'éruption de rougeole.

On s'étonnera peut-être de la rigueur de ces conclusions, eu égard aux observations presque toujours peu explicites que nous avons eues à notre disposition.

Mais ces résultats concordent trop bien avec ceux constatés lorsqu'il y a coexistence de rougeole et de variole inoculée, pour n'être pas exacts. Dans l'une comme dans l'autre circonstance, les mêmes effets sont produits par la même cause. Ici et là-bas, la rougeole n'agit pas à titre d'affection exanthématique, mais en qualité de maladie fébrile.

Dans les paragraphes suivants, nous aurons encore l'occasion d'insister sur ce mode d'action.

Quant à l'absence ou au développement peu considérable de l'aréole, à l'existence ou à la non-existence de la plaque vaccinale, ce sont là des irrégularités qu'on observe communément dans la vaccine simple et normale. Il ne faut donc pas les imputer à la rougeole, comme l'ont fait certains auteurs. On voit d'ailleurs aisément que pendant la durée de l'éruption morbilleuse, il est bien difficile de constater la présence d'une aréole.

L'influence de la rougeole sur les qualités du liquide vaccinaest absolument nulle. De même des expériences multiples (Maurice, Winterbottom, Voisin (de Versailles), Mangin, Taupin, etc.) ont montré que le vaccin des morbilleux ne transmet que la vaccine et non la rougeole ; ce qui ne veut pas dire qu'on ne doive point s'abstenir aujourd'hui de réitérer de tels essais toujours hasardeux.

§ V.

COEXISTENCE DES ÉRUPTIONS DE ROUGEOLE ET DE VACCINE AVEC ANTÉRIORITÉ DE L'ÉRUPTION MORBILLEUSE.

A notre connaissance, la littérature médicale ne renferme aucun fait de ce genre.

Personnellement, nous en avons recueilli un exemple, à l'hôpital Sainte-Eugénie, dans le service de notre excellent maître M. Jules Bergeron.

Chez un garçon de 13 ans 1/2, non vacciné, on fit avec du vaccin en plaques, de l'Académie de médecine, deux tentatives qui échouèrent complètement. La première vaccination fut pratiquée au second jour de l'exanthème morbilleux, à une époque où le patient avait encore de la fièvre ; on recommença tout aussi inutilement, avec le même vaccin, le septième jour de l'éruption, alors que le sujet était apyrétique et n'avait plus que des macules ecchymotiques.

L'insuccès même de cette seconde opération nous empêche de rien conclure de cette observation. Il est manifeste que l'idiosyncrasie du sujet ou les qualités du fluide vaccinal employé ont eu plus de part dans le résultat qu'une rougeole disparue.

§ VI.

COEXISTENCE DES ÉRUPTIONS DE VACCINE ET DE SCARLATINE AVEC ANTÉRIORITÉ DE L'INOCULATION VACCINALE.

EDW. JENNER. Œuvres complètes traduites par de Laroque, 1800, p. 199 et 200 (2 obs.).

Aussant et Le Rédacteur du Rapport du Comité central de vaccine.
    Paris, 1803, pp. 282 et 284 (2 faits).
Billardet, Carré. Même rapport, p. 294.
Zenker. Hufeland's Journal der praktischen Heilkunde, 1803, t. XVII,
    4ᵉ partie, p. 124 (3 faits).
Fabrice. Cité par Krauss. Bibliothèque universelle, 1819.
Gittermann. Hufeland's Journal der praktischen Heilkunde. 1821,
    t. LII, 4ᵉ partie, p. 84.
Strecker. Henke's Zeitschrift für die Staatsarzneikunde, 1830, p. 183.
Cohen. Casper's Wochenschrift für die gesammte Heilkunde, 1833,
    numéro 40.
Fleischmann. Jahrbuch für Kinderheilkunde, 1871, p. 184.

Prodromes scarlatineux. Dans les rares observations suffisamment détaillées, il n'est rien mentionné d'anormal à leur égard.

L'éruption scarlatineuse est apparue dans un laps de temps inclus entre le 2ᵐᵉ et le 13ᵐᵉ jours de la vaccination : elle a débuté le plus fréquemment du 5ᵉ au 9ᵉ jour. Aucune irrégularité n'a été signalée.

Les *symptômes concomitants* sont indiqués dans toutes les relations un peu explicites.

La *contagion scarlatineuse* a dû être tantôt antérieure, tantôt postérieure à l'inoculation vaccinale.

Complications uniquement scarlatineuses. Une fois, il y a eu angine gangréneuse (mortelle, Zenker) et l'autre fois, abcès pectoral dans la convalescence (Cohen).

Terminaison. Mort seulement chez le patient de Zenker qui a succombé le dixième jour de la scarlatine, quatorzième de la vaccine. (dont les croûtes étaient desséchées).

Le *pronostic* inspire les mêmes remarques que lorsqu'il y a rougeole au lieu de scarlatine.

Le *diagnostic* est sujet aux erreurs que nous avons déjà notées à propos de la Vaccine-Rougeole.

La seconde observation de Jenner nous offre vraisemblablement un exemple de rash prévaccinal scarlatiniforme. Chez sa patiente, il vit apparaître, vers le neuvième jour de la vaccination, après 12 heures de prodromes intenses, une éruption scarlatineuse qui se borna à la face et au cou et s'évanouit au bout de 3 heures, en même temps que les phénomènes qui l'avaient annoncée. 4 jours plus tard, Jenner observa une réapparition des prodromes scarlatineux classiques suivis cette fois d'une éruption généralisée.

Pour nous, l'époque d'apparition, le mode de début, la localisation, l'existence éphémère de la première éruption, joints à l'absence des signes précurseurs caractéristiques et à leur « retour » 4 jours plus tard, nous font admettre un rash et non une scarlatine rétrocédée, intermittente.

Influence réciproque des deux exanthèmes nulle.

Influence de la vaccine sur la scarlatine nulle aussi.

Influence de la scarlatine sur la vaccine :

Dans 9 de nos observations, la vaccine n'a pas été influencée ; dans 5, elle paraît l'avoir été, au dire des auteurs.

Mais ici, plus encore qu'à l'occasion de la rougeole, on éprouve de grandes difficultés quand on veut se rendre compte du mode d'action de la fièvre scarlatineuse sur la vaccine, parce que les observateurs se sont la plupart contentés de donner leurs appréciations, sans y joindre les moyens de vérification nécessaires.

Parmi les 5 faits où la scarlatine aurait eu une action sur la marche de la vaccine, nous distinguons d'abord ceux de Gittermann et de Carré qui sont tout à fait identiques. Dans l'un et dans l'autre, la scarlatine est survenue au cinquième jour de la vaccine qu'elle a trouvée en voie de développement. Aussi les boutons se sont arrêtés de progresser pour ne reprendre leur marche qu'après terminaison de la scarlatine. Dans le cas de Gittermann, cet arrêt a été de 6 jours environ.

Dans un troisième fait dû à Aussant, le jour d'explosion de la scarlatine n'est pas indiqué, et l'auteur accuse simplement une suspension de la vaccine pendant la durée de l'autre fièvre éruptive.

Chez les trois malades, la scarlatine guérie, la vaccination a continué régulièrement son cours.

Le malade de Fabrice eut une scarlatine grave qui débuta le

huitième jour de la vaccination. La seule anomalie constatée par cet observateur fut la persistance des aréoles jusqu'au trentième jour. Chez ce patient, l'irruption de la scarlatine était trop tardive pour s'opposer à la maturation des boutons ; en revanche, elle a dû allonger la période de suppuration des pustules, et c'est peut-être cette circonstance qui explique une existence aussi prolongée de leurs aréoles.

Quant au fait anonyme du Rapport du Comité central de vaccine (1803) dans lequel on nota une absence de développement du vaccin inoculé la veille de l'éruption de scarlatine, cela doit être un accident, car quelques pages plus loin (p. 294) se trouve un cas de Billardet, tout à fait analogue quant aux circonstances, mais absolument contradictoire quant au résultat.

Il est à remarquer que, dans aucune de nos observations, l'incubation de la vaccine n'a éprouvé les effets de la scarlatine, ce qui vient à l'appui de la manière de voir que nous avons exprimée au sujet d'une prétendue influence de la rougeole sur la période latente de la vaccine.

§ VII.

COEXISTENCE DES ÉRUPTIONS DE SCARLATINE ET DE VACCINE AVEC
ANTÉRIORITÉ DE L'ÉRUPTION SCARLATINEUSE.

Nous n'en connaissons qu'un exemple dû à M. Moutard-Martin (Bulletin de la Société médicale des hôpitaux de Paris, 1864, p. 152). Un homme scarlatineux, qui n'avait pas encore été vacciné, le fut en pleine éruption de scarlatine ; « la vaccine suivit sa marche ordinaire, les pustules se développèrent normalement et elles étaient presque complètement desséchées lorsque le malade fut pris de variole confluente. Il a guéri. »

§ VIII.

DE LA COEXISTENCE DANS L'ORGANISME DES VIRUS VACCIN ET VARICELLEUX.

D'après Churchill (ouvrage cité, p. 784), Bateman (On cutaneous diseases, p. 210) déclare que la varicelle peut être inoculée avec succès, tandis que la constitution est sous l'influence de la vaccination, et sans qu'il en résulte de modification de l'une ni de l'autre maladie.

Seiler (Hufeland's Journal der practischen Heilkunde, 1823, tome LVI, 2ᵉ partie, p. 87) a observé chez plusieurs individus la coexistence de la varicelle et de la vaccine, dans leur période de floraison, sans noter pour cela de phénomènes spéciaux ou de conséquences fâcheuses.

Le même auteur revenant sur ce sujet (même journal, 1826, tome LXIII, 5ᵉ partie) dit encore : « La vaccine prit aussi bien et eut le même cours chez les enfants qui avaient la varicelle et chez ceux qui ne l'avaient pas, à une seule exception près : chez un enfant de 4 mois qui était atteint de varicelle, deux tentatives de vaccination avec de la lymphe récente furent infructueuses, et ce n'est que cette année que l'inoculation a réussi chez lui. »

Hesse (Ueber Varicellen und ihr Verhaeltniss zu den Menschenblattern und Varioloiden, Leipzig, 1829) consacre un chapitre (XIII, p. 120) à l'étude des rapports entre la varicelle et la vaccine. D'après lui, « Les deux affections peuvent survenir simultanément sur le même individu, sans se modifier essentiellement.

Suivant Steinbrenner (Traité sur la vaccine, Paris, 1846, p. 744), le médecin du district de Crailsheim (Wurtemberg) avait remarqué que le vaccin pris sur des enfants varicelleux, dont la vaccine était fort belle en apparence, ne produisait par l'inoculation qu'une vaccine modifiée et très-imparfaite. D'autre part, le médecin du district de Münzingen dit avoir observé que les enfants qui venaient d'avoir la varicelle présentaient en général une réceptivité moindre pour le virus vaccin. »

Murchison (mémoire cité) conclut ainsi : Dans quelques exemples, l'action du virus vaccin semble avoir été suspendue par l'arrivée de la varicelle, mais d'un autre côté il en est aussi plusieurs montrant que les deux maladies peuvent coexister.

Monti (Wiener medizinische Wochenchrift, 19 juin 1867, p. 770) a vacciné au stade d'éruption des enfants non vaccinés, atteints de varicelle : jour par jour, il a observé chez eux le développement simultané de la varicelle et des pustules de vaccin.

Enfin Neumann (Lehrbuch der Hautkrankheiten, 3ᵉ édition, 1873, p. 104) dit en note: Pendant le cours de la varicelle, on a pu vacciner fructueusement le patient (Widerhofer).

§ IX.

COEXISTENCE DES ÉRUPTIONS DE VACCINE ET DE VARICELLE AVEC
ANTÉRIORITÉ DE L'INOCULATION VACCINALE.

PATERSON. Medical and physical Journal, t. VI, 1801, p. 43.
DUNNING, cité par Ring. A treatise on the Cow-Pox, 1801, p. 109.
RING.   —   —   passim.
MONGENOT. De la vaccine considérée comme antidote de la petite vérole. Paris, 1802, obs. LXV, p. 82.
WASHBOURN. Medical and physical Journal, IX, 1803, p. 370.
FONTANEILLES. Description de la varicelle qui a régné épidémiquement et conjointement avec la variole dans la ville de Millau (Aveyron), en 1817. Montpellier, 1818, note, p. 70 (2 faits).
OELZE. Hufeland's Journal der practischen Heilkunde, 1822, t. LIV, 1¹ᵒ partie, p. 87 (2 faits).
PIEL. Rapport de la Commission de vaccine de l'Académie de médecine pour 1824, p. 34.
LÜDERS (2 faits), ALLISON, SACHSE, WACHSEL, cités par Hesse. Ueber Varicellen und ihr Verhältniss zu den Menschenblattern und Varioloïden. Leipzig, 1829.
STRECKER. Henke's Zeitschrift für die Staatsarzneikunde, 1830, p. 183.
LEGENDRE. Archives générales de médecine, 1844, p. 34 (obs. V).
STORER. American Journal of medical Sciences, 1854, p. 350.

Murchison. Mémoire cité, obs. XXXVII.
Fleischmann. Archiv für Dermatologie und Syphilis, 1873, p. 309.
Senator. Jahrbuch für Kinderheilkunde, 1874, p. 450.

Les *prodromes varicelleux*, dans les observations qui les mentionnent, ont duré un ou deux jours. Le fait de Legendre nous offre, apparaissant en même temps qne l'éruption vésiculeuse, au cinquième jour de la vaccine, un rash scarlatiniforme d'abord localisé au tronc, généralisé le lendemain et disparu après cinq jours d'existence. Cette éruption a été rapportée par Alméras (Thèse citée, obs. VII) comme un exemple de rash vaccinal.

L'*éruption de varicelle* s'est montrée du deuxième au treizième jour de la vaccination, mais surtout du cinquième au neuvième. Elle n'a présenté aucune anomalie. Le développement des boutons vaccins n'a pas mis obstacle aux poussées ultérieures. Dans un certain nombre de cas, l'évolution de la varicelle a été rapide ; jamais elle n'a été traînante.

La *contagion varicelleuse* est vraisemblablement antérieure dans presque tous les cas à l'inoculation vaccinale.

Complications notées seulement chez le patient de Washbourn qui eut des ulcérations phagédéniques des plaies d'inoculation : elles guérirent facilement.

Terminaison constante par guérison.

Le *diagnostic* devrait être fait peut-être d'avec la vaccine généralisée, ou éruption secondaire, universelle, de vaccine. Mais c'est un sujet trop obscur, trop discuté encore pour que nous l'abordions.

Influence réciproque des deux exanthèmes nulle.

Influence de la vaccine sur la varicelle nulle également, à moins qu'on ne lui attribue l'évolution hâtive qu'a présentée cette dernière chez un certain nombre de malades.

Influence de la varicelle sur la vaccine. Parmi nos 21 observations, nous en trouvons 17 qui ne dénotent aucune influence de la varicelle et 4 dans lesquelles il semblerait, à première vue, que la vaccine ait été influencée d'une façon ou de l'autre.

Chez ces quatre malades, il y eu deux fausses vaccines (Paterson, Strecker), une incubation prolongée (Washbourn) et une suspension temporaire de la vaccine (Piel).

Il est nécessaire d'analyser chacun de ces faits pour en apprécier la valeur.

Celui de Paterson concerne un enfant de treize mois, chez lequel la varicelle est apparue le onzième jour, après 24 heures de fièvre ; les deux jours suivants, il y a eu poussées de nouvelles vésicules. Chez cet enfant, dès le troisième et le quatrième jour, la vaccine paraît avoir pris.

Mais, dès le lendemain, l'inflammation est presque disparue et le huitième jour il ne reste plus trace ni de travail local ni même de l'incision. Quelque temps après, le jeune enfant fut l'objet d'une revaccination fructueuse.

En somme, il s'agit ici d'une fausse vaccine dont la varicelle est bien innocente.

Chez le malade de Strecker, l'éruption varicelleuse survint à la période de développement de la vaccine, sans que la date soit davantage précisée.

Les pustules vaccinales restèrent petites, basses, sans aréole ; elles ressemblaient à des boutons de varicelle, et disparurent sans laisser de cicatrices.

L'année suivante, vaine tentative de revaccination.

L'auteur a eu probablement affaire soit à une vaccine légitime anormale, soit à un sujet réfractaire à l'inoculation, sans qu'il y ait lieu d'accuser la varicelle du résultat de l'opération.

L'enfant d'un an et demi, inoculé par Washbourn, eut après deux jours de fièvre une éruption de varicelle se faisant par poussées, à partir du huitième jour de la vaccination.

Du côté des piqûres, il n'y eut aucune apparence de travail local jusqu'au treizième jour ; à cette date, la vaccine commença à évoluer régulièrement.

Bez.   14

En résumé, nous voyons ici un sommeil absolu de la vaccine durant douze jours, autrement dit une incubation pendant tout ce temps-là.

Nous n'hésitons donc pas à considérer ce fait comme une anomalie accidentelle qui n'a rien à démêler avec la varicelle.

Le quatrième et dernier cas appartient à Piel ; malheureusement il est trop peu explicite pour être instructif ou même pour être contrôlé. Piel a vu la varicelle survenir en même temps que la vaccine, arrêter la marche de celle-ci qui ne parcourut ses périodes qu'après l'entière terminaison de la varicelle

Il s'agirait donc d'une suspension temporaire de la vaccine dont nous ne possédons aucun autre exemple pour la varicelle, mais que nous avons constatée à propos de la scarlatine et surtout de la rougeole.

En l'absence de tout renseignement sur la date d'apparition de la varicelle et sur l'état des pustules vaccinales, il nous est impossible de rien conclure.

De cette étude, il résulte que nous ne possédons aucun cas où l'action de la varicelle sur la vaccine soit indubitable.

On sera moins étonné de ce résultat si l'on veut bien se rappeler que la varicelle est très-souvent apyrétique ou n'est accompagnée que d'une fièvre très-éphémère.

§ X.

COEXISTENCE DES ÉRUPTIONS DE VARICELLE ET DE VACCINE AVEC ANTÉRIORITÉ DE L'ÉRUPTION VARICELLEUSE.

Voici le peu de documents que nous ayons sur ce point :

Kassowitz (Archiv für Dermatologie und Syphilis, 1873, p. 315) raconte ce qui suit :

« Chez deux malades non vaccinés et atteints de varicelle qu'il a vaccinés au second jour de leur maladie, il a constaté un retard de la vaccine de cinq jours dans l'un des cas, et de sept jours dans l'autre. Fleischmann rapporte un exemple de retard analogue dans des circonstances semblables. »

Nous nous contentons d'enregistrer ces faits trop concis pour donner lieu à un jugement, d'autant plus que leur auteur n'admet pas la spécificité de la varicelle.

— Personne n'a jamais nié, pensons-nous, la possibilité de voir évoluer en même temps, sur un seul individu, la variole et la vaccine.

C'est là une des principales raisons qui nous ont engagé à ne pas traiter cette question.

§ XI.

CONSIDÉRATIONS GÉNÉRALES SUR LA COINCIDENCE DE LA VACCINE
AVEC LES AUTRES FIÈVRES ÉRUPTIVES.

Nos 68 faits d'exanthèmes morbilleux, scarlatineux ou varicelleux, apparaissant dans le cours de la vaccine, peuvent donner lieu à certaines vues d'ensemble.

La rougeole, puis la varicelle, sont plus communes pendant la vaccine que ne l'est la scarlatine.

De plus, tandis que l'infection scarlatineuse est tantôt antérieure, tantôt postérieure à l'inoculation vaccinale, celle des deux autres fièvres éruptives est presque toujours plus ancienne que celle-ci.

Toutes trois se sont montrées du deuxième au treizième jour de la vaccine, avec un maximum de fréquence compris entre le cinquième et le neuvième jour.

Ces trois fièvres éruptives ont eu constamment une marche régulière, et, dans la presque unanimité des cas, elles n'ont offert aucune gravité.

Les poussées de vésicules dans la varicelle n'ont nullement été entravées par les progrès des boutons vaccinaux.

Sur les 68 faits, il en est 46 dans lesquels aucune déviation de

la vaccine n'a été notée ; une quinzaine au plus, où il y a eu suspension temporaire dans l'évol ution des boutons de vaccin ; trois
où l'on a observé une incubation prolongée du virus vaccinal ;
trois autres qui sont indiqués comme vaccines bâtardes ou anor-
males ; enfin deux à résultat complètement infructueux.

Ce groupement de chiffres confirme, selon nous, la justesse de
l'opinion que nous cherchons à faire prévaloir et que voici :

Jamais les fièvres éruptives, pendant l'incubation ou l'invasion
desquelles on pratique l'inocul ation vaccinale n'ont été la cause
soit d'une absence de développement du vaccin, soit d'un prolongement de sa période d'incubation, soit enfin d'une illégitimité de
la vaccine.

La seule influence véritablement démontrée des fièvres éruptives s'exerce sur les phases de maturation, de suppuration et de
dessiccation des boutons vaccinaux, qu'elles retardent et prolongent plus ou moins.

Telle ou telle de ces trois périodes se trouve davantage influencée
suivant l'époque d'invasion de la fièvre éruptive.

La condition indispensable pour qu'il y ait arrêt dans les progrès de la vaccine, est que toute l'évolution *fébrile* de l'exanthème
ne coïncide pas seulement avec la phase latente du vaccin.

L'action suspensive exercée sur la vaccine sera d'autant plus
manifeste que l'apparition des phénomènes d'invasion sera plus
précoce, et la fièvre plus intense et plus prolongée.

La preuve que c'est bien par leur élément fébrile que ces maladies éruptives agissent sur la vaccine ressort du fait que la rougeole et la scarlatine jouissent à cet égard d'un pouvoir sensiblement égal, tandis que l'influence de la varicelle est infiniment
moindre, sinon nulle.

Nous donnons ainsi une cause appréciable à un.état de choses
qu'on expliquait naguère par un prétendu antagonisme entre les
fièvres éruptives et la vaccine.

Quant aux vaccinations entreprises dans le cours d'une fièvre éruptive bien déclarée, les cinq exemples que nous avons pu trouver sont trop peu nombreux et surtout trop peu détaillés pour que nous puissions les utiliser. Toutefois, nous ne serions pas éloigné de leur appliquer des règles conformes à celles que nous venons d'exposer.

CHAPITRE VIII.

De la coexistence dans l'organisme du poison typhoïde avec le virus d'une fièvre éruptive.

§ I.

GÉNÉRALITÉS.

Taupin, dans ses Recherches cliniques sur la fièvre typhoïde observée dans l'enfance (Journal des connaissances médico-chirurgicales, de Trousseau, décembre 1839, p. 242) dit qu'on remarque quelquefois dans le cours de la fièvre typhoïde, la scarlatine, la rougeole, la variole... Il a observé plusieurs fois (p. 245) des exanthèmes sur des sujets atteints de fièvre typhoïde, mais ils se trouvaient dans les salles au milieu d'un foyer d'infection, et ils ont résisté à ces maladies contagieuses bien plus énergiquement que les enfants atteints d'autres affections aigües ou chroniques ou même que les sujets bien portants qu'on admet quelquefois à l'hôpital.

«Il a pu remarquer que les exanthèmes ne survenaient pas pendant la période grave de la maladie ; il semble alors que l'économie soit envahie tout entière et ne puisse admettre une autre affection générale.

« C'est donc surtout dans la convalescence qu'on doit craindre l'apparition des exanthèmes ; ils viennent s'attaquer à des sujets affaiblis par de longues souffrances, une diète prolongée, et compromettent gravement leur vie.

« Constamment aussi ces maladies sont modifiées dans l'éruption qui est peu abondante et toujours pâle, dans les phénomènes précurseurs qui manquent presque constamment. »

Rilliet et Barthez (II, 604) déclarent aussi qu'il est extrêmement rare de voir l'affection typhoïde se développer à la suite d'un exanthème, qui, à son tour, ne survient presque jamais pendant la période fébrile de la dothiénentérie.

Murchison (A Treatise on the Continued fevers of great Britain, London,1852,p.518),parmi les complications de la fièvre typhoïde, mentionne celles avec la scarlatine et la rougeole et cite à ce propos Taupin, Rilliet et Barthez et Forget.

§ II.

DE LA COEXISTENCE DANS L'ORGANISME DU POISON TYPHOÏDE
AVEC LE VIRUS SCARLATINEUX.

Taupin (loc. cit., p. 245), sur 121 enfants atteints de fièvre typhoïde, en a vu 10 être pris de scarlatine ; l'un, au début, et 9 à la convalescence de la fièvre typhoïde. Chez tous, les prodromes ont manqué complètement, l'éruption a été pâle et discrète, la réaction légère et la guérison a eu lieu dans tous les cas.

Rilliet et Barthez (III, 197) ont vu deux fois la fièvre typhoïde succéder à la scarlatine.

Guersant et Blache (Dictionnaire de médecine, XXVIII, 1844, p. 162) disent : « Chez plusieurs malades, nous avons vu la scarlatine précéder et plus souvent accompagner ou suivre la fièvre typhoïde. »

Dans son mémoire, On the simultaneous existence in the human system of two or more diseases, which are supposed to originate from specific morbid poisons (British medico-chirurgical Review, juillet 1859, t. XXIV, p. 194), Murchison s'exprime ainsi :

« Jusqu'ici on n'a publié aucun fait démontrant la possibilité de la coexistence de ces deux maladies.

A l'hôpital des Fiévreux de Londres, il n'est pas rare du tout qu'un malade atteint de l'une de ces affections se trouve exposé à la contagion de l'autre. Il existe plusieurs exemples dans lesquels

un patient admis pour l'une de ces maladies a contracté l'autre
pendant son séjour à l'hôpital. Cette remarque s'applique tout particulièrement à la fièvre scarlatine survenant dans le cours de la
fièvre typhoïde.

Durant une période de dix ans, je n'ai pu trouver qu'un seul
fait où un sujet entré pour une scarlatine ait pris la fièvre typhoïde
dans les salles. Chez ce malade, la fièvre typhoïde débuta dans la
convalescence, le 26ᵉ jour de la scarlatine et le 13ᵉ après son admission à l'hôpital.

Quand on relate des cas analogues, il faut d'ailleurs se rappeler
qu'une teinte écarlate de la peau précède parfois de deux ou trois
jours l'éruption des taches rosées de la fièvre typhoïde, qui peut
ainsi, à son début, simuler une scarlatine.

W. Jenner (Medical Times, 1850, p. 277) a publié l'histoire d'un
sujet qui fut adressé comme scarlatineux, par un praticien distingué, à l'hôpital des Fiévreux. Ce patient avait une angine intense,
de la diarrhée et des épistaxis ; au bout de quelques jours, son éruption scarlatineuse disparut et fut remplacée par des taches lenticulaires.

Les exemples de scarlatine se développant pendant une fièvre
typhoïde sont plus communs et ne donnent pas lieu à l'erreur que
j'ai signalée, lorsque l'ordre d'apparition de ces maladies est inverse.

J'ai noté neuf faits de ce genre, et dans quatre au moins d'entre
eux, les éruptions des deux affections étaient présentes en un seul
et même temps. Pour l'un de ces faits, je suis incapable de fixer
l'époque de la fièvre typhoïde à laquelle la scarlatine survint. Dans
le deuxième et le troisième cas, l'éruption scarlatineuse apparut
dans la troisième semaine de la convalescence et cinq semaines
après l'admission. Dans un quatrième, la scarlatine se montra
neuf jours après l'entrée et le 21ᵉ jour de la fièvre typhoïde. Elle
fut suivie d'adénites, d'otorrhées, et se termina par la mort. Il n'y

est pas fait mention de taches rosées après l'apparition de la scarlatine, mais la diarrhée persista.

Dans un cinquième cas, la fièvre scarlatineuse apparut six jours après l'admission, au 16e jour de la fièvre typhoïde. Des taches rosées sont notées trois jours avant l'apparition de la scarlatine, et il n'est pas impossible qu'elles aient existé encore ultérieurement. Chez tous ces patients, les symptômes concomitants habituels de l'exanthème scarlatineux étaient manifestes. Murchison donne ensuite la relation des quatre faits où les éruptions coexistaient.

Dans le chapitre Scarlatine de Reynold's A system of medicine (2e édition, 1870, t. I, p. 165), Gee dit avoir vu le cours d'une fièvre typhoïde coupé en deux par une atteinte de scarlatine.

Meigs et Pepper (ouvr. cité, p. 729) rappellent que dans un nombre considérable de cas on a signalé l'apparition de la scarlatine dans le cours de la fièvre typhoïde.

Enfin Harley, dans un mémoire sur les relations existant entre la fièvre typhoïde et la scarlatine (Medico-chirurgical Transactions, 1872), donne le résumé d'une trentaine d'observations, dans lesquelles il y aurait eu, selon lui, tantôt succession immédiate, tantôt simultanéité, tantôt enfin intrication, enchevêtrement des deux maladies. Nous avons le regret de n'avoir pu nous servir d'aucun de ces faits, qui ne nous ont pas semblé suffisamment démonstratifs.

§ III.

SUCCESSION IMMÉDIATE DE LA SCARLATINE ET DE LA FIÈVRE TYPHOIDE.

Nous n'en connaissons qu'un seul exemple bien convaincant. Il a été publié par Baudelocque (Gazette des hôpitaux, 1837, p. 71); le voici :

Une jeune fille de 10 ans, apprentie coloriste, fut apportée des Près-Saint-Gervais, à l'hôpital des Enfants-Malades, le 3 janvier.

Tout ce que nous pûmes apprendre sur son état antérieur, c'est qu'elle était malade depuis quinze jours ; qu'il y a environ dix jours, une éruption s'était montrée à la peau et avait disparu au bout de quelques heures ; et que, depuis quatre jours, il était survenu de la douleur à la gorge et de la gêne de la déglutition.

A la visite du 4, la prostration est très-profonde, la malade ne peut se mettre sur son séant ni s'y maintenir. Décubitus sur le côté droit ; membres pelotonnés. Face violacée et portant l'empreinte de la stupeur, Intelligence obtuse ; parole difficile ; sentiment de gêne plutôt que de douleur à la gorge. Langue, comme le reste de la muqueuse buccale, rouge, sèche et couverte en divers points de mucosités visqueuses, adhérentes. Amygdales tuméfiées et offrant extérieurement le même aspect que le reste de la muqueuse buccale. Déglutition des liquides assez difficile. Ni nausées, ni vomissements, ni diarrhée. Ventre mou, non sensible à la pression. Pouls petit, très-accéléré, 124 pulsations. Rien dans la poitrine.

D'après cet ensemble de symptômes, on porte le diagnostic : angine maligne ; un vésicatoire à chaque jambe.

6 janvier. Tuméfaction des amygdales complètement disparue ; plus aucune douleur ni aucun sentiment de gêne dans la gorge. Mais l'état général est le même : même prostration, mouvement fébrile aussi intense ; l'ouïe commence à devenir obtuse. Toujours même aspect de la langue et de la muqueuse buccale. Aucune trace d'éruption sur la peau. Aucune tache lenticulaire sur le ventre qui est toujours indolent. On fait suppurer les vésicatoires des jambes.

Le 7. Prostration aussi grande ; stupeur, somnolence, indifférence de la malade pour tout ce qui l'entoure. Lorsqu'on fixe son attention par des questions brèves et précises, elle répond juste et dit n'éprouver aucune douleur locale. 130 pulsations. Langue et dents toujours fuligineuses.

Les 8 et 9. Pas le moindre changement. Constipation persistante. Deux verres d'eau de Sedlitz.

Le 10. La malade semble un peu moins engourdie ; elle a eu deux ou trois évacuations.

Le 14. Apparition de sudamina en grand nombre sur la poitrine et le ventre ; langue toujours fuligineuse. Ouïe de plus en plus obtuse ; même affaissement. 114 pulsations faibles ; 42 respirations. Toux grasse, sans expectoration. Râles muqueux et sibilants dans les deux côtés de la poitrine.

Du 15 au 20, pas de changement notable.

Le 21. Surdité complète. Malade toujours couchée sous ses couvertures. Lorsqu'on la déplace, elle s'impatiente, elle pleure ; elle ne peut comprendre aucune des questions qu'on lui adresse. Pouls à 120.

Les 23 et 24. Desquamation de l'épiderme, par larges plaques, telle qu'on l'observe dans la scarlatine.

Ecoulement purulent par l'oreille droite.

Le 25. Les jambes commencent à devenir le siége d'une infiltration séreuse. L'œdème augmente les deux jours suivants, et gagne les membres supérieurs.

Le 1er février. L'anasarque a presque entièrement disparu, à la suite de bains de vapeurs et de diurétiques.

La stupeur a cessé : la malade sourit quand on l'approche, elle se trouve bien. Langue large et humide. Ventre indolent. Selles rares. Pouls à 96. Elle réclame des aliments et est en pleine convalescence aujourd'hui.

Les principaux points de cette observation sont la disparition rapide de la scarlatine, le développement, quelques jours plus tard, d'un ensemble de phénomènes typhoïdes, à une époque où habituellement la desquamation lamelleuse a lieu. Ces phénomènes typhiques débutent par du mal de gorge au 10e jour de la maladie, vers le 7e jour de l'éruption scarlatineuse ; relevons, parmi les plus remarquables, la fièvre intense et continue, la prostration, la stupeur, les fuliginosités, la constipation opiniâtre, la surdité et les sudamina. L'existence de taches rosées n'est pas signalée.

Le 34e jour de la maladie commence la desquamation en larges plaques, en même temps qu'une otorrhée purulente.

Le 36e apparaît une anasarque qui se généralise aux membres, mais ne dure guère plus d'un septénaire.

Le 43e jour, il y a cessation des symptômes typhiques, qui ont ainsi persisté cinq semaines.

Baudelocque remarque : « Faut-il attribuer au virus scarlatineux les symptômes typhoïdes qui se sont montrés pendant un mois ou bien à une lésion des plaques de Peyer, qui serait survenue en même temps que la scarlatine et qui aurait arrêté celle-ci dans sa marche? »

Nous sommes de ce dernier avis.

Nous n'avons pu tenir compte des observations suivantes, qui nous paraissent susceptibles d'une autre interprétation.

Forget. Traité de l'entérite folliculeuse, 1841, obs. XX.
Nonat. Gazette des hôpitaux, 30 janvier 1847, p. 49 (reproduite dans le Traité de Barrier).
Molard. Recueil de mémoires de médecine, de chirurgie et de pharmacie militaires, 1869, p. 207 (2 faits).
Harley. Medico-chirurgical Transactions of London, 1872 (obs. XXIX, XXXIV, XXXV et XXXVI,

Le fait de Nonat semble se rapporter à une scarlatine typhoïde récidivante. Ceux de Molard sont des scarlatines ataxo-adynamiques.

Dans les autres (Forget, Harley), l'existence de la fièvre typhoïde est seule certaine, malgré la présence d'une éruption scarlatineuse, pour laquelle on ne signale ni desquamation ni accidents consécutifs.

§ IV.

COEXISTENCE DE LA FIÈVRE TYPHOIDE ET DE LA SCARLATINE
AVEC ANTÉRIORITÉ DE LA FIÈVRE TYPHOIDE.

Constant. Gazette médicale, 1833, p. 766.
Latour. Bulletin de thérapeutique, 1842, p. 403 (3º observ.).
Cabot. Journal für Kinderkrankheiten, 1852, t. XVIII, p. 449.
Murchison. British medico-chirurgical Review, juillet 1859 (observations XLVII et XLVIII).
Marrotte. Union médicale, 15 septembre 1860, p. 505.
Eichhorst. Deutsche Zeitschrift für praktische Medicin, 17 avril 1875, page 125.

Observation Marrotte. — Une enfant de 6 ans et demi était atteinte de mouvement fébrile modéré et de mal de gorge qui firent soupçonner le début d'une scarlatine.

Deux jours après, le mal de gorge persistait au même degré ; le mouvement fébrile était intense, le pouls petit, le ventre tendu ; il y avait du subdelirium, de la prostration, mais aucune trace d'éruption. M. Marrotte crut à une fièvre typhoïde

Les mêmes symptômes persistèrent pendant sept jours, accompagnés de constipation ; puis, l'éruption de taches rosées lenticulaires se montra sur l'abdomen.

Au 10° jour, exacerbation des symptômes, avec émission douloureuse des urines qui étaient rares, rouge foncé, comme sanguinolentes ; pas d'albumine, à l'examen chimique ; en outre, œdème de la face, des pieds et des mains.

M. Marrotte pensa de nouveau que la malade arrivait à la seconde période d'une scarlatine interrompuè par la fièvre typhoïde.

Deux jours après, l'éruption scarlatineuse se montra sur tout le corps ; le pouls redevint petit, fréquent, irrégulier, et les urines prirent une odeur fétide.

La scarlatine a suivi sa marche ; l'œdème a diminué, le ventre s'est distendu ; les taches lenticulaires, la diarrhée et quelques autres symptômes de la fièvre typhoïde ont duré jusqu'à la fin du quatrième septénaire, pendant que la desquamation se faisait sur toute la surface du corps. L'enfant a guéri.

OBSERVATION Eichhorst. — Le 2 ectobre 1874 est admise dans la Clinique médicale des femmes de l'Université de Berlin (hôpital de la Charité, service du professeur Friedreich), Louise Günther, domestique, âgée de 17 ans, qui, jusqu'ici, avait toujours été bien portante.

Elle se sentait malade depuis une quinzaine. Dans la première semaine de son indisposition, elle eut, à différentes reprises, de légers frissons alternant avec le sentiment d'une chaleur interne ardente, la céphalalgie était fréquente ; la femme se sentait lasse, incapable de travail, sans appétit et était constipée.

La diarrhée s'établit dès le début de la seconde semaine ; les selles journalières étaient au nombre de quatre et liquides. En même temps, elle devint si faible qu'elle dut rester en permanence au lit. La soif, était considérable ; il y eut plusieurs vomissements de matières verdâtres, amères. La sensation de chaleur était extrême et continue ; la toux opiniâtre accompagnée d'une expectoration d'abord rare.

Le lendemain de l'entrée, température, 39,5. 128 pulsations. 24

inspirations ; le soir, 40,3. 120 puls. 28 inspirations. Décubitus dorsal abandonné.

Herpès labialis. Sur la peau du ventre, innombrables vésicules transparentes, ayant à peine la grosseur de têtes d'épingles, qui ponctionnées, laissent évacuer un fluide aqueux alcalin (miliaire blanche).

Sur la mamelle gauche, seulement, on remarque une tache lenticulaire, rose clair, un peu saillante, disparaissant momentanément à la pression et ayant les dimensions d'un pois.

Pouls régulier, plein, mou, dichrote type. Etourdissements. Céphalalgie. Surdité, bourdonnements d'oreille, inappétence, diarrhée, soif, lassitude extrême. Joues rouges ; lèvres sèches et fendillées. Langue complètement sèche, d'un rouge intense sur les bords et à la pointe, recouverte sur le dos d'un enduit épais, jaune brunâtre. Le murmure vésiculaire ne s'entend que pendant l'inspiration.

Météorisme peu considérable. Pression très-douloureuse au niveau des régions splénique et iléo-cœcale ; gargouillement au niveau de cette dernière. Rate très-volumineuse à la percussion, mais non reconnaissable à la palpation.

Urine très-fluorescente et acide, un peu albumineuse. Selles fluides d'un jaune clair. Expectoration rare, incolore, transparente et visqueuse.

Un gramme de quinine par jour. On diagnostique une fièvre typhoïde arrivée probablement au début du deuxième septénaire.

Les jours suivants, les températures du matin ne furent jamais inférieures à 39° et celles du soir à 40°. Apparition de nombreuses taches lenticulaires : au bout de quatre jours on en comptait une trentaine tant sur la poitrine que sur le ventre.

Malade un peu indifférente, mais sans délire ; une ou deux selles par jour. Les traces d'albumine disparurent de l'urine, mais l'indican sembla augmenter.

Elle avait vomi, deux fois le matin, un liquide jaune brunâtre formé en grande partie par du café.

Le 7e jour de son séjour à la Clinique, la patiente se plaignit subitement de dysphagie et de mal de gorge. Luette et amygdales tuméfiées et rouges. Enduit lingual complètement disparu. Langue redevenue humide, rouge et présentant à sa surface de nombreuses papilles hypertrophiées.

Les taches lenticulaires, qui la veille étaient encore très-abondantes et très-manifestes, avaient pâli tout à coup, durant la nuit. Pas d'autre changement dans l'état de la malade, qui reste le même pendant trois jours.

Le 10e jour, après son entrée à l'hôpital, apparut sur la peau du cou et de la partie supérieure de la poitrine, une rougeur intense, qui, dans le cours de la journée, gagna toute la poitrine, l'abdomen et les membres, surtout du côté de l'extension ; enfin, le lendemain déjà, elle avait atteint la face.

Les téguments paraissaient secs, ardents, un peu gonflés et étaient le siége d'une rougeur diffuse. En même temps, il y avait recrudescence de la dysphagie et augmentation de la tuméfaction et de la rougeur des tissus de la gorge, sans d'ailleurs jamais d'exsudat. La langue avait au plus haut point l'aspect framboisé. En outre, il apparut un léger catarrhe conjonctival, et pour la première fois on perçut au cœur un souffle systolique. L'urine resta libre d'albumine et la température du corps n'augmenta pas.

Si l'on n'avait pas connu les antécédents de la patiente, on eût pu croire avoir affaire à une simple scarlatine.

La marche de l'exanthème fut complètement normale. Le cinquième jour après son apparition, il pâlit d'abord sur le tronc, ensuite sur les membres. Puis survint une desquamation très-abondante qui se continua pendant près de deux semaines. En même temps, l'inflammation de la gorge et le souffle cardiaque disparurent peu à peu.

On remarqua très-bien que dans le même instant où la scarlatine pâlissait, la fièvre typhoïde devenue latente pendant quelques jours, reparut aussitôt sur le premier plan.

L'éruption scarlatineuse avait à peine quitté la poitrine et le ventre depuis un jour, lorsqu'il se fit, à ce niveau, une nouvelle éruption très-abondante de taches rosées, papuleuses. Ultérieurement, des taches lenticulaires isolées s'étendirent aussi jusqu'à la face interne des cuisses et sur les bras. La langue redevint sèche, fendillée, chargée, et les vomissements matinaux recommencèrent.

Il existait de la diarrhée. L'albuminurie ne reparut pas. La tuméfaction de la rate persistait. La femme était alors dans le quatrième septénaire de sa fièvre typhoïde.

La température, qui jusque-là était restée toujours haute, oscillant entre 39 et 40,5, prit dès lors un caractère rémittent, et au milieu de la cinquième semaine l'apyrexie devint parfaite.

La malade se rétablit très-vite et fut renvoyée le 10 novembre.

Le pouls n'avait jamais été inférieur à 100 et atteignit parfois 136.

Dès le lendemain de sa sortie, on la ramena à l'hôpital. La nuit précédente, elle avait eu des hallucinations terrifiantes de l'ouïe. Elle avait beaucoup de fièvre. Insomnie complète la nuit suivante, mais dès le lendemain matin, retour complet de l'intelligence. Trois jours plus tard, survint sur les amygdales un enduit grisâtre qui s'étendit rapidement et en peu de temps recouvrit toutes les parties de l'isthme. La déglutition était gênée et l'haleine très-fétide.

En même temps, il se fit une nouvelle tuméfaction de la rate et plusieurs taches rosées se montrèrent sur la face antérieure du tronc. Les selles étaient diarrhéiques et des vomissements répétés de matières verdâtres avaient lieu le matin. Pas d'albumine, mais un fièvre continue, considérable.

Au bout de quinze jours, amélioration notable. La malade put sortir le 20 décembre.

Nous avons réuni 7 observations de scarlatine développée dans le cours de la fièvre typhoïde ; dans le nombre, on compte 4 enfants de 6 ans et demi à 15 ans et 3 adultes dont le plus âgé n'a que 23 ans.

La *fièvre typhoïde* était en général bien caractérisée par les taches rosées, les sudamina, les symptômes abdominaux, l'état de la langue et des lèvres, la prostration, le délire, la toux, etc. Les taches lenticulaires apparaissaient à l'époque voulue dans les lieux qui leur sont habituels. Seul, Eichhorst en mentionne une poussée postérieure à l'éruption scarlatineuse : ces nouvelles taches qui se montrèrent le neuvième jour de la scarlatine, offrirent la particularité de s'étendre aux membres, ce qui n'avait pas eu lieu dans les poussées antérieures.

La durée de l'affection typhoïde a été assez longue ; pas moindre de 4 septénaires en général. Presque tous les observateurs ont xpressément noté la persistance des symptômes typhoïdes pendant tout le cours de la desquamation scarlatineuse.

Chez la malade d'Eichhorst, la fièvre typhoïde s'est momentanémen effacée devant l'exanthème scarlatineux, s'empressant de reprendre le premier rang aussitôt après la disparition de cette affection intercurrente.

Les *prodromes scarlatineux* ont duré de un à trois jours, dans le faits où ils sont signalés. On a remarqué principalement une recrudescence fébrile, du mal de gorge avec rougeur et tuméfaction des organes de l'isthme, et, détail assez frappant, la disparition subite de l'enduit lingual, avec saillie des papilles de la muqueuse. Eichhorst a noté aussi la décoloration soudaine des taches lenticulaires.

L'*éruption scarlatineuse* est apparue une fois dans le premier septénaire (le sixième jour, Cabot); deux fois dans le second (douzième jour, Marrotte et quatorzième Latour), trois fois dans le troisième (Murchison vingtième jour et ? jour, Constant vingt et unième); enfin, une fois dans le quatrième (Eichhorst, vingt-troisième jour).

Quelle que fût d'ailleurs l'époque de cette apparition, les phénomènes typhoïdes étaient encore dans toute leur vigueur, et, le plus souvent, les taches rosées persistaient encore.

Excepté chez le malade de Cabot, l'explosion de la scarlatine a toujours été postérieure de quatre à huit jours environ à l'éruption typhoïde.

L'évolution de l'exanthème scarlatineux, constamment généralisé, n'a jamais présenté d'irrégularités. Il n'a pas duré moins de quatre jours et le plus souvent il a persisté au delà de cinq jours.

La desquamation fut toujours abondante et n'a pas souffer de retard appréciable.

Les taches rosées et le pointillé scarlatineux ont coexisté côte à côte plus ou moins longtemps. Sur l'un des patients de Murchison, les deux éruptions, après avoir siégé quatre jours ensemble, sont disparues simultanément.

Les *symptomes scarlatineux concomitants* n'ont fait défaut dans

Bez.   15

aucun cas : les observateurs ont signalé l'amygdalite caractéristique, souvent exsudative ; la langue framboisée, l'accélération subite, considérable du pouls (de 72 à 132 Murchison); la chaleur âcre des téguments, l'agitation et le délire nocturne.

Murchison a noté une élévation brusque de 5 degrés Fahrenheit dans la température de son malade; Eichhorst au contraire n'a pas remarqué d'ascension thermométrique, mais son patient prenait de la quinine.

La *contagion scarlatineuse* a toujours été postérieure à celle de la fièvre typhoide.

Les observations de Constant, de Murchison et d'Eichhorst nous permettent en outre d'affirmer que la période d'incubation de la scarlatine chez les sujets atteints de fièvretyphoïde, que ce soient des enfants ou des adultes, femmes et hommes, présente la même longueur que chez les gens bien portants. Chez ces malades, les symptômes précurseurs de la scarlatine se sont montrés le septième jour de leur entrée à l'hôpital, et l'éruption elle-même, 2 fois le huitième, une fois le dixième jour.

Ces faits nous autorisent à une autre conclusion. Ils nous démontrent, en effet, que les patients atteints de dothiénentérie ne tardent pas, quand les conditions d'infection nosocomiale son propices, a être pris de scarlatine. Donc, l'apparition plus ou moins tardive de cette dernière dans le cours de la fièvre typhoïde dépend principalement de la circonstance que les malades sont entrés à l'hôpital, à une période déjà plus ou moins avancée de leur affection première.

Complications. — Le patient de Marrotte a eu, deux jours avant l'éruption de scarlatine, et deux jours après celles des taches lenticulaires, de la dysurie et une anasarque simple. La malade d'Eichhorst a eu, pendant sa fièvre typhoïde, une albuminurie passagère qui ne s'est pas renouvelée durant la scarlatine. A l'époque de sa convalescence, elle a présenté des hallucinations auditives et une angine diphthéritique. Enfin, au cinquante-huitième jour de sa maladie, elle a éprouvé une véritable récidive de sa fièvre typhoïde. Cabot mentionne, sans aucun détail, une rechute dans la convalescence, causée par un écart de régime.

L'un des sujets de Murchison a eu, à la suite de la scarlatine, des adénites cervicales, dont l'une a suppuré.

Enfin, chez l'enfant de Constant, la scarlatine a déterminé l'ulcération des piqûres de sangsues et la formation d'érysipèles phlegmoneux à leur pourtour.

Terminaison par la guérison dans tous les cas, sauf celui de Constant. La mort, chez cet enfant, est survenue le vingt-cinquième jour de la fièvre typhoïde, cinquième jour de la scarlatine, au milieu de phénomènes ataxo-adynamiques. A l'autopsie, on trouva deux plaques de Peyer ulcérées, en voie de cicatrisation.

Le *pronostic* n'est donc pas très-grave.

Diagnostic. Quand, dans le cours d'une fièvre typhoïde, on remarque tout à coup du mal de gorge avec gonflement et exsudat amygdaliens, une augmentation considérable de la fréquence du pouls, une disparition de la sécheresse et de l'enduit de la langue, en même temps qu'une proéminence de ses papilles, on doit songer à l'invasion possible d'une scarlatine.

Plusieurs erreurs, cependant, peuvent être commises. On croirait faussement à une dothiénentérie compliquée de fièvre typhoïde, dans les quatre circonstances suivantes :

1° Scarlatine typhoïde ou ataxo-adynamique;

2° Fièvre typhoïde à érythème prodromique scarlatiniforme;

3° Fièvre typhoïde avec éruption quinique;

4° Erythème scarlatiniforme desquamatif, idiopathique.

D'après Rilliet et Barthez, la scarlatine typhoïde offre les caractères suivants : longueur plus grande des prodromes; existence du délire dès le début; intensité et extension rapide de l'éruption qui prend bientôt une teinte violette et persiste longtemps, souvent jusqu'à la mort; aspect typhique de la face et de la muqueuse buccale, souvent complété par un peu de ballonnement et de douleurs de ventre, par le développement du foie et de la rate, par un dévoiement plus ou moins abondant (III, p. 137). Les mêmes auteurs ajoutent un peu plus loin (p. 160) : Toutefois, si les symptômes et les lésions de la scarlatine pris à part, rappellent quelquefois ceux de la fièvre typhoïde, l'analogie cesse dès qu'on veut établir une relation entre les résultats de l'autopsie cadavérique et les phénomènes observés pendant la vie. Ainsi, ceux de nos malades qui, atteints de scarlatine, nous ont offert les altérations réunies des plaques de Peyer, des ganglions mésentériques et de la rate, n'avaient pas présenté pendant la vie, les symptômes typhoïdes, tandis que ceux dont la scarlatine avait revêtu cette forme ne nous ont présenté les altérations typhoïdes que très-légères et incomplètes, d'autres fois même, aucune lésion.

Le Bulletin de la Société médicale des hôpitaux de Paris (1871, p. 16) contient une note de M. Féréol sur l'état typhique très-prononcé qu'ont pris les affections les plus diverses, pendant le siége de Paris. Les passages suivants offrent un réel intérêt pour le point qui nous occupe actuellement :

J'ai observé encore cet état typhique chez deux scarlatineux... La fièvre était modérée, l'éruption peu vive, bien que caractéristique, l'angine très-bénigne ; mais tous deux avaient des épistaxis très-fréquentes et abondantes ; le facies congestif au plus haut point, sans délire, du reste ; une stupeur avec vertiges très-marquée ; du gargouillement iléo-cæcal, avec un peu de diarrhée ; de la bronchite avec expectoration abondante de crachats muqueux. L'un d'eux avait en outre une miliaire abondante, l'autre des sudamina... un herpès labialis énorme... Je me demandais s'il n'y avait pas complication de scarlatine et [de fièvre typhoïde... Je les mis tous deux à l'extrait de quinquina à haute dose, et je leur posai de petits vésicatoires aux cuisses. La bronchite céda sur-le-champ, puis la diarrhée, puis la stupeur, et en cinq à six jours, la convalescence fut complète. La desquamation scarlatineuse fut caractéristique chez ces deux malades.

Dobigny et Thirial ont aussi signalé à la Société médico-pratique de Paris (*Gazette des hôpitaux*, 1846, p. 23), des faits de scarlatine susceptibles de donner lieu à des méprises. Il s'agissait d'une forme à début traînant, à invasion typhoïde. Chez l'un des patients, il s'écoula neuf jours et chez un autre onze jours avant l'apparition de l'éruption caractéristique. Mais alors, cette dernière opérée, les phénomènes typhoïdes s'évanouissent.

Il survient parfois, au début du second septénaire de la fièvre typhoïde, un peu avant les taches lenticulaires, une sorte de rash scarlatiniforme qui peut devenir une cause d'erreur, d'autant mieux qu'il n'a guère attiré l'attention des pathologistes.

A notre connaissance, Murchison est le seul qui en ait parlé, soit dans son mémoire si souvent cité par nous, soit antérieurement déjà, dans son *Traité des fièvres continues de la Grande-Bretagne* (p. 473) où il en rapporte une observation (n° xxv, p. 460). Voici les caractères qu'il lui assigne : éruption écarlate, répandue sur tout le corps, précédant de deux ou trois jours celle des taches rosées. Murchison l'a remarquée chez cinq des quarante-cinq patients admis à l'hôpital, pendant les huit premiers jours de leur maladie. Chez un sixième, il la vit paraître dans les mêmes conditions, au cours d'une rechute.

Jenner (*Medical Times*, 1850, XXII, p. 277) relate un fait de fièvre typhoïde pris pour une scarlatine, à cause de la coexistence de cette éruption avec une angine.

L'observation de Bricheteau (*Union médicale*, 14 avril 1864, p. 82) nous offre l'exemple d'une méprise analogue. Le neuvième jour d'une fièvre typhoïde, avant les taches lenticulaires, apparut sur toute la partie supérieure du tronc, une éruption scarlatiniforme qui s'évanouit au bout de trois jours.

Chédevergne dans sa thèse (De la fièvre typhoïde et de ses manifestations congestives, inflammatoires et hémorrhagiques vers les principaux appareils de l'économie, Paris, 1864, n° 173, p. 156) dit :

« Dans quelques cas types, la peau prend une teinte rouge plus

ou moins générale qui peut faire croire à l'existence d'une scarlatine, de sorte qu'on est obligé de suspendre le diagnostic quand on
ne commet pas d'erreur absolue. »

Puis il en donne deux exemples (observ. xxx et xxxi) que nous
résumons :

Dans le premier cas, il existait une teinte rouge de la face et du
tronc, plus marquée au niveau de la poitrine, survenue vers le
neuvième jour de la fièvre typhoïde, et s'accompagnant à partir
du quatorzième jour de son apparition, d'une miliaire et d'une
langue rouge et desquamée. Durant cette éruption qni persista à
peu près jusqu'à la convalescence, le patient avait des sueurs profuses.

Dans le second cas, les sueurs sont aussi continues ; vers le neuvième jour apparaît une rougeur scarlatineuse vive de toute la
surface du corps, mais particulièrement de la face, des avant-bras
et des mains. Elle variait de teinte, plusieurs fois dans les vingt-
quatre heures, augmentant avec la transpiration. En même temps,
les amygdales, le voile du palais et le pharynx étaient très-injectés
et parsemés de parcelles blanchâtres, la langue était rouge, sans
enduit, humide ; mais il existait sur le ventre quatre taches rosées.
Cette rougeur disparut après onze jours de durée, peu avant la
sortie du malade.

Chez ces deux patients, malgré la coexistence chez l'un, d'une
langue desquamée et de miliaire, chez l'autre d'une angine pultacée, il y avait, selon nous, moyen de faire le diagnostic différentiel d'avec une complication scarlatineuse, en se basant sur les
considérations suivantes : 1° absence des prodromes scarlatineux ;
2° localisation ou prédominance de l'éruption dans certaines régions insolites pour la scarlatine ; 3° persistance exagérée de
l'éruption ; 4° présence de sueurs continues ou profuses qui on
certainement joué un rôle dans la production et l'entretien de
cette éruption ; 5° absence de désquamation tégumentaire.

La médication quinique est d'un emploi fréquent dans la fièvre typhoïde. Or, parmi les signes d'intolérance que provoque le sulfate de quinine chez certaines personnes prédisposées, on compte une éruption scarlatiniforme qui se termine parfois par une véritable desquamation lamelleuse. Nous devions citer cette cause d'erreur, sans y insister.

Pour terminer ce diagnostic, il nous reste à parler d'un pseudo-exanthème scarlatiniforme récidivant. Dans le rapport de la commission des maladies régnantes (*Bulletin de la Société médicale des hôpitaux de Paris*, 1873, p. 361) on trouve la relation du fait suivant communiqué à M. Besnier par M. Siredey qui l'avait observé à l'hôpital Lariboisière.

Chez un malade entré au huitième ou dixième jour d'une fièvre typhoïde ataxo-adynamique avec congestion intense du côté droit, vers le quinzième jour survint un érythème scarlatiniforme qui, après avoir débuté sur la joue droite, envahit rapidement la face, le cou et occupa dès le lendemain toute la surface du corps. Presque aussitôt, au niveau des aines, en dehors des cuisses et sur le dos, l'épiderme fut soulevé par une couche de sérosité. M. Guyot, consulté par M. Siredey, rejeta comme lui l'idée d'une scarlatine. La desquamation qui se fit par larges plaques offrit ce caractère particulier d'être effectuée déjà aux mains et aux pieds quand elle ne faisait que commencer à la face et sur les membres. Jamais il n'y eut d'albumine dans les urines.

M. Feréol a pu continuer l'histoire du même malade devant la Société médicale des hôpitaux (*Union médicale*, 9 mars 1876. p. 381). Il s'agissait de la 8ᵉ et de la 9ᵉ atteinte de la même affection.

Trois de ces récidives ont eu lieu dans le seul mois d'octobre 1875. Dans la poussée qui s'est opérée sous les yeux de M. Feréol, le début s'est fait par un prurit généralisé intense, puis la peau devint rouge par places, sans papules, ni vésicules, ni suintement. Pendant les quatre ou six premiers jours, il y eut de la fièvre, une desquamation de la langue, de la toux, de l'enrouement, du larmoiement, de la tuméfaction des paupières, du mal de gorge. Il se fit surtout le corps une désquamation très-abondante, furfuracée sur le tronc et les membres, très-fine et peu abondante à la figure, lamelleuse aux mains et aux pieds, où l'épiderme s'enlevait par plaques épaisses et larges formant de véritables doigts de gant. Cette desquamation dura une quinzaine et commença par le corps, se terminant par les extrémités. Bien que le malade eût de la fièvre, la température et le pouls n'étaient pas en accord avec l'hypothèse d'une scarlatine aussi intense. L'état général était excellent : pas de mal de tête ni de malaise; rien de cette angoisse qui accompagne presque toujours la scarlatine des adultes. La rougeur ne présenta point le piqueté granitique de la scarlatine : c'était une rougeur diffuse, d'une teinte égale et comme lavée ; en outre, elle n'était point absolument continue. La desquamation nes'est produite à chaque place qu'une seule fois.

Dans la discussion à laquelle la lecture de cette observation donna lieu (*Union médicale,* même numéro, p. 387). M. Besnier mentionna les points suivants, importants pour le diagnostic différentiel d'avec la scarlatine : le peu d'intensité et de durée de la fièvre, la précocité de la desquamation qui est en même temps, plus étendue, plus intense et plus longue; l'existence des récidives.

Influence de la fièvre typhoïde sur la scarlatine. Elle ne nous paraît ressortir nettement d'aucune de nos observations,

Influence de la scarlatine sur la fièvre typhoïde.— Pendant la période de développement de la scarlatine, les symptômes typhoïdes sont devenus latents, pour ainsi dire, ont été rejetés à l'arrière-plan. Faut-il voir là un effet de l'affection intercurrente, ou simplement l'attention de l'observateur a-t-elle été distraite par l'arrivée des nouveaux symptômes; y a-t-il eu réellement atténuation momentanée ou même suspension passagère de la fièvre typhoïde ou bien préoccupation exclusive pour les troubles morbides les plus récents ? C'est un problème dont la solution est impossible avec le petit nombre de faits dont nous disposons.

La scarlatine n'a aucunement augmenté l'intensité de la fièvre typhoïde. En revanche, on est surpris de la longue durée qu'a présentée en général la dothiénenterie. Si l'on admettait que la présence de la scarlatine ait entravé pour un temps la marche de la fièvre typhoïde, on comprendrait facilement cette prolongation de la maladie. Toutefois la nécropsie du patient de Guersant (obs. Constant) n'a révélé aucun retard dans le travail de restauration des follicules intestinaux.

Nous ne pouvons que signaler la récidive observée sur la malade de Eichhorst, sans oser la rattacher à l'action de la scarlatine.

Dans notre étude, nous n'avons pas cru devoir utiliser trois observations qui nous ont paru peu probantes. Ce sont celles de Murchison (observations XLV et XLVI de son mémoire) et de Laking *The Lancet*, 24 septembre 1870, p. 433).

§ V.

DE LA COEXISTENCE DANS L'ORGANISME DU POISON TYPHOIDE
AVEC LE VIRUS MORBILLEUX.

Montfalcon (*Dictionnaire de médecine*) mentionne la complication de la rougeole avec la fièvre typhoide.

Taupin (loc. cit.) dit à ce sujet : quatre enfants ont eu la rougeole. Le premier pendant la période d'augmentation de la fièvre typhoïde ; les trois autres, après guérison complète. Dans les quatre cas, il n'y a pas eu de prodromes. Trois ont eu une pneumonie lobulaire à laquelle ils ont succombé ; le quatrième a guéri ; chez celui-ci la rougeole était simple.

Rilliet et Barthez (2ᵉ édition, III, p. 707) possèdent un seul exemple de rougeole survenue à une période avancée d'une affection typhoïde compliquée de pleuropneumonie.

Mauthner (Journal für Kinderkrankheiten, 1851 t. XVII, p. 302) signale la coexistence de fièvre typhoïde et de rougeole chez des petites filles de la Clinique des enfants de Vienne.

Sonrier et Aspol ont publié (Recueil de mémoires de médecine, de chirurgie et de pharmacie militaires, 1862, p. 263) la relation d'une épidémie de fièvres typhoïdes rubéoliques qui sévit en 1859 (janvier) sur les jeunes soldats casernés à Saint-Etienne. Il s'agissait vraisemblablement de typhus.

§ VI.

SUCCESSION IMMÉDIATE DE LA FIÈVRE TYPHOIDE ET DE LA ROUGEOLE

En 1873, à l'hôpital Sainte-Eugénie, dans le service de notre excellent maître, M. Bergeron, nous avons eu l'occasion d'observer un petit garçon de 4 ans qui, le vingt-huitième jour d'une fièvre typhoïde, présenta une éruption de rougeole. La période d'invasion se décela uniquement par de la fièvre pendant les deux jours qui précédèrent l'éruption. L'exanthème débuta et s'étendit régulièrement. Le troisième jour il était encore en croissance sur quelques régions, et cependant dès le lendemain il n'était plus reconnaissable qu'à quelques macules. La desquamation fut insensible. Les catarrhes n'apparurent qu'avec l'éruption et furent peu intenses.

Durant l'exanthème morbilleux il se développa de nombreux furoncles, puis de l'otorrhée bilatérale, de l'albuminurie avec anasarque. Le patient finit par guérir après trois mois de séjour à l'hôpital.

Cette observation nous fournit le moyen de constater que la *contagion morbilleuse*, chez les sujets atteints de fièvre typhoïde, procède comme chez les autres. En effet, chez ce malade, entré le 7 octobre vers le treizième jour de sa maladie, l'éruption de rougeole apparut le 22 octobre.

§ VII.

COEXISTENCE DE LA FIÈVRE TYPHOIDE ET DE LA ROUGEOLE AVEC ANTÉRIORITÉ DE LA FIÈVRE TYPHOIDE

Nous n'en connaissons qu'un seul exemple. Il a été publié par Kesteven (The Lancet, 9 juin 1866), mais il est peu détaillé.

Chez une fillette de 11 ans, on constata neuf jours après l'apparition des taches rosées une éruption de rougeole avec les symptômes concomitants ordinaires à cette dernière affection.

§ VIII.

SUCCESSION IMMÉDIATE DE LA ROUGEOLE ET DE LA FIÈVRE TYPHOIDE

Nous en avons trouvé dans les auteurs trois observations que nous résumons :

1ʳᵉ OBSERVATION. Maréchal. (Journal hebdomadaire de médecine, T. IIᵉ 1829. P. 116.

Jeune fille de dix ans. L'éruption morbilleuse, précédée seulement pendant un jour de toux, de diarrhée et de vomissements, parcourut en huit jours ses diverses périodes.

Quelques jours après, développement d'une fièvre typhoïde.

Mort par pneumothorax, six semaines après le début de la maladie première.

A l'autopsie, ulcérations intestinales.

2ᵉ OBSERVATION. Teilier. (Recueils de mémoires de médecine, de chirurgie et de pharmacie militaires, 1862, p. 426. (OBS. 4ᵉ).

Caporal d'infanterie, mort après quinze jours de traitement d'une fièvre typhoïde qui était venue s'adjoindre à une pleuropneumonie peu grave, consécutive elle-même à une rougeole répercutée dont le malade portait encore des traces à son entrée à l'hôpital.

3ᵉOBSERTATION Bartscher. (Journal fur Kinderkrankheiten, 1866, tome XLVII, p. 34).

Il a vu survenir la fièvre typhoïde chez un enfant de sept ans, délicat, qui se trouvait encore dans la période de desquamation de la rougeole.

La desquamation était insignifiante, les selles diarrhéiques très-abondantes; l'enfant mourut de pneumonie secondaire.

§ IX.

PRONOSTIC ET DIAGNOSTIC DES ASSOCIATIONS DE FIÈVRE TYPHOIDE
ET DE ROUGEOLE.

Le *pronostic* est très-grave, que ce soit la rougeole, que ce soit la fièvre typhoïde qui soit secondaire.

Diagnostic. Sans nous occuper du *typhus exanthématique* dont éruption morbilliforme peut faire croire à une combinaison de rougeole et de fièvre typhoïde, il reste à distinguer la rougeole typhoïde à éruption tardive ou non, d'une complication véritable de dothiénentérie et de rougeole.

Voici à ce sujet une observation empruntée à la thèse de Chaf fard (Paris, 1846, n° 30).

Eugène, âgé de quatre ans, entré le 1er mars :

Le 5. Toux assez fréquente; poitrine sonore, pas de râles; fièvre modérée.

Le 9. Apparition de la rougeole : taches petites, d'un rouge assez vif; chaleur intense à la peau; rougeur de l'isthme du gosier; dyspnée; toux; pas de râles, pas de matité; expiration rude et prolongée.

Le 10. P. 140; resp. 80. Dyspnée. Rougeole générale. Matité au sommet du poumon droit en arrière ; en avant respiration bronchique.

Le 12. Toux, fièvre, rougeole très-intense.

Le 14. Poitrine sonore, respiration normale, prostration; l'éruption pâlit.

Le 15. Le malade maigrit beaucoup; toux fréquente, rien de particulier du côté de la poitrine ; ventre douloureux; gargouillement dans la fosse iliaque droite; diarrhée abondante.

Le 17. Toux fréquente, râles sous-crépitants en arrière, sifflants en avant; selles moins abondantes ; plus de gargouillement.

Le 21. Poitrine sonore; épistaxis, engorgement considérable des ganglions lymphatiques; râles sous-crépitants des deux côtés ; face pâle, ventre non douloureux. Pouls à 140. Resp., 80. Mort le 22 à quatre heures du matin.

Autopsie : Adhérence forte et serrée de tout le poumon droit; ce poumon est rosé, crépitant et ne contient que quelques tubercules à l'extrémité du lobe inférieur; ils sont plus nombreux dans le poumon gauche, au même point; ils sont jaunes, à l'état cru, peu volumineux; le tissu qui les entoure est rouge, induré; tout le reste du poumon est parfaitement sain.

Ganglions mésentériques pas très-volumineux, violets.

Intestin : Près du pylore, on voit apparaître de petites plaques rosées qui prennent plus loin un aspect jaunâtre, variant entre deux et quatre centimètres ; une plaque considérable présente des points arrondis, faits comme à l'emporte-pièce. Près du cæcum se trouve une plaque arrondie, couverte aussi d'ulcérations qui sont très-nombreuses au pourtour de la valvule iléo-cæcale.

On voit par cette observation que l'autopsie ne résout pas toujours toutes les difficultés de diagnostic, grâce à la présence d'une tuberculose intestinale.

Dans certains cas de rougeole compliquée de pneumonie ou de méningite, on a exactement les symptômes nerveux de la fièvre typhoïde et l'illusion peut devenir complète.

§ X.

COEXISTENCE DE VARIOLE INOCULÉE ET DE FIÈVRE TYPHOIDE.

Hunter (Œuvres complètes, trad. par Richelot, t. Ier, p. 359) rapporte le fait suivant comme une preuve de l'incompatibilité existant entre les maladies aiguës :

Une dame fut inoculée par Sutton. Peu de jours après, il se déclara une fièvre de nature putride, mais sans éruption, excepté quelques pétéchies sur la poitrine.

La fièvre fut grave et suivit son cours tout entier. Ensuite la variole commença.

Quand les pustules arrivèrent à maturité, elles s'étendirent en superficie et devinrent très-larges. Une nouvelle espèce d'éruption succéda à celle-ci, de sorte qu'il s'écoula une trentaine de jours avant que la peau fût libre de toute éruption.

Cette relation est trop concise pour inspirer quelques remarques utiles.

§ XI.

DE LA COEXISTENCE DANS L'ORGANISME DU POISON TYPHOIDE
AVEC LE VIRUS VARIOLIQUE.

Taupin (mémoire cité) a observé chez des enfants atteints de fièvre typhoïde, une fois une varioloïde bénigne et une fois une variole; à l'autopsie, il trouva des ulcérations consécutives à des pustules dans le pharynx, le larynx et la trachée.

D'après Rilliet et Barthez (2e édition, III, pp. 56 et 57), la variole qui survient pendant la convalescence d'une fièvre typhoïde se complique plus facilement de purpura qu'à la suite de toute autre affection...

Sur 5 varioles hémorrhagiques secondaires, 2 sont survenues pendant la convalescence de la fièvre typhoïde; en outre, un varioleux, convalescent de dothiénentérie sans être atteint de purpura, eut cependant une apoplexie pulmonaire.

Ces auteurs n'ont pas vu la fièvre typhoïde se développer pendant le cours de la variole; en effet, cette dernière pyrexie, pas plus que les autres fièvres éruptives, ne coïncide jamais avec la dothiénentérie (p. 62).

Suivant Lebert (Handbuch der praktischen Medicin, 3e édition, 1863, t. I, p. 69), dans la fièvre typhoïde, la réceptivité pour la variole commence seulement à la convalescence.

§ XII.

SUCCESSION IMMÉDIATE DE LA FIÈVRE TYPHOIDE ET DE LA VARIOLE.

Nous n'en avons trouvé qu'un fait, encore est-il très-peu détaillé. Il est dû à Duroziez (Gazette des hôpitaux, 1869, p. 135, observation I) :

Chez un jeune homme de 18 ans, vacciné, atteint de fièvre typhoïde, au moment de la convalescence est survenue une éruption de variole dont l'incubation remontait évidemment à la fin de la fièvre typhoïde. Après des prodromes composés de vomissements et de diarrhée, qui ont duré quatre jours, le cinquième est apparue une varioloïde confluente, « anormale rouge, » suivie de guérison.

§ XIII.

COEXISTENCE DE LA FIÈVRE TYPHOIDE ET DE LA VARIOLE AVEC
ANTÉRIORITÉ DE LA FIÈVRE TYPHOIDE.

OBSERVATION Brochard. (Journal de médecine de Bordeaux, 1868,
page 65) :

Charles, âgé de dix ans, constitution délicate, demeurant dans un
quartier très-salubre de Bordeaux, et portant aux deux bras les traces
d'une vaccine légitime, est atteint, le 7 août 1866, des symptômes
bien connus qui caractérisent l'invasion d'une fièvre typhoïde. Cette
maladie suivit, dans sa période de développement et dans sa période
d'état, sa marche ordinaire. Aucun des symptômes pathognomoniques ne manqua, ni les hémorrhagies nasales, ni les pétéchies, ni la
diarrhée, ni le ballonnement du ventre, ni le tremblement muscu-
laire, ni même le subdélirium dont le malade était atteint toutes les
nuits. Dans le cours du 3e septénaire, les accidents augmentèrent
d'intensité : délire violent, selles involontaires, lèvres fuligineuses,
peau sèche ; fièvre très-forte.

Le 27e jour, le redoublement fébrile qui avait toujours lieu dans
la soirée fut beaucoup plus intense que d'habitude. Même phénomène
le lendemain, avec douleurs vagues dans les reins et les membres ;
ventre un peu moins ballonné, plus de selles involontaires. Je cher-
chais en vain, dans l'état général, l'explication de cette fièvre, lorsque l'enfant se plaignit de démangeaisons au front et à la tête.

Le jour suivant, à la face et sur le cuir chevelu, petites taches
rouges, au centre desquelles se trouve une papule dure et saillante.
Cette éruption s'étendit sur tout le corps, puis les papules se trans-
formèrent en grosses pustules.

Le doute n'etait plus possible : l'enfant avait une varioloïde confluente.

Très-rapprochées les unes des autres à la face, les pustules étaient
également très-nombreuses à la partie interne des cuisses, là où
avaient été appliqués des vésicatoires. Les pustules de la varioloïde
accomplirent leur évolution ordinaire avec une régularité remarquable.

Pendant ce temps, le ballonnement du ventre, la diarrhée, le délire diminuèrent ; les lèvres devinrent moins fuligineuses.

Aussitôt que la varioloïde eut parcouru ses phases habituelles, les phénomènes fébriles disparurent, et le malade entra en convalescence. Mais cette convalescence fut beaucoup plus longue que l'est ordinairement la convalescence d'une fièvre typhoïde. Quelques pustules s'ulcérèrent et suppurèrent, ce qui jeta l'enfant dans un état de faiblesse excessif. Quelques semaines après, tous ses cheveux tombèrent. L'appétit revint assez promptement; mais ce ne fut qu'au bout de deux à trois mois que cet enfant, gravement débilité, recouvra ses forces habituelles. Aujourd'hui, il est beaucoup plus fort, beaucoup mieux portant qu'il n'était avant sa double maladie.

§ XIV.

COEXISTENCE DE LA VARIOLE ET DE LA FIÈVRE TYPHOIDE AVEC ANTÉRIORITÉ DE L'ÉRUPTION VARIOLIQUE.

Husson. La Clinique des hôpitaux et de la ville, 21 octobre 1828, t. III, page 117.

Th. Simon. Berliner klinische Wochenschrift, 11 mars 1872, p. 125.

Observation Simon (abrégée). — Jeune homme de 19 ans, ouvrier verrier, admis à l'hôpital général de Hambourg, le 19 octobre 1871 ; il n'a fait aucune maladie antérieurement. Né à Brême, il n'habite ici que depuis neuf mois. Il porte de belles cicatrices vaccinales, datant de son enfance.

La veille encore, il était très-bien portant, lorsque le 14 octobre il ressentit un malaise général, de la lassitude, de la céphalalgie et de l'inappétence; en revanche, il n'avait pas de lombalgie.

Le 15. Il éprouve un léger frisson qui se répète le jour suivant.

Le 16. Dans l'après-midi, il se sent assez bien pour aller travailler; mais le lendemain il doit y renoncer. La céphalalgie avait augmenté, il était survenu de la constipation; mais, par-dessus tout, un sentiment de lassitude si intense qu'il dut rester couché.

Voici dans quel état se trouve le patient, le 20 octobre, à la visite du matin : Enduit lingual brun, épais. Constipation. 80 ou 100 papules rouges, disséminées sur tout le corps, plus abondantes à la face et sur les bras. Elles sont apparues depuis hier soir.

La gorge est le siége d'une rougeur modérée. Fièvre intense. Pas d'albumine.

Le lendemain matin déjà, rémission de la fièvre et vésiculation manifeste des papules, avec ombilication d'un certain nombre d'entre elles.

Aussi fut-on d'autant plus frappé de voir le soir même, la température atteindre 40° et demeurer encore très-haute le 22. Cette marche, tout à fait insolite, d'une variole si légère en apparence, devait présager une complication. En tout cas les prodromes n'avaient déjà pas présenté les caractères assignés à ceux de la variole; en revanche, ils semblaient annoncer une fièvre typhoïde et, dès ce moment, on songea à la possibilité de cette complication.

Le jour suivant, il y avait encore plus de vésicules ombiliquées et un certain nombre d'entre elles formaient, du côté gauche du cou, au niveau de la cinquième vertèbre cervicale, un véritable zona.

Le 24. La fièvre est toujours très-considérable. La plupart du temps le matin, la température oscille autour de 40°. La langue est recouverte d'un fort enduit jaune brunâtre; l'inappétence est complète. Le sensorium est un peu pris; le patient ne donne que des renseignements incomplets et parle souvent seul, à voix basse.

Percussion thoracique normale. Râles bruyants aux bases. Toux fréquente, sans expectoration. Rate manifestement hypertrophiée.

Les boutons varioleux sont partout en suppuration; quelques-uns de la face commencent déjà à sécher. On reconnaît maintenant qu'il existe aussi des vésicules à la paume des mains et à la plante des pieds. Le lendemain, se montre autour de beaucoup de boutons, une aréole hémorrhagique; la majorité commence à se dessécher.

L'examen du 26 établit, d'une façon certaine, le diagnostic de fièvre typhoïde et variole, qui jusque-là n'était que vraisemblable. Somnolence entrecoupée d'agitation, de tentatives du malade pour quitter son lit. Mussitation presque constante, parfois cris violents. Tremblement très-marqué des mains. Langue sèche et chargée. Pression douloureuse au niveau du cæcum. Plusieurs selles quotidiennes, liquides, ocrées, quelquefois involontaires. Toux beaucoup plus sèche. Mêmes signes physiques dans les poumons. Pas d'albumine dans l'urine, mais beaucoup d'urates. Rate considérablement hypertrophiée et facile à palper.

Sur le bas de la poitrine et le haut du ventre, un certain nombre de taches rouge clair, non saillantes, disparaissant à la pression; elles se trouvent situées entre les boutons varioleux d'un brun jaunâtre et complètement secs.

La médication principale consiste en cinq ou sept bains froids journaliers, qui n'amènent aucune diminution dans la température.

Le 28. Les taches lenticulaires sont très-manifestes, la somnolence a augmenté, ainsi que la diarrhée et la catarrhe bronchique. La fièvre, malgré les bains multiples, reste continuellement à 40° et au-dessus.

Quelques croûtes varioliques de la face commencent à tomber en laissant à leur suite des taches rouges, arrondies qui se trouvent sur un niveau inférieur à celui des téguments environnants.

Le 30. Les taches rosées ont pâli ; la somnolence est encore très-grande ; la diarrhée, jaune clair, encore abondante et la rate déborde toujours les fausses côtes. Le patient délire en permanence, même les jours suivants.

Le 1ᵉʳ novembre, se montrent un certain nombre de nouvelles taches rosées sur le ventre.

Les croûtes varioliques tombent partout ; aux mains et à la plante des pieds, où l'épaisseur de l'épiderme met obstacle à leur chute, avec le couteau on enlève les disques caractéristiques de couleur jaune brunâtre.

L'évolution ultérieure fut très-favorable. Déjà, il s'était produit, ces derniers jours, une rémission matinale de la température.

Le 5, la fièvre prit presque le type intermittent, et depuis lors les températures vespérales tombèrent rapidement.

A partir du 11, il y avait apyrexie et début de convalescence ; mais le patient avait été si affaibli par la maladie, qu'on ne put pas le renvoyer avant le 15 décembre.

L'importance de cette observation est d'autant plus grande que l'auteur, ainsi que nous l'avons peut-être déjà dit, s'était montré auparavant peu favorable à la coexistence des affections exanthématiques aiguës et infectieuses.

Les faits de Husson et de Simon ont été recueillis chez des jeunes hommes de 19 ans vaccinés ; le premier même avait déjà eu la variole.

L'*invasion* a été caractérisée chez tous deux par une lassitude extrême et une céphalalgie intense ; le malade de Husson a eu, en outre, un peu de mal de gorge et des nausées ; celui de Simon était constipé. Ni l'un ni l'autre n'a éprouvé de vomissements ou de rachialgie.

L'*éruption variolique* très-discrète a débuté chez le patient de Husson le quatrième jour et s'est complétée sans fièvre les trois jours suivants; chez le malade de Simon, elle est apparue le sixième jour au soir, mais, malgré son insignifiance, il n'y a pas eu de rémission notable du mouvement fébrile.

Le cas de Husson doit être rangé parmi les varioles abortives, et celui de Simon parmi les varioles discrètes.

Fièvre typhoïde. Elle a débuté un peu plus tardivement chez le patient de Husson : ce fut à partir du cinquième jour de l'éruption variolique, à une époque où elle venait à peine de s'achever, que se produisit un mouvement fébrile à exacerbations vespérales.

Chez le jeune homme de Simon, la chute thermométrique, qui suit habituellement les exanthèmes varioleux discrets, n'eut pas le temps de se prononcer.

A partir du onzième jour de la maladie (sixième de l'éruption) dans l'observation Simon et du treizième au quinzième (dixième-douzième de l'éruption), dans celle de Husson, les symptômes typhoïdes sont bien dessinés : langue noirâtre, croûteuse, prostration, stupeur, diarrhée.

Chez le malade de Simon, les premières taches lenticulaires apparaissent le treizième jour de l'affection (huitième de l'éruption variolique) et il s'en produit une seconde poussée le dix-neuvième jour.

Chez le patient de Husson, l'existence des taches rosées n'est pas signalée, mais en revanche on constate aux dix-neuvième et vingtième jours (c'est-à-dire vers les douzième et treizième jours de la fièvre typhoïde) une éruption scarlatiniforme (rash typhoïde, selon nous) de la poitrine et du dos, à laquelle ne tardent pas à succéder des sudamina.

La courbe thermométrique donnée par Simon est remarquable par son irrégularité ; il est impossible d'y reconnaître l'évolution

ypique de la fièvre typhoïde ; elle ne présente ni rémissions ma ti-
nales un peu marquées ni exacerbations vespérales saillantes ; durant trois septénaires le thermomètre oscille entre 39° et 40° ; ce
n'est qu'au début de la sixième semaine qu'il descend à 38°. L'action thérapeutique a peut-être troublé en quelque mesure cette
marche de la température.

Complications. Aucune chez le malade de Simon. Celui de Husson
eut une pleurésie, une parotidite suppurée et des eschares.

Terminaison mortelle pour le dernier patient le quarantième jour
de la maladie ; elle fut due à l'épuisement, et l'autopsie ne révéla
aucune lésion capable d'expliquer la mort.

Le jeune homme de Simon guérit, mais, malgré l'absence de
toute complication, la débilitation du sujet prolongea considérablement la convalescence.

Le *pronostic* ne laisse pas que d'être assez sérieux, mais sa gravité ne peut guère s'expliquer, dans ces deux faits du moins, par
la complication variolique qui fut légère.

Epoque de la contagion réciproque des deux maladies. Vu le vague
dans lequel est encore plongée la période d'incubation de la fièvre
typhoïde, il nous est impossible de décider la question de priorité.
Tout ce qu'on peut dire, c'est que dans le cas de Simon l'instant
réciproque des deux contagions était un peu plus rapproché que
dans l'autre.

Diagnostic. Nous laissons de côté les éruptions pustuleuses (ac-
néiques, varioliformes) qui se présentent parfois dans la fièvre typhoïde, mais qui n'offrent aucune difficulté réelle pour le diagnostic.

En revanche, nous devons nous occuper des varioles typhoïdes,
à marche traînante, rappelant tout à fait celle de la dothiénentérie
et qu'il faut se garder de confondre avec les varioles adynamiques
graves, car les faits dont nous parlons concernent des varioloïdes
bénignes. Des cas de ce genre ont été rapportés par :

Améd. Latour. Bulletin général de thérapeutique, 1842, p. 401.

Bessette. Thèse inaugurale. Paris, 1852, n° 205.

Durosiez. Gazette des hôpitaux, 1869, n°s 35 et 36, 25 et 27 mars.

C. Paul. Gazette des hôpitaux, même année, n° 72, 24 juin.

Gubler. Bulletin et Mémoires de la Société médicale des hôpitaux de
Paris, 1869, p. 156.

En voici un exemple (observation II de Latour) :

Un jeune homme de 23 ans, cordier, après être sorti de l'Hôtel-Dieu, où il était resté quelques jours pour une courbature générale, éprouva de nouveau de la fatigue, de la céphalalgie, des tintements d'oreille, du dévoiement et une épistaxis.

Après huit jours de ces prodromes, il entra à la Charité, avec les phénomènes suivants :

Langue rouge à la pointe et sur la circonférence, blanchâtre à la base.

Douleur et gargouillement dans la région iliaque droite. Région sous-ombilicale légèrement météorisée. 92 pulsations.

Plusieurs papules rouges s'effaçant à la pression, sur l'abdomen et à la base de la poitrine ; une selle liquide ; deux vomissements dans la journée, faiblesse générale, courbature, céphalalgie, étourdissements, tintements d'oreilles, épistaxis dans la matinée.

On diagnostiqua une fièvre typhoïde grave et l'on prescrivit une saignée de trois palettes.

Le lendemain, taches rosées plus nombreuses, quelques sudamina, stupeur prononcée ; hébétude du regard, parole lente et faible, lèvres et narines sèches ; haleine fétide, tension et gargouillement dans la région iliaque droite, pouls à 94 ; légère épistaxis. Nouvelle saignée de trois palettes, ventouses scarifiées.

Le 3e jour. Une éruption pustuleuse de petite vérole couvrit le front, les doigts, le cou, les poignets ; cette maladie suivit dès lors sa marche ordinaire, en même temps que se dissipèrent tous les symptômes typhoïdes qui avaient inspiré de l'inquiétude

Dans cette variété d'affection variolique, la longueur des prodromes toujours plus considérable que dans les autres formes, est pourtant sujette à des oscillations considérables : de 5 jours (1re obs. de Latour) à 14 jours (Paul ; Durosiez 9e observ.). Cette période

d'invasion offre deux traits caractéristiques : l'absence fréquente
ou l'apparition fort tardive des signes précurseurs de la variole
(lombalgie notamment) et contraste frappant, la présence de tous
les symptômes constituant une fièvre typhoïde : céphalalgie s'ac-
croissant sans relâche, étourdissements, tintements d'oreille, épistaxis, sécheresse et enduit de la langue, ballonnement et sensibilité du ventre, gargouillement iléocæcal, diarrhée, subdelirium
nocturne, prostration extrême, stupeur, hébétude de la face, dichro-
tisme du pouls, toux sèche, râles sibilants et ronflants, sudamina
même.

Quelquefois ces symptômes se dissipent graduellement aux ap-
proches de l'exanthème, mais le plus souvent ils attendent pour
disparaître que l'éruption soit entièrement achevée ; alors ils s'é-
vanouissent comme par magie, du jour au lendemain.

L'éruption elle-même présente des différences suivant les cas.
Tantôt elle s'annonce franchement, n'offrant d'autre irrégularité
que son apparition tardive. Tantôt, il semble qu'elle éprouve de
grands obstacles à se faire et qu'elle ait recours à des efforts réité-
rés dont les premiers sont à peu près vains. Alors, la veille de l'é-
ruption générale on voit naître, surtout à l'abdomen et à la base
du thorax, des espèces de taches rosées lenticulaires. Ce sont là les
faits qui donnent lieu à le plus de confusions, car cette poussée
préliminaire, avortée, venant compléter le tableau, on n'a plus
aucun doute sur l'existence de la fièvre typhoïde.

Mais le lendemain ou le surlendemain au plus tard, la scène morbide est complètement changée : l'éruption variolique caractéristique, définitive, s'opère un peu partout et masque souvent alors
les prétendues taches lenticulaires qui, d'autres fois, semblent
avoir rétrocédé. On pourrait songer maintenant à une réunion
des deux exanthèmes, mais les symptômes typhoïdes ne tardent
pas à disparaître, et l'on n'a plus sous les yeux qu'une affection variolique habituellement discrète.

Dans la 9º observation de Durosiez, les boutons varioleux sont toujours restés confinés au ventre.

La marche de cette éruption variolique se signale aussi par quelques particularités : elle tend également à être plus lente que dans les autres formes, ou bien la dessiccation est manifestement retardée, et se prolonge au-delà de son terme ordinaire ; et cela, en l'absence de toute complication.

Durosiez, admet que dans ces cas, il y a véritablement combinaison de fièvre typhoïde et de variole.

C. Paul estime que, l'éruption variolique a été retardée par une fièvre catarrhale, et voit dans son observation la vérification de la loi de Hunter, la variole n'ayant accompli son évolution qu'après guérison de la maladie première.

Mais l'observation de C. Paul est accompagnée d'une courbe thermométrique très-intéressante, en ce qu'elle nous permet de proposer une autre explication, pour ce fait et pour ceux qui lui sont analogues.

Quand on considère le tracé publié par C. Paul, on est frappé de la circonstance suivante : du 8º au 11º jour de l'affection, alors que les phénomènes typhoïdes sont à leur maximum, il n'existe aucun mouvement fébrile appréciable au thermomètre, car la température ne dépasse jamais 37,8. A partir du 12º jour, débute une ascension thermométrique d'abord très-peu marquée, puis très-considérable les deux jours suivants, bien qu'il y ait une différence d'environ 1 degré 1/2, entre le matin et le soir. Le quatrième jour, la température commençant déjà à décliner, s'opère l'éruption. Or, chez ce malade, c'est précisément au moment où la fièvre se montre, que diminuent les phénomènes typhoïdes.

Dans l'immense majorité des cas, la période d'incubation variolique reste absolument latente, mais il est certains faits exceptionnels dans lesquels elle se traduit par quelques phénomènes.

Ainsi Scheby-Buch, assistant de Th. Simon à l'hôpital de Hambourg (Archiv für Dermatologie 1872, p. 506), sur un nombre total de 1,413 varioleux, en a observé 58 (c'est-à-dire 4 0/0) chez lesquels ce stade présenta des symptômes plus ou moins semblables à ceux de la période d'invasion.

D'autre part, on n'ignore pas que cette période d'incubation est apyrétique et dure sensiblement 10 à 12 jours, ou plutôt que l'éruption se fait le 15ᵉ jour à partir de la contagion, en moyenne du moins. Or, dans le cas de C. Paul et dans ceux qui lui sont analogues, nous estimons que si la période d'invasion a duré aussi longtemps, sans fièvre d'ailleurs, cela tient à ce qu'elle ne se différenciait pas suffisamment de la période d'incubation qui n'est pas demeurée latente.

Voyons maintenant quels sont les éléments de diagnostic :

Dans les cas, où les prodomes se prolongent peu au-delà de leur durée normale, c'est-à-dire ne dépassent pas le premier septénaire, le diagnostic est plus facile, car les prétendues taches rosées apparaîtraient trop tôt pour une fièvre typhoïde.

Dans tous les autres cas, la dissipatiou progressive des symptômes typhoïdes à l'approche de l'éruption, leur disparition complète et définitive, une fois que la période éruptive est terminée, jointe à la circonstance que la chute de la température s'opère simultanément, serviront au diagnostic.

Chez certains malades, l'apparition secondaire des prodromes varioleux, tels que la rachialgie, devra éveiller aussi l'attention.

Enfin, si l'explication que nous avons proposée pour le fait de C. Paul, était trouvée juste pour d'autres cas, grâce à un examen méthodique et précoce de la température, les principales difficultés seraient considérablement atténuées, puisque à côté d'un état typhoïde, on ne constaterait aucune fièvre sensible, autre élément indispensable pour l'existence d'une dothiénentérie.

Influence de la variole sur la fièvre typhoïde. — Chez nos deux malades celle-ci fut assez sérieuse, sans qu'on puisse dire que cela ait tenu à la présence de la variole, vu sa bénignité.

Influence de la fièvre typhoïde sur la variole. — Deux particularités sont communes à nos observations : l'insignifiance de l'exanthème varioleux et la tendance hémorrhagique qu'il a montrée en présence de la fièvre typhoïde, au 7e jour de son apparition, c'est-à-dire au début de la dessiccation. Mais, tandis qu'à la même époque, Husson ajoute : «L'éruption est tout à fait enrayée dans sa marche, les boutons se flétrissent ; quelques-uns se dessèchent, Simon signale l'évolution parfaitement normale de l'éruption variolique. Or, dans les deux cas, la fièvre typhoïde a paru débuter immédiatement après la terminaison de l'éruption variolique.

On peut interpréter cette apparente contradiction de la façon que voici : Le malade d'Husson qui avait subi antérieurement la vaccine et une première atteinte de variole eut un exanthème qui se fit par poussées successives pendant quatre jours. Nous pensons donc qu'il s'agissait d'une variole abortive et que l'auteur a pris peut-être pour un accident l'avortement normal des boutons.

En revanche, nous renonçons à expliquer pourquoi chez le malade de Simon qui semble avoir eu une variole discrète vraie, la maturation des boutons n'a subi aucun retard.

§ XV.

DE LA COEXISTENCE DANS L'ORGANISME DU POISON TYPHOIDE AVEC LE VIRUS VARICELLEUX.

Rien dans la littérature médicale, si ce n'est cette phrase de Taupin (*toc. cit.*)

Deux enfants atteints de fièvre typhoïde ont eu pendant la convalescence une varicelle discrète sans réaction ni prodromes.

§ XVI.

DE LA COEXISTENCE DANS L'ORGANISME DU POISON TYPHOIDE AVEC LE VIRUS VACCIN.

ODIER. Bibliothèque britannique. Sciences et Arts, t. XV (AN VIII), page 280.

Muret. Rapport du Comité central de vaccine sur les vaccinations
    pratiquées en France pendant les années 1808 et 1809. Paris,
    1811. p. 43).

Hiller. Centralblatt für die medizinischen Wissenschaften, 15 janvier
    1876, p. 39).

Observation personnelle recueillie à l'hôpital Sainte-Eugénie, 1873.

Taupin (Recherches cliniques sur la fièvre typhoide observée
dans l'enfance, Journal des connaissances médico-chiurgicales de
Trousseau, décembre 1839, p. 245), a vacciné pendant le cours de
leur maladie, 3 enfants atteints de fièvre typhoïde : 2 ont eu une
vaccine légitime dont l'apparition n'a été nullement retardée ; le
troisième, qui avait été vacciné déjà, a eu une éruption de fausse
vaccine.

D'autre part, Guersant et Blache (Dictionnaire de médecine XXX,
1846, article vaccine, p. 406), qui ont eu entre les mains un mémoire inédit de Taupin, expriment dans la proposition[suivante,
le résultat des observations faites par ce médecin à l'hôpital des
Enfants.

Quand la vacccination a été pratiquée sur des sujets atteints de
fièvre typhoïde.... le développement des boutons ne s'est fait, à part
de rares exceptions, que dans la période de déclin de la maladie.

Lebert (Handbuch der praktischen Medizin, 3° édition, 1863, I,
p. 69), a plusieurs fois remarqué, dans le pavillon d'isolement de
l'hôpital de Zurich, que des malades vaccinés infructueusement
au summum de la fièvre typhoïde, étaient pris de varioloïde, dès
que la guérison commençait.

Observation Hiller : Un volontaire d'un an fut revacciné le
24 avril 1875 par huit piqûres au bras droit.

Trois jours après, il se plaignit de céphalalgie, lassitude et frissons : cinq des piqûres sont légèrement rouges et papuleuses.

Le 29 avril. Quatre d'entre elles forment des vésicules entourées
d'une aréole inflammatoire.

L'état général ne s'améliore pas, malgré l'administration de quinine.

Le 2 mai. Il existe quatre pustules distinctes. Le patient a de la fièvre, se plaint d'une faiblesse extrême et de mal de tête ; un peu de diarrhée, sécheresse et enduit de la langue.

Le 5. Le malade est alité depuis le 2. Les pustules paraissent molles, cependant elles sont toujours visibles ; tout autour est une rougeur diffuse de la peau.

Tuméfaction de la rate, catarrhe gastro-intestinal, fièvre vive ; quelques taches lenticulaires sur l'abdomen.

Le 8. Les pustules sont revêtues de croûtes ; les taches lenticulaires sont très-abondantes sur la poitrine et le ventre, et font une saillie insolite. Autres symptômes typhoïdes comme devant.

La maladie fut de gravité moyenne et se termina par guérison au bout de quatre à cinq semaines.

Observation personnelle recueillie dans le service de M. J. Bergeron-Mathé (Paul), âgé de 3 ans, entre le 4 novembre 1873 à l'hôpital Sainte-Eugénie, salle Saint-Joseph, n° 5. Il n'a pas encore été vacciné ; son frère est mort de la variole. Aucune maladie antérieure qu'une bronchite.

Le 25 octobre dernier il a été pris de fièvre, de céphalalgie, de diarrhée avec coliques, de toux sèche ; il était triste, abattu, et avait des épistaxis. Depuis lors, ces symptômes ont persisté et l'enfant a maigri. Depuis quatre jours, il a des selles floconneuses sanguinolentes, peu abondantes et accompagnées de ténesme.

Le 4 novembre au soir, 40°,4, 122 pulsations non dicrotes. Rien sur les téguments ni dans la poitrine. Pas de gargouillement.

Le 5. Au matin, 39°,3 (rectum), 128 puls. Langue rose humide. Pas de taches. Il n'y a plus de ténesme ni de sang dans les selles qui renferment encore quelques flocons albumineux. Ipéca. Soir 40,2, 132 puls. L'ipéca n'a déterminé que des gardes-robes liquides verdâtres non dysentériques.

Le 6. Au matin, 39°,3. 112 puls. Nuit tranquille. Ce matin l'enfant est sur son séant et sourit. 2 taches rosées douteuses, l'une à l'épigastre, l'autre sur la fesse droite. Rien dans les bronches.

On vaccine aujourd'hui l'enfant avec du vaccin conservé en plaques.

Soir, 40°,9. 144 puls.

Le 7. Matin, 39°,4, 120 puls. Ventre météorisé, douloureux dans le flanc droit. Fuliginosités labiales. Soir, 40°,5, 138 puls.

Le 8, 120 puls. 39°. Soir, 40°,1, 138 puls.

Le 9. 120 puls.; 38°,1. 4 selles vertes. Huile de ricin. Soir, 40°,4.

Le 10. 120 puls.; 38°,8. 2 selles diarrhéiques.

Au niveau des piqûres vaccinales on ne voit encore aujourd'hui qu'une très-faible élevure acuminée. Soir, 39,6 puls. 132.

Le 11. Matin, 38°, 108 puls. 1 seule selle diarrhéique. Soir, 39°,3, 130 puls.

Le 12. Matin, 37°,8. 114 puls. Rien du côté du ventre que les deux mêmes taches.

Les boutons vaccinaux commencent à se caractériser (ombilication, teinte rosée). Soir, 39°,5. 132 puls.

Le 13. 37°,8. 108 puls. 3 à 4 selles liquides. Pas de gargouillement. Soir, 40°,4. 120 puls.

Le 14. 37°,7. 108 puls. Les taches suspectes ont disparu. 3 selles diarrhéiqnes vertes. *Statu quo* des pustules vaccinales. Soir, 39°,6. 132 puls.

Le 15. 100 puls. T. 37°,4. Aujourd'hui seulement les boutons vaccinaux ont atteint leur développement normal. Soir, T. 38°,8. 120 puls.

Le 16. T. 37°,8. 108 puls. Soir, 38°,1. 114 puls. L'apyrexie se caractérise de plus en plus.

— Dans l'observation Hiller, la vaccination a été pratiquée trois jours avant le début de la fièvre typhoïde ; dans celles d'Odier et de Muret, la veille ; enfin, dans la nôtre, le treizième jour de la dothiénentérie.

Muret seul a l'air d'indiquer un prolongement d'incubation du vaccin, car il dit : « Le quinzième jour, les piqûres de la vaccine jusqu'alors inactives commencèrent à se développer. »

Comme il résulte nettement le contraire des autres faits, nous nous refusons à voir là un effet de la fièvre typhoïde.

Cette maladie concomitante a-t-elle eu quelque autre action sur la marche de la vaccine? Ni Odier, ni Hiller, ne semblent en avoir remarqué.

Au contraire, chez notre petit malade, il y eu un développement un peu lent des boutons dont la maturation a été retardée d'environ trois jours pleins. Or, à cette date là, la fièvre typhoïde touchait à sa fin (vingt-deuxième jour), et l'apyrexie était complète quelques jours plus tard.

§ XVII.

CONSIDÉRATIONS GÉNÉRALES SUR LA COINCIDENCE DE LA FIÈVRE TYPHOIDE AVEC LES FIÈVRES ÉRUPTIVES.

Rilliet et Barthez, qui ne voyaient aucune difficulté à admettre la simultanéité des fièvres éruptives, repoussaient leur coexistence avec la fièvre typhoïde. Les observations que nous avons réunies, contredisent un peu l'opinion de ces auteurs.

Nous avons aussi cherché à montrer que si les fièvres éruptives se montrent en général à une époque tardive de la dothiénentérie, cela tient, d'une part, à ce que les patients n'entrent guère à l'hôpital tout à fait au début de leur maladie typhoïde, et d'autre part au laps de temps nécessaire à l'incubation de la fièvre éruptive.

A ce propos, on a vu que l'incubation de la scarlatine, de la rougeole et de la vaccine chez les sujets dothiénentériques n'avait pas une autre durée que lorsqu'elle s'accomplit sur des individus bien portants.

La contemporanéité de la fièvre typhoïde et de la scarlatine est plus fréquente que celle des autres fièvres éruptives.

Mais Murchison a remarqué, au sujet de la scarlatine, quelque chose qui doit être vrai pour la rougeole et la variole. L'auteur anglais note l'extrême rareté de la fièvre typhoïde survenant dans le cours d'une scarlatine, en face des faits relativement communs de scarlatines intercurrentes à une dothiénentérie. Il en propose une explication qui nous paraît assez satisfaisante : c'est, dit-il, que la fièvre typhoïde n'a, pour ainsi dire, pas le caractère contagieux à proprement parler ; contrairement à la scarlatine, à la rougeole, etc., elle se contracte rarement dans les hôpitaux.

Taupin a assigné des traits un peu effacés à toutes les fièvres éruptives indistinctement, dès qu'elles se développent dans le cours de la dothiénentérie ; leur éruption serait toujours peu abondante et pâle et leurs prodromes presque toujours nuls.

Si cette observation paraît justifiée en quelque mesure à l'égard de la rougeole, elle l'est beaucoup moins à celui de la variole, et elle ne l'est plus du tout quant à la scarlatine dont l'invasion et l'éruption présentent toute la régularité possible.

A peu près chez tous nos malades, la fièvre typhoïde a eu une durée assez longue, a revêtu une physionomie sérieuse sinon grave et la convalescence en a été généralement lente. Il est difficile de voir là l'effet de l'exanthème surajouté, surtout quand il s'est montré bénin comme nos varioles et nos scarlatines.

Le pronostic acquiert sa plus haute gravité quand c'est le virus morbilleux qui se joint au poison typhoïde pour infecter l'économie; il semble au contraire assez bénin quand il y a simultanéité de dothiénentérie et de scarlatine.

Quand la scarlatine se produit dans le cours d'une fièvre typhoïde, celle-ci semble momentanément refoulée à l'arrière plan.

Les varioles qui accompagnent la dothiénentérie |ont une propension marquée à prendre secondairement le caractère hémorrhagique, sur les téguments du moins. (Varioles pétéchiales.)

CHAPITRE IX.

De la coexistence dans l'organisme des virus de trois maladies éruptives aiguës.

Maintenant que nous avons achevé l'étude des associations de deux fièvres éruptives ou de l'une d'elles avec la fièvre typhoïde, il nous reste à faire un pas de plus, afin d'examiner les combinaisons ternaires de ces mêmes affections.

La rareté d'événements semblables explique suffisamment le silence absolu des auteurs classiques, sur ce sujet. Le seul passage qui s'y rapporte est dû à Rilliet et Barthez (III 58) :

La gravité de la maladie a été d'autant plus notable que les éruptions ont paru coup sur coup, tandis que si un intervalle de bonne santé les séparait, elles pouvaient se succéder toutes les trois sans entraîner la mort.

Nous avons vu guérir une jeune fille qui eut une varioloïde, une scarlatine et une rougeole dans un intervalle de 47 jours, tandis que nous en vîmes périr 2 autres qui eurent les 3 mêmes éruptions dans un intervalle de 10 et de 16 jours.

Nous avons réussi à réunir 9 exemples de combinaisons ternaires, en voici l'énumération :

LOEWENHARD. Hufeland's Journal der practischen Heilkunde, 1828 t. LXVII, 6° partie, pp. 66 et 70. (Deux observations : Rougeole, scarlatine et varicelle pemphigoïde ou pemphigüs aigu).

HEIM. Rust's Magazin für die gesammte Heilkunde, 1832, XXXVIII, p. 211. (Varicelle, vaccine, rougeole).

ARAN. Union médicale, 23 et 27 mai 1848, p. 245 et 252. (Vaccine, scarlatine, varioloïde).

LABBÉ. Union médicale, 16 avril 1861, p. 110. (Typhoïde, rougeole scarlatine).

Bricheteau. Union médicale, 14 et 23 avril 1864, pp. 82 et 148. (Typhoïde, vaccinations multiples, varioloïde).

Foucault. Mémoire sur la rougeole, 1870, p. 43. (Vaccine, variole, rougeole).

Foucault. Loc. cit., p. 44, et Roger. Compte-rendu de Besnier sur les maladies régnantes en 1870-71, p. 82. (Varioloïde, scarlatine, rougeole).

Besnier. Comptes-rendus des maladies régnantes, pour 1870-71, note p. 24. (Scarlatine, revaccination, varioloïde).

Nous n'avons pas cru pouvoir accueillir les deux observations suivantes :

1° Chomel (Gazette des hôpitaux, 7 septembre 1839, p. 422) : Femme entrée à la Clinique de l'Hôtel-Dieu pour se faire traiter d'une métrite granulée. Elle présenta en même temps une triple éruption de variole, scarlatine et rougeole. Au 12ᵉ jour tout avait disparu, la maladie, ou pour mieux dire, ces 3 maladies réunies de la peau avaient suivi une marche régulière.

Il y a beaucoup de chances pour qu'on ait eu affaire à un rash mixte de varioloïde.

2° Gintrac (Traité de pathologie, chap. Rubéole). Dans cette observation intitulée Rubéole compliquée de varioloïde, les caractères de la double éruption scarlatino-morbilleuse sont peu précis.

Enfin nous renvoyons au diagnostic, l'énumération d'un certain nombre de faits donnés à tort pour des exemples de triple association d'exanthèmes aigus.

Observation double de Lœewenhard (abrégée). — Le 13 juillet 1823, au matin, un petit garçon de 6 ans, habitant un village où régnaient en ce moment la scarlatine et la rougeole, fut pris d'un frisson violent avec nausées, vomissements et fièvre, puis de phénomènes catarrhaux.

Dès le lendemain, apparut sur presque tout le corps, d'une façon irrégulière, une éruption constituée par de petits points rouges.

Le 15. L'exanthème avait nettement tous les caractères de la rougeole.

Ce jour-là, dans l'après-midi, l'enfant eut de nouveau un frisson très-intense, suivi de vomissements, de fièvre vive et de mal de gorge. Le soir même, la peau était tendue et brûlante. L'éruption de rougeole complètement sortie, n'était pas très-confluente et ne s'était pas généralisée : elle avait respecté notamment certains points de la poitrine et des membres inférieurs. Le pouls petit, était à peine susceptible d'être compté.

Le sensorium était pris ; l'œil un peu rouge comme auparavant, la déglutition douloureuse même pour les liquides.

Le 16, vers midi, il me sembla que le visage et la poitrine du malade, même dans les intervalles des taches morbilleuses, étaient plus rouges qu'auparavant, l'intelligence était moins prise et l'enfant put montrer sa langue recouverte d'un enduit blanc jaunâtre ; les phénomènes angineux et catarrhaux persistaient, le pouls conservait aussi sa rapidité extrême.

Le 17. La peau tuméfiée, rouge vif, dans les intervalles des taches morbilleuses déjà pâlies, ne laissait plus aucun doute sur l'existence d'une scarlatine surajoutée.

L'agitation du malade avait diminué et le pouls était moins fréquent.

Le 18, avant midi, il y a rémission fébrile considérable; les taches morbilleuses sont plus pâles et commencent à desquamer par places. En revanche leurs intervalles sont encore d'un rouge scarlatineux. Le mal de gorge a disparu, mais il reste une toux quinteuse.

Le soir, l'enfant après de nombreux bâillements accompagnés de pandiculations, a une recrudescence fébrile très-marquée, de l'agitation, de l'anxiété et une soif intense.

Sa mère a éprouvé, aussi, vers midi, un violent frisson d'environ dix minutes de durée, de la chaleur et des vomissements.

Le 19. A midi, la face du petit malade a un aspect bizarre : la rougeole était desséchée et en train de desquamer, mais au niveau des intervalles qu'avait occupés la scarlatine se trouvaient des vésicules isolées, les unes rondes comme des pois, d'autres ovales comme de petites fèves ; elles étaient remplies d'un liquide clair, légèrement jaunâtre.

Seuls, le nez et les paupières avaient été épargnés par cette nouvelle éruption.

Le nombre des vésicules était de douze à la figure ; il y en avait à peu près autant sur les membres et la poitrine, où elles étaient un peu plus volumineuses. Ce jour-là on en voyait très-peu sur la partie inférieure du corps, mais il en apparut quelques-unes de plus le lendemain. La rougeur de leur pourtour ressortait d'autant plus que celle de la scarlatine commençait à pâlir. L'état général était satisfaisant et la toux même avait diminué.

Les 20 et 21. Beaucoup de vésicules se sont rompues, les autres se sont ridées et leur contenu est devenu opaque, jaune et plus épais. Celles qui ont été grattées forment de petites croûtes.

La scarlatine commençait aussi à desquamer en grands lambeaux épidermiques.

Les jours suivant, les vésicules se desséchèrent de plus en plus, onstituant dès le 24 des croûtes minces qui tombèrent bientôt, sans laisser autre chose que des taches rouges, et alors la guérison eut lieu.

Le cours de ces éruptions fut analogue chez la mère de notre malade, qui était âgée de 26 ans et se trouvait au cinquième mois d'une grossesse ; aussi ne le décrirai-je que brièvement. Seulement chez elle, les contages scarlatineux et morbilleux ont agi plus simultanément.

Le 18 du même mois, elle avait été prise d'un frisson intense suivi de fièvre, de vomissements, de mal de gorge et de quelques légers symptômes catarrhaux.

Le 19 déjà, la peau se tuméfia et rougit surtout à la face et le 20, au matin, on apercevait de petites taches papuleuses.

Le 22. On pouvait voir les deux éruptions sur tout le corps ; la fièvre violente avait un peu faibli.

Le 24. Après que les téguments avaient déjà commencé à desquamer, la patiente ressentit de nouveau un léger frisson, et le 25, apparurent quelques vésicules à la face et sur le corps ; elles étaient de même forme et suivirent la même marche que celles de l'enfant de sorte que la maladie était complétement terminée au commencement d'août sans que dans aucun des deux cas il y eût eu d'affection consécutive.

Le fait double de Loewenhard est d'autant plus important qu'il n'a pas été recueilli pour les besoins de la cause que nous défendons ; il est tiré d'un mémoire sur la valeur séméiologique du frisson.

Il est intéressant à cet autre point de vue qu'il concerne deux membres d'une même famille.

Le diagnostic de varicelle peut seul laisser quelques doutes, à cause du volume de certaines vésicules. L'auteur lui-même qualifie cet exanthème de fièvre bulleuse.

C'est là un nouvel exemple de la difficulté qu'on éprouve à séparer la varicelle pemphigoïde du pemphigus aigu épidémique. En tout cas, il s'agirait de ce dernier qui est aussi une véritable fièvre éruptive.

OBSERVATION Aran (abrégée). — Jeune garçon de 14 ans, domestique, assez fort pour son âge et d'une bonne santé habituelle. Il n'est pas vacciné et entre à l'hôpital des Enfants malades, dans le service de M. Blache, le 22 avril 1848.

Deux jours auparavant, dans la matinée, il s'était exposé au froid, après avoir frotté des appartements. Presque immédiatement, il ressentit une céphalgie intense et un frisson violent qui dura une demi-heure. S'étant couché presque aussitôt, il fut bientôt pris de douleurs vers les fausses côtes droites, de toux et d'une forte fièvre. Le lendemain, augmentation notable de la douleur. Crachats rouillés. Quinze sangsues sur le point douloureux.

Le surlendemain, il entre à l'hôpital où l'on constate une pneumonie du sommet droit. On lui pratique, à deux reprises, des saignées de deux palettes, et on lui applique des ventouses scarifiées et des vésicatoires.

Le 29. Un vomissement. Vaccination. Le lendemain, plus de signes de l'affection pulmonaire, cependant la peau est chaude et halitueuse, le pouls est monté de 84 à 104 ; le fièvre persiste les jours suivants.

Le 3 mai. Éruption scarlatiniforme sur les bras, le tronc et les cuisses. Amygdales rouges et tuméfiées. Le lendemain, éruption scarlatineuse nettement dessinée sur les bras et sur les cuisses ; taches rouges disséminées sur les joues et sur le cou. Peau chaude. 108 puls.

Pas trace d'élévation des piqûres vaccinales. Pas de douleur de gorge. Enduit lingual grisâtre. Rien de nouveau vers la poitrine.

Le 5. Tout le tronc et les membres sont couverts d'une éruption de scarlatine mêlée de vésicules miliaires. Chaleur sèche de la peau. Un peu moins de fréquence du pouls. Pas de mal de gorge. Surface des vésicatoires très-douloureuse, profondément ulcérée et recouverte d'une couenne grisâtre.

Le 6. L'éruption s'est étendue à la presque totalité du corps, ainsi que la miliaire.

Peau chaude et moite. 104 puls. Insomnie. Etat général assez satisfaisant.

Le 7. Un peu de délire dans la soirée d'hier ; langue lisse, dépouillée de son épithélium, scarlatineuse.

Sur le bras gauche, on peut distinguer la présence non douteuse d'une pustule vaccinale qui commence à s'élever.

En même temps, depuis hier il a paru, sur les membres, le tronc et la face, des pustules varioliques assez larges, opalines, très-disséminées ; peu nombreuses à la face, beaucoup plus abondantes sur les membres.

Persistance de l'éruption scarlatineuse, qui est dans toute sa vivacité, et de la miliaire. Peu de réaction, pas de mal de gorge ; rien dans la poitrine.

Le 8. Pustules déjà sèches sur la face ; aux membres, les pustules se développent bien sur le fond scarlatineux de la peau. Langue lisse, comme dépouillée de son épithélium ; quelques pustules sur cet organe, sur la voûte palatine et sur la voûte du palais.

La pustule vaccinale s'élève, soif vive ; pouls à 96.

Le 9. La pustule vaccinale n'est pas plus élevée qu'hier, et les pustules varioliques semblent aussi arrêtées en ce sens qu'elles ne continuent pas à se soulever, et que l'auréole rouge qui les entoure ordinairement, fait défaut.

Il est vrai que le fond de la peau est toujours d'un rouge sombre.

Les vésicules miliaires sont affaissées, et, dans les points qui leur correspondent, l'épiderme est un peu soulevé. Mais on n'aperçoit rien de pareil à cette desquamation par larges plaques qui est propre à la scarlatine

Le 10. Agitation pendant la nuit ; pas de sommeil ; pouls à 104. L'amaigrissement fait des progrès ; la face antérieure du sternum, la partie latérale antérieure droite de la poitrine offrent des eschares larges, profondes et sèches, autour desquelles le travail d'élimination n'est pas établi.

Le 11. Pouls, 96. Peau chaude et sèche ; langue poisseuse, lisse ; face altérée, yeux excavés ; douleurs très-vives sur les vésicatoires.

Le malade snccombe le lendemain, sans agonie, par épuisement graduel.

Autopsie vingt-quatre heures après la mort, par une température pas très-élevée. Putréfaction déjà très-avancée. Cependant on a pu constater que la plupart des organes étaient à l'état normal. A l'exception d'un peu d'engouement dans la partie supérieure, poumons parfaitement sains : pas de tubercules.

OBSERVATION Foucault-Roger : Louise, 7 ans, admise pour une hypertrophie de la rate et une cachexie paludéenne. L'enfant allait beaucoup mieux, lorsque le 29 avril apparaît une éruption de varioloïde très-discrète.

Le 30. Conjonctives un peu rouges. Hier l'enfant a vomi toute la journée : Sur les bras, les cuisses, existe une seconde éruption de taches roses très-abondantes, fines, presque confluentes. Pouls 124,

2 mai. Les pustules de varioloïde sont desséchées ; la scarlatine est très-belle sur les cuisses et les avant-bras. Le pharynx, la langue, sont d'un rouge foncé. 156 puls. 40°,8 de température.

Le soir. L'éruption scarlatineuse couvre tout le tronc et les membres. Quelques râles dans la poitrine et une toux laryngée très-fréquente ; conjonctives toujours très-rouges.

Le 3. Pouls à 180. Resp. 52. Temp. 40°,6. L'éruption scarlatineuse est générale, mais surtout autour des genoux, il existe des plaques d'un rouge plus foncé ; sur les cuisses ces plaques sont plus petites et plus circonscrites. Dans le dos, il y a une éruption boutonneuse abondante. Le cou, la face sont couverts de taches franchement rubéoliques. Rougeur des yeux, coryza, râles bronchiques ; angine très caractéristique ; les pustules de varioloïde non encore desséchées son noires.

Le 4. Pouls très-petit à 148 ; 40°. L'éruption qui couvre tout le corps a une teinte vineuse, marbrée ; elle consiste en une foule de petites taches rouges, foncées, semées sur un fond rose pâle. Angine très-forte sans diphthérie, mais voix cassée et toux rauque. Râles muqueux dans toute la poitrine. Soir, P. 160. Resp. 56. T. 40°,2.

Le 6 mai. L'éruption prend le caractère hémorrhagique. Le coryza est intense, les narines se couvrent de croûtes au-dessous desquelles on découvre de la fausse membrane.

Le 7. L'éruption s'éteint un peu ; dans les aines et les aisselles, on trouve encore la scarlatine ; sur les membres, au contraire, l'éruption est franchement rubéolique (marbrures). Dans la soirée, la gorge se couvre de fausses membranes, la voix est complétement éteinte l'asphyxie commence.

Le 8. Pouls à 208 ; temp. 40,2. Mort dans la journée.

A l'autopsie : broncho-pneumonie double : sur un point du poumon droit, au milieu d'une cicatrice froncée, se trouve une petite masse crétacée ; un ganglion bronchique présente la même altération.

Larynx, pharynx et trachée tapissés de fausses membranes.

Observation Labbé. Ce fait, communiqué à la Société médicale du IX⁰ arrondissement, fut observé à Lariboisière, dans le service Moïssenet. — Jeune homme, âgé de 26 ans, présentant, au moment de l'entrée, des symptômes typhoïdes qui dataient déjà de huit jours.

Il fut pris, pendant le cours de cette maladie, d'enchifrènement, de larmoiement, de toux et d'une éruption rubéolique qui était encore perceptible sur l'abdomen, lorsqu'apparut un mal de gorge, prodrôme de la scarlatine.

Bientôt, en effet, une éruption scarlatineuse, très-bien caractérisée, se montra sur divers points du corps. (Lorsque le malade entra à l'hôpital, un convalescent de fièvre scarlatine était couché dans un lit voisin.)

Mort le 17⁰ jour.

A l'autopsie, plaques de Peyer ulcérées.

Parmi nos 9 faits se trouvent 5 enfants et 4 adultes : les âges de ces patients sont compris entre 3 et 26 ans.

4 de ces cas sont nés hors de l'hôpital ; 2, ceux de Aran et de Foucault-Roger, ont pris origine dans les salles de l'hôpita des Enfants ; les malades de Labbé et de Bricheteau sont entrés ayant la fièvre typhoïde, et celle de Besnier a été admise pour une scarlatine.

2 de nos observations sont le résultat d'une alliance de la rougeole, de la scarlatine et de la varicelle (ou du Pemphigus aigü).

2 sont dues à la réunion de la scarlatine, de la vaccine et de la variole (Aran, Besnier).

La rougeole et la scarlatine entrent chacune séparément ou conjointement, 6 fois dans ces combinaisons ; la variole et la vaccine, 5 fois chaque ; la varicelle 3 fois et la fièvre typhoïde 2 fois.

La dothiénenthérie y est toujours primitive ; la variole l'est souvent et est rarement tertiaire ; la rougeole est le plus souvent secondaire, et ne survient aussi que très-rarement en troisième lieu.

Les faits d'Aran, Besnier, Labbé nous montrent que même dans ces étranges conditions, la variole et la rougeole ont une incubation de longueur normale.

Les *prodromes* de la rougeole, de la scarlatine, de la variole n'ont jamais manqué, quel que fût d'ailleurs l'ordre d'apparition de ces exanthèmes ; les détails de chaque cas sont insuffisants pour s'assurer si cette période d'invasion a eu sa durée habituelle.

Les *éruptions* n'ont pas présenté d'irrégularité marquée, constante.

Une seule fois la rougeole n'était pas universelle (Lœwenhard n° 2), s'est étendue irrégulièrement et fut peu confluente, mais c'est que la scarlatine la talonnait pour ainsi dire.

Chez deux malades, la scarlatine a eu un développement traînant (Aran et Foucault-Roger) ; chez celui de Labbé, elle ne s'est pas généralisée.

Les exanthèmes morbilleux et scarlatineux ont été généralement très-persistants, sauf chez les patients de Lœwenhard.

La desquamation de chacun d'eux (dans les cas suivis de guérison) a conservé ses caractères spéciaux.

La variole a toujours été abortive, ou au moins très-discrete.

Il s'est écoulé en général de 5 à 9 jours entre l'éruption première apparue et celle qui s'est montrée en dernier lieu.

Le sujet de Bricheteau a eu vers le 9ᵉ jour de sa fièvre typhoïde, un rash scarlatiniforme sur le haut du tronc, dont la signification a été méconnue ; plus tard il a eu un véritable érythème prodromique de variole.

Les *symptômes concomitants* particuliers à chaque affection, ont toujours existé avec des nuances variables d'intensité.

Complications : En dehors des cas mortels, seul l'enfant de Foucault nous en offre un exemple ; il s'agissait d'une pneumonie.

Terminaison : 6 guérisons et 3 morts.

Le rétablissement a toujours été rapide.

La mort a atteint 2 enfants et 1 adulte ; nous avons publié leurs observations. L'enfant d'Aran a eu de la diphthérie sur des surfaces de vésicatoires, des eschares multiples et il a succombé, sans lésion locale, par épuisement graduel le 10ᵉ jour de la scarlatine et 6ᵉ de la variole.

La fillette de Foucault-Roger a été enlevée par une bronchopneumonie double et une diphthérie de toutes les voies aériennes, le 10ᵉ jour de sa varioloïde, 9ᵉ de sa scarlatine et 6ᵉ de sa rougeole.

Enfin l'homme de Labbç est mort le 17ᵉ jour de son entrée, c'est-à-dire vers le 25ᵉ de sa fièvre typhoïde ; la cause du décès n'est pas spécifiée.

Le *pronostic* en somme ne paraît guère plus grave que dans les combinaisons binaires, en supposant du moins que ces triples associations n'atteignent pas de préférence les individus débilités. A cet égard, il n'est pas indifférent de noter que si l'âge des sujets n'a joué aucun rôle dans le mode de terminaison, il n'en est pas de même de leur état de santé antérieur. Deux de nos 3 décès sont survenus chez des enfants entrés déjà depuis un certain temps à l'hôpital, l'un pour une pneumonie dont il guérissait à peine lorsqu'il eut la série de fièvres éruptives (Aran), l'autre pour une cachexie paludéenne. En outre l'enfant d'Aran avait dû être extrêmement affaibli par le traitement spoliateur employé contre son affection thoracique.

On doit aussi noter que la scarlatine faisait partie de l'association éruptive dans tous les cas qui se sont terminés fatalement et que ce sont aussi les seuls où elle ait offert des anomalies (développement traînant ou non généralisation).

La seconde malade de Loewenhard nous montre un cas où une grossesse n'a pas aggravé le pronostic.

Diagnostic : Voici d'abord les fausses observations de combinaisons ternaires qu'on trouve dans la littérature médicale :

FOUCART. L'Expérience, 4 juin 1840, t. V, n° 153, p. 361. (Développement simultané de la rougeole, de la variole et de la scarlatine. Guérison). En réalité, c'est une varioloïde avec rash mixte.

FOUCART. L'Esculape. 3 décembre 1840, p. 141. (Eruption simultanée de rougeole, de variole et de scarlatine. Guérison). C'est une varioloïde à début typhoïde et érythème prodromique morbilloscarlatineux.

ROSTAN. Gazette des hôpitaux, 14 août 1847, p. 407. (Eruption simultanée de rougeole, de variole, de scarlatine et de purpura. (Variole hémorrhagique).

LEGENDRE. Archives générales de médecine, 1844, IVe série, t. VI, p. 34, obs. V. (Développement simultané de la vaccine, de la scarlatine et de la varicelle.

En fait, il y avait vaccine et varicelle avec rash scarlatiniforme.

On le voit, l'erreur consiste surtout à prendre des varioloïdes ou des varioles hémorrhagiques accompagnées d'érythèmes à la fois morbilliformes et scarlatiniformes, pour des faits de triple association de rougeole, scarlatine et variole.

La méprise devient encore plus facile lorsqu'il existe des

phénomènes concomitants plus ou moins étrangers à la variole, tels que : larmoiement, photophobie, injection oculaire, coryza, enrouement, toux, amygdalite ; circonstance qui n'est pas absolument rare.

Tantôt le double érythème apparaît d'une seule fois ; tantôt le rash morbilleux suit de plus ou moins près le scarlatineux.

Il est assez commun de voir ces rash se généraliser et devenir plus intenses le lendemain de leur apparition.

L'éruption scarlatiniforme peut être universelle et l'érythème morbilleux paru consécutivement siége sur quelques points occupés déjà par le premier. Mais le plus ordinairement, ces deux éruptions se distribuent d'une façon arbitraire sur la surface des téguments ; rien de fixe alors dans le siége respectif de ces rash.

Dans les varioles hémorrhagiques, il est assez fréquent de voir ces érythèmes persister durant plusieurs jours, jusqu'à la mort même ; on ne peut donc tirer de leur durée un moyen de diagnostic.

Pour les différencier d'avec les véritables exanthèmes morbilleux et scarlatineux on devra utiliser les circonstances suivantes :

1o Nature des prodromes. L'existence absolument contemporaine de symptômes pouvant être rapportés à la fois à la rougeole, à la scarlatine et à la variole, est un phénomène si anormal qu'il doit déjà éveiller l'attention.

La rougeur sombre, livide de la face, signalée dès cette période dans plusieurs observations, a une importance qu'on ne saurait oublier. Elle indique l'imminence d'une variole grave.

2° Caractères des éruptions. Le rash morbillo-scarlatiniforme offre en lui-même certains moyens de diagnostic qui ne sont pas à dédaigner.

D'abord, assez souvent l'érythème scarlatiniforme débute

par la face, ce qui n'est point le cas ordinaire pour la scarlatine.

Puis, quand il y a coexistence vraie de rougeole et de scarlatine, on n'observe guère cette juxtaposition des éruptions dans des régions voisines mais différentes ; ou bien la scarlatine vient se manifester surtout dans les espaces laissés par les taches morbilleuses ou bien celles-ci tranchent sur un fond uniforme scarlatineux. Enfin toutes les fois que le double rash n'est pas généralisé, il procure aux districts qu'il occupe une immunité à peu près complète contre l'éruption variolique. Ce n'est pas non plus ce qui s'observe dans les faits de combinaison de ces fièvres éruptives.

La terminaison de la maladie a lieu sans qu'il se fasse de desquamation le plus souvent, en tout cas jamais de desquamation lamelleuse.

Si la mort arrive, elle est précédée d'une anxiété respiratoire toute spéciale sans qu'habituellement l'autopsie l'explique suffisamment. En cas de complication d'autres fièvres éruptives, l'issue fatale est déterminée ou bien par des lésions viscérales faciles à découvrir, ou bien tardivement par épuisement.

Nous nous sommes contenté de faire ressortir principalement les caractères du rash qui pouvaient servir au diagnostic. Dans un cas douteux, il resterait encore d'autres circonstances à consulter, telles que les antécédents morbides (les récidives de scarlatine et de rougeole ne sont pas très-fréquentes) les commémoratifs (présence de foyers de contagion) etc.

Influence réciproque des éruptions. Nous serons forcément bref sur ce point, car les renseignements à cet égard sont peu circonstanciés dans nos observations.

Loewenhard dit que chez ses deux malades « la marche des éruptions fut manifestement plus rapide qu'elle n'a coutume d'être et que vraisemblablement ce fut leur réunion même qui en fut le motif. »

Dans celle de Heim « la varicelle, la vaccine et la rougeole évoluèrent côte à côte sans se troubler mutuellement » mais nous n'avons aucun moyen de contrôler cette assertion.

Toutefois cette observation même, toute brève qu'elle est, renferme un détail intéressant. Le jeune garçon qui en fait l'objet, avait déjà subi infructueusement deux vaccinations; la 3ᵉ qui réussit parfaitement, fut pratiquée pendant l'existence d'une varicelle et l'incubation d'une rougeole.

CHAPITRE X.

Considérations générales sur les complications des fièvres éruptives entre elles.

§ I.

ÉTIOLOGIE.

La *constitution* des sujets ne joue ici aucun rôle ; quand les conditions d'infection sont les mêmes, les fièvres éruptives contemporaines s'observent aussi bien sur des individus robustes, sans antécédents morbides que sur les autres.

L'*âge* en revanche, constitue une réelle prédisposition. Cette circonstance doit d'autant moins surprendre, que l'enfance paie le plus fort tribut à l'invasion de la plupart des exanthèmes fébriles.

Sur un total d'environ 230 observations (nous n'y comprenons pas les faits de vaccine) il n'y en a qu'une cinquantaine concernant des adultes.

Au point de vue de l'*origine de la contagion*, on peut diviser les cas en deux groupes d'importance inégale.

Des 174 observations dont l'origine est connue, il s'en trouve 113 qui sont nées, partiellement ou totalement, dans les hôpitaux d'enfants ou les hôpitaux spéciaux d'adultes. Parmi les premiers on compte surtout les Enfants-malades de Paris (une quarantaine d'exemples), Saint-Joseph et Sainte-Anne de Vienne, les hôpitaux d'enfants de Saint-Pétersbourg, de Cronstadt, les cliniques infantiles de Prague, de Berlin, de Würzbourg. Au nombre des seconds, sont les fiévreux de Lon-

dres, les varioleux de là même ville et ceux de Vienne, l'hôpital général de Hambourg.

Les cas développés, dans les asiles de convalescents, parmi
les infirmiers ou les domestiques de médecins, constituent
une transition assez naturelle avec ceux du second groupe,
dus à la clientèle privée.

En dehors des circonstances signalées ci-dessus, c'est ordinairement au sein de réunions plus ou moins nombreuses
d'enfants qu'on voit se produire des faits semblables. A côté
des écoles, des pensionnats et autres établissements de ce genre,
il ne reste guère à signaler que les familles composées de plusieurs enfants atteints simultanément les uns d'une fièvre
éruptive, les autres d'une autre; il n'est pas très-rare alors
de voir l'un d'entre eux présenter une association de fièvres
éruptives dont les virus ont été contractés au contact de ses
frères et sœurs.

§ II.

FRÉQUENCE COMPARÉE DES DIVERSES ASSOCIATIONS.

Lorsqu'on considérait les éruptions scarlatiniformes et
morbilliformes de la variole comme des exemples de varioles
unies à la scarlatine ou à la rougeole, on admettait ces faits
comme les plus communs de tous (Rayer, ouvr. cité, t. I,
page 207).

En réalité, les associations les plus fréquentes sont celles
de la rougeole avec la scarlatine (68 cas), puis viennent successivement celles de la scarlatine avec la variole (51 cas),
celles de la rougeole avec la variole (37 cas : nous faisons
abstraction, bien entendu, de la variole inoculée), celles de la
fièvre typhoïde avec une fièvre éruptive (22 cas); enfin celles
de la rougeole et de la scarlatine avec la varicelle (16 cas pour
la première et 13 pour la seconde).

Au fond, cet 'ordre correspond assez exactement à la fréquence variable de ces diverses fièvres envisagées isolément.

§ III.

Le pronostic des fièvres éruptives simultanées varie suivant l'âge des sujets, l'origine de l'infection et la nature des combinaisons exanthématiques.

L'influence de l'âge est manifeste : 47 adultes ne fournissent que 4 morts, tandis que 180 enfants en comptent 49. La mortalité des uns est donc plus de 3 fois plus considérable que celle des autres.

Quant à leur lieu d'origine, on peut distinguer 3 classes parmi nos observations :

1° Faits appartenant exclusivement à la clientèle privée. Ils sont au nombre de 61 et comprennent 49 enfants, 9 adultes et 3 malades dont l'âge n'est pas indiqué. 53 de ces sujets ont guéri et 8 ont succombé. Les victimes sont uniquement des enfants, et parmi eux, s'en trouvant 4 des 10 qui ont été soignés dans les salles d'un hôpital.

La léthalité dans cette classe est donc en moyenne de 13, 11 p. 100.

2° Faits mixtes, dans lesquels les patients admis pour une fièvre éruptive ont absorbé le virus de l'autre dans l'hôpital.

Sur 83 observations de cette catégorie (52 enfants, 31 adultes), on constate 46 guérisons, 21 morts (dont 20 enfants) et 16 cas oùl'issue est restée inconnue.

La mortalité moyenne peut être évaluée ici à 31, 33 p. 100.

3° Faits d'origine exclusivement nosocomiale, nés et traités à l'intérieur des salles. Sur les 30 de ce genre (25 enfants et 5 adultes), il y a 11 guérisons, 17 morts (dont 16 enfants) et 2 terminaisons ignorées.

Le chiffre de la léthalité s'élève à 60 p. 100.

Envisagées quant à leur nature, ce sont les combinaisons ternaires qui occupent le sommet de l'échelle de gravité avec une mortalité de 33 p. 100. Sur un degré très-voisin, se trouvent les associations de la fièvre typhoïde avec les fièvres éruptives (31, 25 p. 100 de morts); mais dans ce dernier groupe, le pronostic varie beaucoup suivant l'espèce de fièvre jointe à la dothiénentérie; c'est la rougeole qui est la plus grave, tandis que la scarlatine l'est le moins.

En troisième lieu, viennent, se suivant de très-près, les rougeoles-varioles, les rougeoles-scarlatines et les scarlatines-varioles. Mais en réalité, la réunion de la rougeole et de la scarlatine est la moins néfaste des trois, parce que c'est elle qui contient le moins de sujets adultes, pour un chiffre égal de morts.

Enfin, à une assez grande distance, arrivent les associations de la varicelle avec la rougeole et la scarlatine.

Considérée dans l'ensemble des observations, sans acception d'espèce, la terminaison funeste se montre à peu près aussi communément, à une époque précoce, c'est-à-dire dans le premier septénaire de la dernière éruption apparue, qu'à une date plus tardive.

Cependant, prises isolément, les différentes associations de fièvres éruptives offrent à cet égard quelques particularités. La mort a toujours été précoce dans les varioles-rougeoles et dans les combinaisons ternaires; elle a été parfois tardive, un peu plus rarement précoce dans les varioles-scarlatines; enfin 2 fois sur 3, elle a été tardive dans les rougeoles-scarlatines.

Plus de la moitié des morts précoces sont dues à une affection thoracique. Nous n'avons réuni que deux cas de mort subite (l'un dans une variole confluente, l'autre par suffocation due à des bubons scarlatineux).

En dehors de la pneumonie lobulaire, les causes de mort les plus communes sont la diphthérie gangréneuse ou non, les accidents cérébraux, les lésions rénales, l'asphyxie par compression trachéale (bubons, parotidite, etc.), la cachexie (diarrhées, eschares).

Le plus souvent, deux ou trois de ces causes se coalisent pour amener la terminaison funeste.

§ IV.

DES ROUGEOLES COMPLIQUÉES DE FIÈVRES ÉRUPTIVES.

La rougeole peut être l'affection primitive, quoique apparue en second lieu. Un certain nombre de scarlatines qui paraissent se compliquer de rougeole, sont en réalité des rougeoles compliquées de scarlatine.

Les complications éruptives de la rougeole sont les plus communes : nous en avons rassemblé 83 exemples.

Lorsqu'à la rougeole vient s'ajouter la scarlatine, il est ordinaire d'observer la prédominance de l'exanthème de l'une, en même temps que celle des phénomènes généraux de l'autre. Il n'y a rien dans ce contraste qui doive beaucoup nous étonner. Ce prétendu balancement organique tient à la nature même des choses : tout naturellement, les catarrhes morbilleux si variés et l'éruption scarlatineuse si homogène, si continue, si persistante, obtiennent la prépondérance au détriment des symptômes correspondants, moins saillants de l'autre fièvre.

L'exanthème morbilleux demeure partiel ou disparaît plus tôt qu'habituellement, lorsque dès le lendemain, il est suivi d'une éruption scarlatineuse ou variolique.

Dans les rougeoles-scarlatines, les accidents locaux, les complications viscérales sont le plus souvent de provenance scarlatineuse.

<table>
<tr><td>Bez.</td><td style="text-align:right">18</td></tr>
</table>

Quand la rougeole se complique de variole ou de varicelle, au contraire, les déterminations locales sont morbilleuses.

La mortalité des cas de rougeole compliquée de fièvres éruptives, monte à 36, 14 p. 100.

§ . V.

DES VARIOLES COMPLIQUÉES DE FIÈVRES ÉRUPTIVES.

Comme pour la rougeole, il faut distinguer avec soin les fausses varioles secondaires qui se montrent dans le cours d'une éruption de scarlatine : ce sont là aussi des maladies protopathiques que nous devons joindre aux faits où l'exanthème varioleux s'est développé le premier.

Pour la fréquence, les complicatious éruptives de la variole viennent immédiatement après celles de la rougeole ; nous en avons trouvé 54 cas.

Au point de vue étiologique, elles présentent une particularité digne de remarque : c'est l'énorme proportion d'adultes qu'elles renferment (23).

Les faits de variole-scarlatine affectent même les allures de petites épidémies sévissant sur les salles de varioleux (Fleischmann, Simon).

La variole qui se complique de rougeole ou de scarlatine, est le plus souvent de nature bénigne, abortive ou discrète, même chez les sujets non vaccinés. Aussi les accidents secondaires, les déterminations viscérales sont presque unanimement le résultat de la complication morbilleuse ou scarlatineuse et non de l'affection variolique.

La mortalité est de 20, 37 p. 100.

§ VI.

DES SCARLATINES COMPLIQUÉES DE FIÈVRES ÉRUPTIVES.

Nous avons déjà remarqué, dans les paragraphes précédénts, que lorsqu'il y a coexistence des éruptions scarlatineuse et morbilleuse, scarlatineuse et variolique, l'exanthème scarlatineux, bien que se montrant le premier, est en fait presque toujours une affection incidente, secondaire ; il en est aussi de même quand la scarlatine et la varicelle sont simultanées.

Les périodes d'incubation et d'invasion de la rougeole, de la variole et de la varicelle étant beaucoup plus longues que les phases correspondantes de la scarlatine, il en résulte que l'éruption de celle-ci a disparu quand apparaît celle de la complication éruptive : il y a donc succession et non contemporanéité des éruptions.

Ces complications de la scarlatine sont un peu plus rares que celles de la rougeole et de la variole ; la variole survient dans le cours de la scarlatine aussi souvent que la rougeole.

Quand l'affection intercurrente est la rougeole ou la variole, les accidents sont de nature mixte ; quand c'est la varicelle, ils sont uniquement scarlatineux.

Le chiffre de la mortalité est considérable (36 p. 100) ; d'autant plus que les adultes qui guérissent presque constamment entrent pour un quart dans le nombre des patients.

§ VII.

DES FIÈVRES ÉRUPTIVES SECONDAIRES.

a) Grâce, sans doute, à la brièveté de son incubation, la *scarlatine* vient compliquer les autres fièvres éruptives, trois fois plus fréquemment que la rougeole ou la variole.

Les prodromes en sont généralement très-nets.

La léthalité se réduit à 22,22 p. 100.

b) La fréquence des *rougeoles secondaires* est la même que celle des varioles, mais très-inférieure à celle des scarlatines.

La rougeole survient aussi souvent pendant une variole que pendant une scarlatine.

La mortalité est de 25,84 p. 100

c) Un tiers des observations de *varioles secondaires* concernent des adultes.

La nature de l'éruption est très-variable : varioles abortives ou suppurées, varioles discrètes ou confluentes, varioles pétéchiales ou hémorrhagiques vraies.

La mortalité, considérable, s'élève à 44,44 p. 100.

CONCLUSIONS

Parvenu au terme de cette longue étude, nous désirons con-
denser dans un petit nombre de propositions, quelques-uns
des résultats auxquels nous sommes arrivé.

I. Deux ou même trois fièvres éruptives peuvent se rencontrer simultanément chez le même individu.

Il n'existe donc aucune incompatibilité, aucun antagonisme
absolu entre ces diverses maladies.

II. Dans l'immense majorité des cas, la marche des fièvres
éruptives contemporaines ne présente aucune déviation sensible de la normale.

On n'observe ni interruption brusque, ni rétrocession de
l'un des exanthèmes. Il n'y a pas suspension de l'exanthème
plus faible par l'exanthème le plus fort. Il ne s'agit point non
plus d'un droit d'ancienneté dans l'organisme qui constitue-
rait en faveur du premier occupant une sorte de prépondérance sur l'autre.

III. Une double circonstance explique la méprise dans laquelle sont tombés les pathologistes qui ont soutenu ces opinions : la confusion des rash varioleux avec la scarlatine et
la rougeole, et la généralisation fautive d'un fait exact mais
particulier à la variole et à la vaccine.

Lorsqu'on voyait l'érythème morbilliforme ou scarlatiniforme disparaître à l'approche de l'éruption variolique, on
concluait à une lutte victorieuse de la variole contre la rougeole ou la scarlatine. La variole étant jugée la plus forte,
on lui appliquait l'adage : Stimulus major minorem delet.

D'autre part, la fièvre liée à la rougeole et à la scarlatine, suspend la maturation des pustules vaccinales et varioliques, en retarde partant la suppuration et la dessication.

IV. L'action des pyrexies morbilleuse et scarlatineuse sur le développement des boutons de la variole et de la vaccine, est la seule influence constante exercée par une fièvre éruptive sur une autre.

Elle n'a d'ailleurs rien de spécifique puisqu'une pneumonie ou toute autre affection fébrile produit le même résultat.

V. En dehors de cela, on ne peut guère citer que quelques irrégularités moins générales des exanthèmes de la rougeole et de la scarlatine.

Nous avons eu soin de préciser les conditions dans lesquelles elles se produisent de même que nous avons délimité la sphère d'action de la rougeole et de la scarlatine sur la vaccine et la variole.

VI. L'incubation d'une nouvelle fièvre éruptive chez un sujet atteint déjà de l'une d'elles, s'opère de la même façon que chez un individu bien portant.

VII. La fièvre typhoïde peut aussi se compliquer de fièvres éruptives.

VIII. Ces monstres pathologiques sont le plus souvent des produits nosocomiaux (Foucault).

INDEX BIBLIOGRAPHIQUE

Des observations contenues dans la littérature médicale.

1º *Rougeole et scarlatine.*

ANDERSON. — The Lancet, 25 mars 1854, p. 327.

R. C. B. — Medical Times and Gazette, 3 janvier 1863, p. 23.

BÉDOR. — Gazette médicale de Paris, 1835, p. 685.

BEHM. — Casper's Wochenschrift für die gesammte Heilkunde, 1834, p. 757.

R. BLACHE. — Gazette des hôpi taux, 1858, p. 149 et 1870, nᵒˢ 37 et 38, p. 145 et 149.

BLANCKAERT. — Des complications de la rougeole chez les enfants. Thèse inaugurale. Paris 1868, obs. XI, XII et XIII.

BOUVIER. — Bulletin de la Société médicale des hôpitaux de Paris, 1864, p. 4.

CURVENGEN. — Medical Times and Gazette, 17 janvier 1863, p. 77.

DANIS. — De la Rubéole. Thèse inaugurale. Strasbourg 1864, nᵒ 771, première observ.

DENIZET. — Étude clinique sur l'anasarque avec ou sans albuminurie dans la scarlatine et la rougeole. Thèse inaugurale. Paris, 1867, nᵒ 109, observ. II, p. 12.

EMERSON. — Boston medical and surgical Journal, 25 avril 1872, p. 267.

FLEISCHMANN. — Jahrbuch für Kinderheilkunde, 1870, p. 466 et 1871, p. 184.

FOUCAULT. — Mémoire sur la rougeole. Prix Montyon de la Faculté de médecine de Paris, 1870, p. 42.

H. GINTRAC. — Journal de médecine de Bordeaux, 1862, p. 545

Kaurin. — Canstatt's Jahresbericht, 1868, II, p. 252.

Lewinski. — Berliner klinische Wochenschrift, 6 septembre 1875, p. 493.

Marrotte. — Union médicale, 26 mai 1868, n° 62.

Medical Times and Gazette, 17 janvier 1863, p. 76.

Meigs et Pepper. — A practical treatise on the diseases of the Children, 5° édition. London 1874, p. 774.

Monti. — Jahrbuch für Kinderheilkunde, 1868, p. 413.

Prance. — Medical Times and Gazette, 17 janvier 1863, p. 76.

Prunac. — Gazette des hôpitaux, 18 mars 1875, p. 250.

Rilliet et Barthez. — Traité des maladies des enfants, 2° édit., III, p. 281-283.

Ross. — Medical Times and Gazette, 2 octobre 1869, p. 412.

Rumpelt. — Heidelberger klinische Annalen, 1829, p. 16.

Steiner. — Jahrbuch für Kinderheilkunde, 1868, p. 437.

Stoll. — Médecine pratique, trad. par *Mahon*. Paris, 1809, p. 346.

Thomas. — Archiv der Heilkunde, 1869, p. 450 et suivantes.

Vidal. — Bulletin de la Société anatomique de Paris, 1854, p. 258.

Wasastjerna. — Résumé dans Canstatt's Jahresbericht, 1870, II, p. 265.

Weisse. — Journal für Kinderkrankheiten, II (1844), p. 90 et XXVII (1856), p. 54.

2° *Rougeole et variole.*

Auchenthaler. — Jahrbuch für Kinderheilkunde, 1871, p. 220.

Bamberger. — Oesterreichische Zeitschrift für practische Heilkunde, 1858, p. 163.

Boens. — Bulletin de l'Académie royale de Belgique, 1872, p. 527.

Curvengen. — Medical Times and Gazette, 17 janvier 1863, p. 77.

De Haen. — Ratio medendi ; édition Didot Paris 1764, tome premier, 2° partie, chap. VI, p. 170, et Tractatus de febrium divisionibus, § 6 (tome IV, p. 88).

De La Garde. — Cité par Murchison, British medico-chirurgical Review, juillet 1859, obs. XXI, p. 187.

Deshayes. — Diverses considérations sur les formes cliniques de la variole. Thèse inaugurale. Paris 1871, n° 30, p. 18.

Duboscq de la Roberdière. — Recherches sur la rougeole. Paris, 1776, p. 6.

Edinburgh medical and surgical Journal, 1819, p. 314.

Foucault. — Mémoire sur la rougeole, 1870, p. 21.

Fouquier. — Gazette des hôpitaux, 24 juin 1845, p. 291.

Freer. — British medical Journal, 13 avril 1872, p. 393.

Gebel. — Hufeland's Journal der practischen Arzneikunde und Wundarzneikunde (1798), VIII, 2ᵉ partie, p. 202.

Guersant. — Gazette des hôpitaux, 6 août 1833, p. 372, et 21 janvier 1834, p. 34 et 35.

Haxthausen. — Casper's Wochenschrift für die gesammte Heilkunde, 2 octobre 1835, p. 647.

Körber. — Saint-Petersburger medizinische Zeitschrift 1867, p. 303 (obs. XIII et XIV) 315 (obs. XV), et 316 (obs. LX).

Monti. — Résumé dans Schmidt's Jahrbücher (CXXXVI), p. 167.

Obermeier. — Virchow's Archiv, 1872, p. 548, obs. VIII et IX.

Oppenheim. — Oesterreichisches Jahrbuch für Pädiatrik, 1874, I, p. 93.

Rilliet et Barthez. — I, p. 611.

Roger. — Bulletin de la Société médicale des hôpitaux, 1869, p. 61.

Russel. — Transactions of a Society for the improvement of medical and surgical Knowledge, tome II, London. 1800, p. 69 et suivantes.

Steiner. — Jahrbuch für Kinderheilkunde, 1868, p. 434.

Thomson. — An account of the varioloïd epidemic which has lately prevailed in Edinburgh and other parts of Scotland ; with observations on the identity of chicken-pox with modified small-pox. London et Edinburgh, 1820, p. 151, 152 et 154.

Tracy. — The medical Repository of New-York 1800, n° 2, p. 106 (seconde observation).

Traube. — Charite-Annalen. Berlin, 1876. p. 283.

3° *Scarlatine et variole*

BAMBERGER. — Oesterreichische Zeitschrift für praktische Heilkunde, 1858, p. 160.

BARTHEZ. — Revue médico-chirurgicale de Malgaigne, 1854, p. 1ᵍ

BERTON. — Traité pratique des maladies des enfants, 2ᵉ édition,
1842, p. 427 (observ. 88ᵉ).

BESNIER. — Comptes-rendus mensuels de la Commission des maladies régnantes, 3ᵉ fascicule (1868), p. 9.

BUCQUOY. — Comptes-rendus mensuels de la Commission des maladies régnantes (5ᵉ fascicule) 1870-71), p. 33.

DESESSARTZ. — Mémoires de l'Institut national des sciences et des
arts pour l'an IV de la République (sciences mathémathiques et
physiques), tome Iᵉʳ. Paris, 1798, p. 438.

DOUET. — Gazette des hôpitaux, 28 avril 1860, p. 202.

FLEISCHMANN. — Jahrbuch für Kinderheilkunde, 1871, p. 166, et
Archiv für Dermatologie und Syphilis, 1872, p. 223.

FREER. — British medical Journal, 1872, I, p. 393.

GUERSANT. — Gazette des hôpitaux, 23 novembre 1833, p. 459.

KNECHT. — Archiv für Dermatologie und Syphilis, 1872, p. 384.

KRAMER. — Vierteljahrsschrift für Dermatologie und Syphilis,
1874, p. 41.

MARCHAND, — Berliner klinische Wochenschrift, 10 juillet 1876,
p. 406.

MARSON.—Medico-chirurgical Transactions published by the royal
medical and chirurg. Society of London, 1847, p. 121.

MONTI. — Résumé dans les Schmidt's Jahrbücher, CXXXVI, p. 167.

PAULICKI. — Résumé dans Archiv für Dermatologie und Syphilis,
1869, p. 275.

RILLIET ET BARTHEZ. — Tome III, p. 169.

ROGER. — Comptes-rendus des maladies régnantes, par Besnier,
5ᵉ fascicule (1870-71), p. 82.

SCHEBY-BUCH. — Archiv für Dermatologie und Syphillis, 1873,
p. 234.

SIMON. — Archiv für Dermatologie und Syphilis, 1873, p. 103 et
    suivantes.
STANNIUS. — Casper's Wochenschrift für die gesammte Heilkunde,
    1834, p. 482.
VIEUSSEUX. — Recueil périodique de la Société de médecine de
    Paris (1799), tome VI, p. 416.
WEISSE. — Journal für Kinderkrankheiten (1844), tome II, p. 31.

4° *Rougeole et varicelle.*

FLEISCHMANN. — Jahrbuch für Kinderheilkunde, 1870, p. 466.
HENOCH. — Berliner klinische Wochenschrift, 1874, n° 18, p. 211.
HESSE. Ueber Varicellen und ihr Verhältniss zu den Menschenblat-
    tern und Varioloïden. Leipsig, 1829, p. 96 et 97.
LEROUX. — Cours sur les généralités de la médecine pratique et
    sur la philosophie de la médecine, tome premier. Paris 1825.
    p. 182.
RILLIET ET BARTHEZ. — Tome III, p. 262.
THOMAS. — Jahrbuch für Kinderheilkunde, 1871, p. 3 et 4.
VOGEL. — Journal für Kinderkrankheiteu (1852), XIX, p. 109.
WEISSE. — Journal für Kinderkrankheiten (1856), XXVII.

5° *Scarlatine et varicelle.*

BRUNTON. — Medical Times and Gazette, 3 juin 1871, p. 648.
FLEISCHMANN. — Jahrbuch für Kinderheilkunde, 1871, p. 184.
HENOCH. — Berliner klinische Wochenschrift, 1874, n° 18, p. 211.
MUSHET. — British medical Journal, 20 janvier 1872, p. 71.
NEUMANN. — Lehrbuch der Hautkrankheiten, 3° édition. Vienne,
    1873, p. 124.
RILLIET ET BARTHEZ. — Tome III, p. 191.
SIEDLER. — Rust's Magazin für die gesammte Heilkunde (1832),
    XXXVI, p. 123.
THOMAS. — Jahrbuch für Kinderheilkunde, 1871, p. 1.
VOIT. — Jahrbuch für Kinderheilkunde, 1872, p. 256.

6° *Variole et varicelle.*

GRASSIUS. — Miscellanea **curiosa** medico-physica Academiæ Naturæ Curiosorum, sive Ephemeridum medico-physicarum Germanicarum. Annus tertius. Leipzig et Francfort, 1681 (obs. LVI), p. 80.

GUNTZ. — Archiv für Dermatologie und Syphilis, 1869, p. 633.

HAGENDORN. — Historiæ medico-physicæ, centuriis tribus comprehensæ, Rudolphstadii, 1690, centuria prima, obs. LXI, p. 236.

7° *Rougeole et vaccine.*

COMITÉ CENTRAL DE VACCINE. — Rapports sur les vaccinations pratiquées en France. Paris, 1803, p. 282, 283 ; 1806, p. 42 et 43 ; 1812, p. 46.

COXE. — Practical observations on vaccination or inoculation for the Cow-Pock, p. 84.

CRAMER. — Casper's Wochenschrift für die gesammte Heilkunde, 1843, p. 12.

DUVAL. — Bibliothèque médicale (1812), XXXVIII, p. 77.

FROMM. — Rust's Magasin für die gesammte Heilkunde (1828), XXVII, p. 392.

GILDER. — Medico-chirurgical Transactions of the royal medico-chirurgical Society. of London (1823), XII, p. 186.

GREGORY. — London medical Gazette, 1832, p. 440.

HAHNEMANN. — Trad. de l'Organon de l'art de guérir, par *Jourdan*, p. 135.

ED. JENNER. — Œuvres complètes trad. par *de Laroque*. Privas, 1800, p. 169.

KRAFT. — Hufeland's Journal der praktischen Heilkunde (1808), XXVII, 3ᵉ partie, p. 151.

MAURICE. — Medical and physical Journal (1803), IX, p. 38.

MONGENOT. — La vaccine considérée comme antidote de la petite vérole. Paris 1802, obs. CXV, p. 98.

Morland. — The american Journal of medical sciences, octobre 1856, p. 568.

Moses. — The Lancet, 27 octobre 1832, p. 140.

Odier. — Bibliothèque britannique (Sciences et Arts), an IX, tome XVI, p. 197.

Ring. — Altenburg's Allgemeine medizinische Annalen, 1800, p. 877, et Treatise on the Cow-Pox. London 1801.

Schmidt's Jahrbücher (1836), tome premier (supplément p. 189).

Van Halen. Annales de la Société médico-chirurgicale de Bruges, 1842, p. 86.

Winterbottom. — Medical and physical Journal (1805), XIV, p. 25.

Zenker. — Hufeland's Journal der praktischen Heilkunde (1803), XVII, 4e partie, p. 124.

8° *Scarlatine et vaccine.*

Cohen. — Casper's Wochenschrift für die gesammte Heilkunde, 1833, n° 40.

Comité central de vaccine. — Rapport sur les vaccinations pratiquées en France. Paris, 1803, p. 282, 284, 294.

Fleischmann. — Jahrbuch für Kinderheilkunde, 1871, p. 184.

Gittermann. — Hufeland's Journal der praktischen Heilkunde (1821), LII, 4e partie, p. 84.

Edw. Jenner. — Œuvres complètes trad. par *de Laroque*. Privas, 1800, p. 199 et 200.

Krauss. — Bibliothèque universelle, 1819, p. 291.

Moutard-Martin. — Bulletin de la Société médicale des hôpitaux de Paris, 1864, p. 152.

Strecker. — Henke's Zeitschrift für die Staatsarzneikunde, 1830, p. 183.

Zenker. — Hufeland's Journal der praktischen Heilkunde (1803), XVII, 4e partie, p. 124.

9° *Varicelle et vaccine*

FLEISCHMANN. — Archiv für Dermatologie und Syphilis, 1873,
p. 309.

FONTANEILLES. — Description de la varicelle qui a régné épidémiquement et conjointement avec la variole dans la ville de Millau (Aveyron) en 1817. Montpellier, 1818, note, p. 70.

HESSE. — Ueber Varicellen...... Leipzig, 1829, p. 120.

KASSOWITZ. — Archiv für Dermatologie und Syphilis, 1873, p. 315.

LEGENDRE. — Archives générales de médecine (1844), IV° série,
tome VI, p. 34.

MONGENOT. — De la vaccine...... Paris, 1802, observ. LXV, p. 82.

MURCHISON. — British medico-chirurg. Review, juillet 1859, obs.
XXXVII de son mémoire.

OELZE. — Hufeland's Journal der practischen Heilkunde (1822),
LIV, 1re partie, p. 87.

PATERSON. — Medical and physical Journal (1801), VI, p. 43.
Rapport de la commission de vaccine de l'Académie de médecine pour 1824, p. 34.

RING. — A Treatise on the Cow-Pox. London, 1801, passim.

SENATOR. — Jahrbuch für Kinderheilkunde, 1874, p. 450.

STORER. — American Journal of medical sciences, 1854, 350.

STRECKER. — Henke's Zeitschrift für die Staatsarzneikunde, 1830,
p. 183.

WASHBOURN. — Medical and physical Journal (1803), IX, p. 370.

10° *Fièvre typhoïde et vaccine.*

HILLER. — Centralblatt für die medizinischen Wissenschaften, 15
janvier 1876, p. 39.

ODIER. — Bibliothèque britannique (sciences et arts), tome XV,
(an VIII), p. 280.
Rapport du Comité central de vaccine sur les vaccinations
pratiquées en France pendant les années 1808 et 1809. Paris,
1811, p. 43.

11° *Fièvre typhoïde et scarlatine.*

BAUDELOCQUE. — Gazette des hôpitaux, 1837, p. 71.
CABOT. — Journal für Kinderkrankheiten (1852), XVIII, p. 449.
CONSTANT. — Gazette médicale, 1833, p. 766.
EICHHORST. — Deutsche Zeitschrift für praktische Medicin, 17 avril 1875, p. 125.
LATOUR. — Bulletin de thérapeutique 1842, p. 403.
MARROTTE. — Union médicale, 15 septembre 1860, p. 505.
MURCHISON. — British medico-chirurgical Review (1859), XXIV (obs. 47 et 48 du mémoire).

12° *Fièvre typhoïde et rougeole.*

BARTSCHER. — Journal für Kinderkrankheiten (1866), XLVII, p. 34.
KESTEVEN. — The Lancet, 9 juin 1866.
MARÉCHAL. — Journal hebdomadaire de médecine, 1829, p. 116.
TELLIER. — Recueil de mémoires de médecine, de chirurgie et de pharmacie militaires, 1862, p. 426.

13° *Fièvre typhoïde et variole.*

BROCHARD. — Journal de médecine de Bordeaux, 1868, p. 65.
DUROSIEZ. — Gazette des hôpitaux, 1869, p. 135 première observation.
HUSSON. — La Clinique des hôpitaux et de la ville, 21 octobre 1828, p. 117.
SIMON. — Berliner klinische Wochenschrift, 11 mars 1872, p. 125.

14° *Associations ternaires.*

ARAN. — Union médicale, 23 et 27 mai 1848, p. 245 et 252.
BESNIER. — Comptes-rendus des maladies régnantes ponr 1870-71 (5° fascicule), note, p. 24.

Bricheteau. — Union médicale, 14 et 23 avril 1864, p. 82 et 148.

Foucault. — Mémoire sur la rougeole, 1870, p. 43 et 44.

Heim. — Rust's Magazin für die gesammte Heilkunde (1832), XXXVIII, p. 211.

Labbé. — Union médicale, 16 avril 1861, p. 110.

Loewenhard. — Hufeland's Journal der practischen Heilkunde (1828), LXVII, 6º partie, p. 66 et 70.

15º *Observations inaccessibles à nos recherches.*

(Nous en donnons l'indication d'après les Schmidt's Jahrbücher ou le Canstatt's Jahresbericht).

Altschul. — Bœhm. Corr.-Blatt, 1873, I, 5.

Brunniche. — Hospitalstidende 2 R. 1874, I 21 (rougeole et scarlatine).

Eisenschitz. — Jahrbuch für Kinderheilkunde, 1866, 4º fascicule.

Fronmuller. — Memorabilien, 1869, XIV, 2 (Verdrängung von Typhus durch Varioloïden).

Leisinger. — Memorabilien 1869, XIV, 4 (Varioloïde le 10º jour d'une rougeole ; scarlatine le 5º jour d'une varicelle).

Przibram. — Boehm. Corr.-Blatt; 1873, I, 6 (Variole et scarlatine).

Reisland. — Zwei Fälle von gleichzeitigem Vorkommen zweier akuter Exantheme an einem und demselben Individuum. Thèse inaugurale ; Leipzig, 1870.

TABLE DES MATIÈRES

Paris. — L. Parent, imprimeur de la Faculté de Médecine, rue Mr-le-Prince, 31.

Paris. — A. PARENT, imprimeur de la Faculté de Médecine, rue M.-le-Prince, 29-31.